# 鹏城医改荟

主编　罗乐宣

科学出版社

北　京

# 内 容 简 介

本书汇集了深圳 2009 年"新医改"十年来多方面的做法和经验，收集了来自深圳 27 个医疗卫生单位的 31 个改革经典案例，是深圳医改十年成绩的缩影。本书内容主要涵盖：分级诊疗制度、现代医院管理制度、全民医保制度、药品供应保障制度和综合监管制度五大基本医疗卫生制度建设方面的主要做法，以及深圳在构建多元化办医体系、打造"健康中国"深圳样板、发展"互联网+医疗健康"、实施"医疗卫生三名工程"等方面的实践探索。

本书可供各级卫生健康、医疗保障等政府部门官员、从事医药卫生体制改革的教学及研究人员、从事卫生事业管理与医院管理的工作者、从事临床医学和公共卫生专业的工作者以及对深圳市医药卫生体制改革感兴趣的读者阅读了解。

**图书在版编目（CIP）数据**

鹏城医改荟 / 罗乐宣主编. —北京：科学出版社，2020.5
ISBN　978-7-03-065036-8

Ⅰ. ①鹏…　Ⅱ. ①罗…　Ⅲ. ①医疗保健制度-体制改革-研究-深圳
Ⅳ. ① R199.2

中国版本图书馆 CIP 数据核字（2020）第 077070 号

责任编辑：刘　亚 / 责任校对：杨　赛

责任印制：徐晓晨 / 封面设计：北京蓝正广告设计有限公司

科 学 出 版 社 出版
北京东黄城根北街 16 号
邮政编码：100717
http://www.sciencep.com

**北京盛通商印快线网络科技有限公司** 印刷
科学出版社发行　各地新华书店经销

\*

2020 年 5 月第 一 版　开本：787×1092　1/16
2021 年 4 月第三次印刷　印张：13 1/2
字数：304 000
**定价：68.00 元**
（如有印装质量问题，我社负责调换）

# 编委会成员

主　编　罗乐宣

副主编　丘孟军　吴　兵　常巨平　吕光华　邓小敏　孙美华

编　委　（以姓氏汉语拼音为序）

| | | | | | | |
|---|---|---|---|---|---|---|
| 卜奇文 | 蔡本辉 | 陈　芸 | 丁　鸿 | 方添栋 | 韩铁光 | 侯力群 |
| 胡世平 | 黄舜艳 | 李　创 | 李　林 | 练志芳 | 林德南 | 林顺潮 |
| 林伟标 | 刘　辉 | 刘　磊 | 刘冬云 | 刘瑞琦 | 卢宠茂 | 陆钰萍 |
| 罗新乐 | 骆旭东 | 麻晓鹏 | 聂国辉 | 彭新明 | 邱德星 | 邱书奇 |
| 孙喜琢 | 陶　红 | 王　岭 | 王绿化 | 王天星 | 吴晓瑾 | 夏俊杰 |
| 徐　健 | 徐海峰 | 严吉祥 | 颜　滨 | 杨树林 | 杨卓欣 | 姚克勤 |
| 叶江霞 | 易铁钢 | 曾　波 | 周　复 | 周　强 | 周丽萍 | 朱毅朝 |
| 邹　旋 | | | | | | |

# 编　辑　部

| | | | | | | |
|---|---|---|---|---|---|---|
| 李　创 | 姚克勤 | 黄舜艳 | 黄　茵 | 方添栋 | 曾　波 | 向　炜 |
| 洪智明 | 冯　阳 | 曾华堂 | 周海滨 | 陈　瑶 | 杨小柯 | 伍丽群 |
| 陈红艺 | 段永恒 | 郑婷匀 | 鲁苇葭 | | | |

# 编　撰　单　位

深圳市卫生健康委员会

深圳市卫生健康发展研究中心

# 序 言

新医改从 2009 年启动，2009 年 3 月 17 日，党中央、国务院印发《关于深化医药卫生体制改革的意见》，吹响了中国新医改的冲锋号。同年 9 月 16 日，深圳市委市政府出台《关于推进医药卫生体制改革的意见》，标志着深圳医改正式启动实施。十年来，深圳按照党中央、国务院和省委省政府的决策部署，坚持"将基本医疗卫生制度作为公共产品向全民提供"的理念，坚持"保基本、强基层、建机制"的思路，积极探索"维护公益性、调动积极性、保障可持续"的公立医院改革之路，努力构造"政府保基本、市场增活力"的多元化办医格局。聚焦分级诊疗、现代医院管理、全民医保、药品供应保障、医疗卫生行业综合监管五项基本医疗卫生制度建设，不断深化拓展医疗、医保、医药"三医联动"改革，"五位一体"的基本医疗卫生制度框架的立柱架梁工作基本完成。

2010 年，深圳市成为国务院医改办确定的 17 个公立医院改革试点城市之一。2012 年 7 月 1 日，深圳市率先全面取消所有公立医院药品加成费用，以此联动调整提高了体现医务人员劳务价值的诊金等诊疗费用。获此消息，时任卫生部部长陈竺欣然赋词《水调歌头·谈医改》，祝贺深圳医改取得重大进展。同一天，采取所有权与经营权分离方式，委托香港大学运营管理的香港大学深圳医院试业，医院突破原有体制模式试行岗位管理、全员聘用，标志着深圳公立医院改革正式拉开序幕。2013 年以来，市委市政府将深化医改领导小组调整为医疗卫生事业改革发展领导小组，由市委书记担任组长、市长担任常务副组长，以更大的组织领导和保障支持力度，统筹推进医疗卫生事业改革与发展。近年来，深圳医改各项工作扎实推进，公立医院综合改革受国务院通报表扬激励，成为首批国家级示范市，4 项改革入选全国 35 项医改重大典型经验，城市医疗联合体建设、药品 GPO 集团采购等做法得到国家和广东省的肯定推广，罗湖医改模式获得世界卫生组织的通报推荐。

与此同时，我们也清醒地认识到，与打造民生幸福标杆的战略定位相比，深圳卫生健康事业改革发展还面临一些突出问题和深层次矛盾。基本医疗卫生制度、公共卫生服务体系、突发公共卫生事件应急处置机制等需要加快完善，公立医院综合改革和高质量发展处在攻坚阶段，重大疾病风险和健康危害因素威胁长期存在，补短板、强基层、建高地、促健康需要持续发力、久久为功。这些医改攻坚期和"深水区"的问题，需要我们以更大的决心、勇气和智慧，逐一突破、系统解决。

回望，是为了更好地出发。深圳医改是整体性、系统性和协同性的全方位制度创新。十年来，全市医疗卫生机构和医务人员积极投身医改，不断丰富了基层改革实践，形成了一批典型的经验和创新的做法。在深化医改十周年之际，我们组织开展了"深圳市医疗卫生机构改革创新案例评选"活动，并在此基础上，从五项基本医疗卫生制度、健康深圳等角度挑选出部分医改经验做法整理汇编成册，以案例形式呈现各医疗卫生机构的改革思路、实施过程以及阶段成效，集聚了深圳医改领域各方面的智慧，供各位医改同仁们参阅和批评指正。

　　志行千里者，不中道而辍足。2016 年 8 月，党中央国务院召开全国卫生与健康大会，吹响了迈进健康中国新时代的号角。2019 年 2 月，《粤港澳大湾区发展规划纲要》提出要塑造健康湾区。去年 8 月，党中央、国务院下发实施《关于支持深圳建设中国特色社会主义先行示范区的意见》，赋予深圳新的历史使命，要求深圳在民生领域实现"幼有善育、学有优教、劳有厚得、病有良医、老有颐养、住有宜居、弱有众扶"，打造民生幸福标杆。卫生健康领域的重任就是实现"病有良医"，加快构建国际一流的整合型优质医疗服务体系，建立以促进健康为导向的创新型医保制度。2019 年 10 月，党的十九届四中全会提出，强化提高人民健康水平的制度保障。这些使命和目标，为深圳医改指明了前进的方向，提出了更高要求。

　　进入 21 世纪 20 年代，深圳迈进了建设粤港澳大湾区和中国特色社会主义先行示范区的新时代，全市卫生健康系统迎来了打造"健康中国"深圳样板、实现"病有良医"的重大历史使命。希望全系统以习近平新时代中国特色社会主义思想为指导，在市委市政府的坚强领导下，牢牢把握"双区驱动"的重大历史机遇，以更加务实的工作作风，更加昂扬的精神状态，只争朝夕、不负韶华，为加快完善基本医疗卫生制度，提高全市人民健康水平而砥砺奋进！

深圳市卫生健康委党组书记、主任　罗乐宣

2020 年 4 月于深圳

# 目 录

# 绪　言

## 鹏城医改荟精粹　健康湾区树标杆

——深圳市深化医药卫生体制改革十年情况概述

2009 年 3 月，中共中央国务院印发《关于深化医药卫生体制改革的意见》。2010 年 1 月，深圳市市政府召开深化医药卫生体制改革动员大会，全面部署深化医改任务，开启深化医改大幕。十年来，我们按照党中央国务院的统一部署，结合实际，将深化医改与补齐医疗卫生短板、增加优质医疗资源供给、推动卫生健康治理体系和治理能力现代化、推动健康深圳建设紧密结合起来，促进全市卫生健康事业实现了转型发展、创新发展、跨越发展，也为加快实现"病有良医"奠定了坚实的基础。

## 一、过去十年医改的做法与成效

### （一）聚焦补短板，着力完善医疗卫生服务体系

**1. 推动医疗资源优化布局**

市、区两级政府落实投入责任，2010~2019 年，累计投入超过 1500 亿元，推动 115 个医疗卫生重大项目建设，其中 80 个在原特区外。医疗资源配置实现了翻一番，医疗卫生机构数由 1963 家增加至 4342 家，增长了 1.2 倍；床位数由 2.1 万张增加至 5.1 万张，增长了 1.4 倍，千人口床位数由 2.1 张提高到 3.9 张，其中原特区外地区千人口床位数由 1.6 张提高到 3.3 张；卫生工作人员数由 6.7 万人增加至 11.9 万人，千人口医生数从 2.15 名提高到 3.09 名。

**2. 构建优质高效的医疗服务体系**

创新性地规划建设以"区域医疗中心+基层医疗集团"为主体的整合型优质高效医疗服务体系，形成"顶天立地"医疗服务体系新格局。规划布局 23 家基层医疗集团和 20 家区域医疗中心，目前已经分别建成 21 家、15 家。三级医院从 8 家增加到 46 家，三甲医院从 4 家增加到 18 家。基本实现每个区至少配置 1 家区域医疗中心和基层医疗集团，每个社区配置 1 家社康机构。

**3. 建立衔接有序的公共卫生体系**

着力构建以专业公共卫生机构、专科类疾病防治中心、社康机构等为主体架构的公共

卫生服务体系，初步形成重大疾病"防治管"一体化新模式。完善了市、区两级专业卫生服务体系，建设国家感染性疾病临床医学研究中心以及心血管、肿瘤、糖尿病等 8 个国家临床医学研究中心深圳分中心。组建 13 个医防融合工作小组，推动市属医院建设专科类疾病防治中心，承担重大疾病防治体系建设任务。推动 15 项健康中国行动计划进社区，700 多家社康机构成为实施基本公共卫生服务项目的基层堡垒。

### （二）聚焦强基层，着力推动卫生工作重心下移

**1. 组建基层医疗集团**

坚持"院办院管"的社康机构管理体制，创新性推动区属医疗卫生机构集团化运作，组建基层医疗集团，推动区域医疗资源战略性优化组合，更清晰地界定集团内各类医疗卫生机构的功能定位，完善分工协作机制，不断完善转诊制度，使基层医疗集团成为履行政府"保基本"职能的服务共同体、责任共同体、利益共同体、管理共同体。2019 年，基层医疗集团和社会办基层医疗机构诊疗量占比为 74.42%。

**2. 加强社康机构能力建设**

出台《深圳市社区健康服务机构设置标准》，加强社康标准化配置。将政府规划新建的社康业务用房最低标准由 400 平方米提高到 1000 平方米。市区两级政府累计投入 10 亿多元用于增配社康机构诊疗装备。在社康机构全部配齐 63 种常用高血压糖尿病药物，实现 100%社康机构提供中医药服务。推动专科医生进社区，全市有 404 家社康机构设立专科医生工作室 543 个。推行优先预约，公立医院将专科医生号源提前 1 天配置给社康机构。

**3. 提高社康服务质量**

改革社康服务考评制度，将社康服务包括基本医疗、基本公共卫生、家庭医生服务等实施情况纳入举办医院和基层医疗集团绩效考核内容，考核结果与举办医院和基层医疗集团的财政补助、绩效工资总额、管理团队绩效等挂钩。出台《深圳市基本公共卫生服务管理办法》，推动市民实名制建立健康档案，实现"一人一档、联网运营"，对提供基本公共卫生服务的社康机构实行协议定点机构管理，形成退出机制。开通"健康深圳""社康通"等官方微信小程序，推动居民电子健康档案向个人开放查询和自我管理，逐步推行基本公共卫生服务、家庭医生服务预约。607 家社康机构接入家庭医生服务热线，重点人群家庭医生签约率上升至 75%。

### （三）聚集建高地，着力推动医疗卫生高质量发展

**1. 实施"三名工程"，湾区医疗中心效应逐步显现**

推动公立医院所有权与经营权分离，引进了名院名校来深，如香港大学深圳医院、中国医学科学院肿瘤医院深圳医院、中国医学科学院阜外医院深圳医院、中山大学深圳医院、南方医科大学深圳医院、南方医科大学深圳口腔医院等一批大学附属医院。推动学科共建共享，引进了 245 个高水平医学团队来深开展医疗、教学和科研工作。推动高水平医院建设，市人民医院等 5 家医院入选广东省高水平医院。肿瘤、心血管等方面的诊治水平加快提升，全市市域住院率达到 98.1%，2019 年 9 万多名市外患者来深住院，肿瘤医院住院患者来自市外占比达 40%。

**2. 加强教学和科研建设，提升可持续发展能力**

支持深圳大学扩大专业范围和招生领域，开办 2 家直属附属医院。支持中山大学、南方科技大学、香港中文大学在深开办医学院，完善附属医院体系。国家感染性疾病（结核病）临床医学研究中心、国家肿瘤临床医学研究中心（深圳）、国家心血管疾病临床医学研究中心（深圳）等一批国家级重大平台在深圳布局。

**3. 全面开放医疗市场，形成多元化办医的新格局**

率先取消了医疗机构设置审批环节，取消医疗机构数量和选址距离限制，对社会办医疗机构提供的基本医疗服务提供财政补助，出台政策支持社会办三级医院创甲提质、促进民营社康中心发展。支持港澳医疗卫生服务提供主体以独资、合资或合作等方式设置医疗机构，开办了 8 家港资独资医疗机构。正在推动两家港资国际医院建设。

**4. 建设国家中医药综合改革试验区，推动中医药传承创新发展**

承担国家中医药综合改革试验区建设任务，合作共建北京中医药大学深圳医院等 3 家高校附属中医院，建成 80 个国家和省市级中医重点专科和特色专科，牵头编制 13 项中医药标准，试点设立纯中医医院，推动中医馆连锁经营，所有社康机构能开展中医药适宜技术。

### （四）聚焦建机制，着力健全基本医疗卫生制度

**1. 健全强基层利益导向机制，完善分级诊疗制度建设**

财政投入保障方面，将公办社康机构用房和基本设备购置纳入政府固定资产投资范围，政府提供业务用房、房屋租赁费和大型设备购置费、一次性启动经费。社康中心门诊补助最低标准提高到 40 元/人次以上，高于举办医院标准。人均基本公共卫生服务补助从 40 元提高到 120 元。财政提供 2 万元/人次的经费支持，鼓励符合条件的专科医生参加全科医生转岗培训。医疗价格和医保支付方面，坚持实行 10 元/人次的一般诊疗费制度。社康中心的收费标准比二级、三级医院标准分别下调 10%、20%。鼓励专家进社康开设专科医生工作室，诊查费按举办医院标准收取。在 11 家基层医疗集团推行 "总额管理、结余留用" 医保基金管理制度。对 1000 多万二、三档参保人实行门诊费用统筹、社区首诊制度。出台"进社康、打五折""签家医、打两折"的"两病"（高血压、糖尿病）用药优惠政策。人事薪酬激励方面，对三级医院专家进社康安排财政补助。对到社康中心工作的医学毕业生，给予最高 35 万元的一次性生活补助。对基层医疗集团的全科医生实行"评聘结合"。优化社区健康服务方面，推动适宜装备、适宜技术进社区，实施"社康检查、医院诊断"模式。对社康机构上转的病人实行优先接诊、优先检查、优先住院。推广家庭医生服务热线和"社康通"官方微信小程序，社康就诊、基本公共卫生服务、家庭医生签约、健康咨询等实现在线预约、在线查询结果。

**2. 深化公立医院综合改革，建立健全现代医院管理制度**

成为首批公立医院综合改革首批国家级示范城市。以港大深圳医院等新建医院为试点，推进法人治理结构改革、编制人事薪酬综合改革、"全面预约诊疗"、"先全科、后专科"、团队式服务、"打包收费"、"门诊综合诊疗中心"等综合改革。党委领导下的院长负责制基本得到落实，61 家公立医院制定医院章程，9 家医院试点按疾病诊断相关分组付费，40 家三级医院接入 DRG 综合管理平台。出台公立医院人事薪酬制度改革方案，符合行业特点

的人事薪酬制度加快建立。建立了"以事定费、购买服务、专项补助"财政补助新机制，将公立医院的财政运营补助与其提供的基本医疗卫生服务的数量、质量、群众满意度等挂钩。出台公立医院绩效考核方案和指标体系，考核结果与财政补助、绩效工资总量以及医院领导班子的薪酬待遇挂钩。

**3. 推进"三医联动"改革，健全全民医保和药品供应制度**

率先建立了基本医疗保险为主体的多层次全民一体化医保体系，参保人数突破了1500万，基本实现全民医保。建立了门诊按人头付费为主，住院按病种、按服务单元、按病组付费为主的复合式医保支付制度。探索药品集团采购，初步建立了一套较为完善的药品集团采购运行机制和制度规范，69家参与集团化采购的医院每年节省药品采购费用15亿元。以药品集团化采购为突破口，腾出空间，分三步完成2568项医疗服务价格的调整工作，全市公立医院收入结构更趋合理，体现医务人员劳务价值的收入占比由14.3%提高到30.5%，"药占比"由34.8%下降至23.0%。医疗费用不合理增长得到有效控制，居民个人卫生支出占卫生总费用的比例从23.82%降低至14.42%。

**4. 突出法治引领，加快完善行业综合监管制度**

先后颁布实施特区医疗条例、急救条例、中医药条例、控烟条例等7部卫生健康特区法规，制订了基本公共卫生服务、家庭医生服务、家庭病床、医养结合等"深圳规范和标准"。出台《改革完善医疗卫生行业综合监管制度实施方案》，推动建立部门协同、信用监管、联合惩戒机制，实现对医疗卫生行业全要素、全流程监管。建成"智慧卫监"监管系统，正在搭建医疗卫生行业综合监管平台，支撑部门协同监管、大数据监管、信用监管。初步建立了医疗卫生行业诚信体系，全面实施医疗机构、医师不良执业行为记分管理制度。

## （五）聚焦促健康，着力打造健康中国"深圳样板"

**1. 建立健康深圳组织领导体系**

市区两级政府成立健康深圳行动推进委员会，推动街道办事处和社区工作站成立健康社区建设行动委员会，大型机关、企业、学校、工厂、事业单位等机构设立健康联络员制度，6项健康深圳建设核心指标纳入各区党委政府绩效考核体系。探索市民健康管理积分等全民健康促进新机制。

**2. 启动实施健康深圳行动计划**

将健康深圳建设作为国家可持续发展议程创新示范区建设的重要议题和主要内容，启动实施市民健康素养提升、公共卫生强化行动、食品安全示范城市等11个专项行动。在社会心理健康服务、医防融合、医养结合等7个方面承担了国家试验区或示范区建设任务。

**3. 推进健康社区、健康校园等示范创建工作**

把加强学校卫生工作摆在重要位置，建立学校与基层医疗集团、社康机构对口协作机制，发动家长委员会参与，实施二年级小学生免费窝沟封闭、儿童青少年近视防控、中小学生脊柱侧弯免费筛查等民生实事项目，推动健康校园建设。出台"示范健康社区建设"十大倡议，构建健康社区组织领导、技术支持、信息支撑和全民动员新机制，形成"共建共享、全民健康"的健康深圳建设新格局。2019年，居民人均期望寿命从2009年的77.68岁提高到81.45岁；孕产妇死亡率、婴儿死亡率分别从16.1/10万、2.0‰下降到4.07/10万、

1.28‰，主要健康指标持续稳定在发达国家和地区水平。

十年来，深圳医改的经验和案例，得到国家和广东省的充分肯定和推广。2017 年，国务院医改办发布 35 项全国医改重大典型经验，深圳就有 4 项，包括医疗集团促服务理念转变、创新财政投入机制、公立医院体制机制创新、医疗卫生行业综合监管。"罗湖医改"、"香港大学深圳医院现代医院管理制度建设"等医改案例得到国家和广东省总结推广。

深化医药卫生体制改革仍然在路上。当前全市医疗卫生与健康事业发展不平衡不协调问题仍然突出，医疗卫生与健康事业发展水平与城市定位、市民健康需求还有差距。主要体现在：一是资源配置方面，优质医疗资源主要集中在中部、南部地区，西部、北部、东部医疗资源配置不足。优质医疗总量仍然不足，人才、教学、科研和信息化短板突出。二是体系建设方面，区域医疗中心建高地、基层医疗集团强基层"顶天立地"格局需要巩固提升，社区健康服务体系需要扩面提质，医疗机构分工协作、上下联动不够紧密。三是制度建设方面，基层医疗机构诊疗量比例仍然不高。医院依法治理能力需要加快提升。体现医务人员技术劳务机制的医疗价格体系、体现医疗行业特点的人事薪酬制度尚不健全，药品和医用耗材费用仍有较大空间。与国际规范和标准衔接的医疗行业管理制度需要加快破题。四是行业监管方面，行业规范标准体系不健全，诱导医疗、过度医疗、欺诈骗保等乱象需要加大治理力度，医药购销领域商业贿赂、医疗服务中的不正之风仍有存在。五是健康深圳建设方面，以"共建共享，全民健康"为主题的健康深圳建设新格局需要巩固提升，公共卫生服务体系需要优化，公共卫生机构格局不高、动力不强、能力不足的问题需要加快解决。

## 二、当前深化医药卫生体制改革的主要任务

### （一）总体目标

紧紧抓住粤港澳大湾区、先行示范区"双区驱动"重大历史发展机遇，以完善特区卫生健康法规体系、建立健全加快建立实现"病有良医"的卫生健康制度为总体目标，努力在"构建国际一流的整合型优质医疗服务体系、打造全球一流的健康城市、建设一流的中医药传承创新城市"三个方面发挥典型示范作用，在"健康守门人"制度创新、公立医院高质量发展、公共卫生体系改革、卫生健康科技创新、智慧健康服务、国际卫生合作六个方面走在前列。

### （二）主要任务

着力完善"公共卫生服务制度、医疗服务制度、医疗保障制度、药品供应保障制度、分级诊疗制度、现代医院管理制度、综合监管制度、一老一小照护服务制度"等八项制度，强化"法治保障、人才保障、科研保障、信息保障"等四大保障。

### （三）完善"八项制度"

**1. 公共卫生服务制度**

坚持预防为主，完善从源头上解决"不得病、少得病"问题的重要制度保障。一是加

大公共卫生投入保障力度，改革投入机制，提高投入绩效。二是改革完善公共卫生体系，提升专业公共卫生机构发展格局、提高服务能力、增强发展活力，更好地发挥公立医院作用，强化社康机构基层堡垒作用。三是深入实施健康深圳行动计划，完善基本公共卫生服务制度，全方位干预影响健康因素，维护全生命周期健康和防控重大疾病。

**2. 医疗服务制度**

以构建国内一流的整合型优质高效医疗服务体系为目标，完善让市民"看得上病、看得好病"的重要制度保障。一是坚持"顶天立地"，强化市属建高地、区属医院强基层功能定位，推动区域医疗中心和基层医疗集团建设。二是坚持多元办医，鼓励社会力量发展高水平医疗机构、举办社康机构，为港澳医疗服务提供主体来深办医行医提供便利。三是建设医疗卫生高地，积极争取建设专科类国家区域医疗中心，推进广东省高水平医院建设，先行先试国际前沿医疗技术，协调推动医学院校建设，探索建设全新机制的医学科学院，放宽境外医师到内地执业限制。

**3. 医疗保障制度**

以建立促进健康为导向的创新型医保制度为目标，完善让市民"看得起病"的重要制度保障。一是健全以基本医疗保障为主体、其他多种形式补充保险和商业健康保险为补充的多层次医疗保障体系。二是推进基层医疗集团医保支付方式综合改革，完善门诊按人头付费为主，住院按病种、病组付费为主的多元复合式医保支付制度。三是鼓励保险业发展多种形式的商业健康保险，引导保险业深度融合多层次医疗保障体系建设。

**4. 药品供应保障制度**

坚持"三医联动"改革，完善保证市民用药安全的重要制度保障。一是完善药品采购、使用、监管等重点领域和关键环节的制度安排，加强短缺药品供应，健全重大疾病用药保障机制。二是深化药品、耗材和医疗器械集中采购改革，落实国家药品集中采购制度，降低不合理的药品和医用耗材费用。以医为本，合理提高体现医务人员技术劳务价值的医疗服务价格，优化医疗机构收支结构。三是推动医疗机构逐步形成以基本药物为主导的用药模式，加强用药监管和考核，强化药品的合理使用，实现安全、有效、经济、适宜用药。

**5. 分级诊疗制度**

按照"基层首诊、双向转诊、急慢分治、上下联动"的改革目标，完善解决大医院"看病难"的重要制度保障。一是完善"强基层、促健康"政策体系，持续促进医疗卫生与健康事业发展方式从"治病为中心"向"健康为中心"转变，从"医院为中心"向"基层为重点"转变，引导门诊服务下沉、市民合理就医。二是深入推进基层医疗集团综合改革，落实集团法人定位，统筹行政和业务管理、绩效考核工资分配、信息化建设和病人流转，推动各医疗卫生机构紧密协作，推动医院与所属社康机构融合发展、医防融合发展、全科和专科协同服务。三是推动集团内各医疗卫生机构和社康机构的基础平台建设，共建资源中心，完善互联互通的信息网络。

**6. 现代医院管理制度**

按照"权责清晰、管理科学、治理完善、运行高效、监督有力"的改革目标，深化公立医院综合改革，形成"维护公益性、调动积极、保障可持续"的重要制度保障。一是健全党委领导下院长负责制，加强医院党组织和纪检监察队伍建设，推动医院党建与业务工作融合发展、双融双促。二是抓好公立医院建章立制工作，制订医院章程，完善决策管理、人财物资源管理、业务管理、病人安全与质量管理等核心制度。三是创新筹资、运行和监管机制，完善财政补助、医保支付、医疗收费和人事薪酬、绩效考核等核心机制。

### 7. 综合监管制度

以实现医疗卫生行业综合监管法治化、规范化、常态化为目标，完善依法净化医疗市场、保障市民健康权益的重要制度保障。一是健全机构自治、行业自律、政府监管、社会监督相结合的多元化综合监管体系。二是建立健全协同监管机制、联合执法机制、执法督察机制、行政执法与刑事司法衔接机制、绩效考核结果综合运用机制。三是建立守信激励和失信惩戒机制，建立行业综合监管信息平台，改革医疗机构评审评价制度，引导加强行业自律管理，提高诚信经营水平。

### 8. 一老一小照护服务制度

以实现"老有颐养、幼有善育"为目标，完善适应人口结构变化需求的重要制度保障。一是深化医养融合发展，统筹优化老年医疗卫生资源配置，支持医疗卫生和养老服务深度融合，为老年人提供患病期治疗、康复期护理、稳定期生活照料及安宁疗护一体化的健康养老服务。二是建立完善老年健康基本公共卫生服务，加强老年人疾病预防、健康管理、慢病管控等服务。三是坚持家庭为主、托育补充，完善婴幼儿照护政策，发展多种形式的婴幼儿照护服务，逐步满足人民群众对婴幼儿照护服务的需求。

## （四）强化"四大保障"

### 1. 法治保障

一是加强《基本医疗卫生与健康促进法》等法律法规贯彻实施工作，加强卫生健康立法管理，推动出台《深圳经济特区健康条例》，修订《深圳经济特区医疗条例》《深圳经济特区中医药条例》《深圳经济特区人体器官捐献移植条例》。二是制定卫生健康行业标准化管理办法，明确标准制订、修订、管理等相关程序和要求，建立全市卫生健康行业标准项目本底，加强标准编制管理。三是推动制定公立医院、公立医院工作人员、社区健康服务、全科医师等管理办法，落实基本公共卫生服务、家庭医生服务、智慧家庭病床等服务规范，完善临床药师工作、安宁疗护、智慧健康社区建设等服务规范。

### 2. 人才保障

一是完善卫生健康人才政策体系，实施"鹏城医者"、"实用型临床医学人才"、紧缺医疗人才引进计划，引进一批省部级以上重点学科带头人、学科骨干等"高精尖缺"人才。以全科医生为重点，加强基层人才队伍建设，加强老年护理人员、康复师、营养师、心理咨询师、育婴师、健康管理师等健康服务相关人才培养。二是加快建立符合行业特点的人事薪酬制度，建立健全人员能进能出、岗位能上能下、收入能升能降的选人用人机制，完善"多劳多得、优劳优酬"的内部薪酬分配制度。三是建立与国际规则衔接的医护人员执业管理、继续教育、人才评价、行业自律等制度，提升国际化水平。

### 3. 科研保障

一是加快全新机制医学科学院建设。将其建设成为对接临床和健康服务需求、集聚全球医学科技创新要素、促进多学科协同创新、孵化医学科技创新型企业的综合型平台，加快推进国际前沿医学科技成果转化和产业化。二是加快建设粤港澳大湾区医学创新发展新高地，积极争取国家和省政策支持，在医疗机构准入、评审评价、人员执业许可、前沿技术应用、药品和器械准入等方面先行先试，扩大对外开放。三是建设临床医学研究中心和转化医学中心，完善支持新技术新项目临床应用的医疗价格和医保政策，促进医学科技成果加速转化运用，推动新技术新药品新项目临床普及应用。

**4. 信息保障**

一是推动智慧健康服务体系建设，建立完善医疗健康大数据中心的建设规范，完善数据共建共享、安全管理规范和认证制度，推动 5G、区块链、人工智能、物联网等新技术运用。二是持续实施互联网医疗便民惠民服务行动。推动互联网医院、互联网基层医疗集团、智慧医院、智慧社康建设。支持多元化的健康服务 APP 便民利用。推进智慧健康社区、智慧健康校园建设，推进智能健康装备、智能健身器材、可穿戴医疗设备的便民运用。三是建立医疗卫生行业综合监管信息平台，制定医疗卫生行业综合监管信息共享制度，推进各监管部门之间、市区部门之间、监管部门与监管对象之间信息互联互通，实现协同监管、动态监管。

# 第一章 推进实施分级诊疗制度

## 探索建立基层医疗健康集团，努力全方位全周期保障市民健康

改革开放以来，我国医疗卫生服务体系日益呈现分层次、多元化和竞争式的格局，出现了无序竞争、层级断裂等问题，导致体系碎片化、资源碎片化、服务碎片化。新一轮医改实施以来，从国家到地方，在构建整合型医疗卫生服务体系方面进行了大胆探索，尝试通过技术、管理和支付等各种资源要素的有效联结，整合不同级别和类型的医疗卫生机构，推进分级诊疗制度建设，提高医疗服务的整体服务效率，向居民提供完整、连续、经济、优质的卫生保健服务，全方位全周期保障居民健康。

加强医疗联合体（以下简称医联体）建设、实施分级诊疗制度，是合理配置医疗资源、促进基本医疗卫生服务均等化的重要举措，是深化医药卫生体制改革、建立中国特色基本医疗卫生制度的重要内容，对于促进医药卫生事业长远健康发展、提高人民健康水平、保障和改善民生具有重要意义。2015年9月，国务院办公厅印发《关于推进分级诊疗制度建设的指导意见》，按照以人为本、群众自愿、统筹城乡、创新机制的原则，以提高基层医疗服务能力为重点，以常见病、多发病、慢性病分级诊疗为突破口，完善服务网络、运行机制和激励机制，引导优质医疗资源下沉，形成科学合理就医秩序。地方各级政府要坚持从实际出发，因地制宜，以多种形式推进分级诊疗试点工作。各地以医联体建设和家庭医生签约为抓手，调整优化医疗资源结构布局，明确各级各类医疗机构诊疗服务功能定位，促进医疗卫生工作重心下移和资源下沉，整合推进区域医疗资源共享，大力提高基层医疗卫生服务能力。逐步在城市组建医疗集团、在县域组建医共体、跨区域组建专科联盟、在边远地区组建远程医疗协助网等主要形式的医联体，不断完善组织管理模式、运行机制和激励机制，涌现出了如深圳罗湖、安徽天长、福建尤溪、浙江德清等若干紧密型的城市和县域医联体代表，明确和完善不同级别、不同类别医疗机构间目标明确、权责清晰、公平有效的分工协作机制，推动构建分级诊疗制度，实现发展方式由"以治病为中心向"以"健康为中心"转变。

2015年8月，深圳市以罗湖区为试点，推进基层医疗集团建设，努力构建优质高效医疗服务体系。罗湖区人民政府以罗湖人民医院为龙头，将区中医院、妇幼保健院、老年病医院等区属医院和下属所有社康机构，组建唯一法人的紧密型医疗集团，启动了首家基层医疗集团建设。在全面总结推广罗湖经验基础上，2017年8月，深圳市政府印发《关于推广罗湖医改经验推进基层医疗集团建设的若干措施》，要求全市各区根据自身实际组建基层

医疗集团。同年 9～10 月，国务院深化医药卫生体制改革工作领导小组办公室（以下简称医改办）、广东省医改办分别在深圳召开现场会，集中推广深圳市以基层医疗集团为主要形式的医联体建设经验。以罗湖区为改革样本，全市基层医疗集团建设全面推进，以此项改革为突破口，着力加强社康机构能力建设，大力发展家庭医生和医养结合服务，做实做优基本公共卫生服务，有效推动医疗卫生工作重心下移、资源下沉，推动卫生健康发展方式从"以医院为重点"转向"以基层为重点"、"以治病为中心"转向"以健康为中心"。

# 一、改革做法

以健康价值为导向，以全方位全周期保障市民健康为目标，建立健全整合型医疗卫生服务体系，逐步建立以基层医疗集团、社区健康服务机构、家庭医生团队为责任主体的居民健康、医保费用双"守门人"制度，增强市民对社区健康服务的获得感，夯实分级诊疗制度基础。

## （一）构建优质高效医疗服务体系

出台区域卫生规划、医疗机构设置规划和公共卫生强化行动计划，推动建立以"区域医疗中心+基层医疗集团"为主体的整合型优质医疗服务体系，促进医疗资源横向整合、纵向贯通，构建优质高效的医疗服务体系，厚植居民健康守门人制度的体系根基。区域医疗中心主要以市属医院为主体构成，主要承担疑难复杂疾病诊疗、人才培养、学科建设和科技攻坚任务，通过组建专科医疗联盟、医院专家下社区、托管基层医疗集团等方式，支持基层医疗集团建设与发展。基层医疗集团以行政区（功能区）为单元组建，主要承担辖区居民的基本医疗、基本公共卫生服务。引导基层妇幼、慢性病、老年病等"预防、治疗、管理"相结合的专业公共卫生机构主动融入基层医疗集团服务，推动区域内预防保健、临床诊疗和康复护理服务链条整合，为居民提供系统性、综合性和连续性的医疗卫生服务。全市已经组建 17 家区域医疗中心、13 家基层医疗集团，实现每个区至少有一家区域医疗中心和基层医疗集团。同时，为改革基本公共卫生服务提供机制，对基本公共卫生服务提供机构实行协议定点管理，细化核算标准，健全政府购买服务机制。

## （二）做实基层医疗集团

推动基层医疗集团的体制机制创新，形成全方位全周期保障人民健康的管理共同体、服务共同体、责任共同体、利益共同体，让基层医疗集团成为支撑居民健康守门人制度的强大后盾。一是成立基层医疗集团理事会，理事长由同级政府主要负责同志担任，负责履行基层医疗集团的财政投入、收支预算、运行监管、绩效考核等重大事项，推动基层医疗集团各成员单位分工协作，形成管理共同体。二是优化基层医疗集团内各医疗机构的功能定位，合并基层医疗集团内各成员单位的资源"同类项"，集中设立医学影像、检验检查、消毒供应等资源共享管理中心，统一设立人力资源、财务管理、业务管理等管理中心，实行一体化运作，形成分工协作、上下贯通的服务共同体。三是坚持"院办院管"的社区健康服务管理体制，建立以"强基层、促健康"为导向的基层医疗集团运行机制、考核评价制度，推动医院-社康机构一体化运作，做强社康机构，做实家庭医生服务，让医院与社康机构成为保障市民健康的责任共同体。四是在医保支付、财政补助、职业发展、薪酬待遇等方面，实施 22 项"强基层、促健康"激励引导措施，推动基层医疗集团主动从"以医院为中心"向"以基层为重点"转变，从"以治病为中心"向"以健康为中心"转变。

### （三）做强社区健康服务中心

从规划布局、人才队伍建设、医院社康服务协同等方面持续加强和改善社区健康服务，让社康机构成为全方位全周期保障市民健康的服务大平台。

**1. 加强社康机构规划布局**

发布了《深圳市社区健康服务机构设置标准》，将社康机构分为中心、站等进行分类管理。将政府新建、改建和扩建的社康机构的业务用房面积提高到 1000 平方米以上。2018年，全市新增社康机构 41 家，总数达到 668 家。下一步，深圳市将全力推进社康机构倍增计划，着力在大型工业园区、大型机关企业事业单位办公楼宇、大型商业综合体等设置社康站，计划到 2020 年，全市社康机构争取达到 1200 家，比目前翻番。

**2. 加强社康机构人才队伍建设**

加大全科医生规范化培训和转岗培训力度。2018 年，全市有全科医师 3568 名，每万名居民全科医生数为 2.85 名。财政安排专项资金，支持市属公立医院专家进驻福田区、罗湖区等 64 家社康机构工作。鼓励专科医生到社康机构开设医生工作室，专家诊金可以按医院标准收取，其他费用则按医院的 80%收取。2018 年，全市有 404 家社康机构开展专科医生工作室工作，共设立专科医生工作室 543 个。已研究出台《深圳市改革完善全科医生培养与使用激励机制若干措施》，拟从健全全科医生培养制度和提升薪酬待遇、发展空间、执业环境、社会地位等方面入手，加快培养大批合格的全科医生，力争到 2020 年，全市每万名居民拥有 3.2 名以上全科医生。到 2025 年，全市每万名居民拥有 5 名以上全科医生。到2030 年，全市每万名居民拥有 6 名以上全科医生，全科医生队伍基本满足健康深圳建设需求。

**3. 提高社区医务人员待遇**

推动公立医疗机构人事薪酬改革，全面推动同岗同薪同待遇，按不低于公立医院同级专科医生的薪酬核定年薪。2015～2017 年，全市公立医院医务人员收入平均增长了 22.13%。社康机构家庭医生签约服务费可用于人员分配的部分，不纳入工资总额管理。对到社康机构工作的医学毕业生，给予最高 35 万元的生活补助。对取得副高以上职称的全科医师，其岗位聘任不受高级专业技术岗位数量的限制，可"超岗"聘用，实现即评即聘。每年举办社区卫生全科诊疗及社区护理岗位练兵和技能竞赛活动，竞赛项目的第一名可获得深圳市五一劳动奖章。

**4. 提高社康机构财政补助标准**

完善分级分类的医疗机构财政补助制度，对社康机构的门诊补助标准高于举办医院的补助标准，且明确不得低于 40 元/人次。逐步降低或取消三级医院门诊补助标准，引导大医院主动向社康机构分流普通门诊。将人均基本公共卫生服务标准提高到每常住人口每年 70 元，常住人口按计划生育全员人口数据库数据核算。

**5. 强化医院技术支持力度**

73 家医院的专科号源提前 1 天配置给社康机构和家庭医生使用。二、三级医院对社康机构上转的患者实行优先接诊、优先检查、优先住院,将需要康复和随访的家庭医生服务签约对象出院后全部转入社康机构。利用远程医疗系统,实行"社康检查、医院诊断"和网络集中审方,将集团医院的资源和技术输送到社康机构。建立供应保障信息系统,实现医疗集团内医院和社康机构药品一体化配置。

**6. 推动医院与社康机构信息协同**

在全市社康机构全面启用网络版社区健康服务信息系统,促进实名制建立居民电子健康档案。以实施高血压医防融合项目为抓手,推动医院电子病历信息与社康机构居民电子健康档案信息互联互通。下一步,我们将升级改造社区健康服务信息系统,努力实现"三协同、五扫码"。三协同:推动社康机构与医院,医院与公共卫生机构,医疗机构与居民之间的信息协同。五扫码:在社康机构全面推广应用"电子健康卡"、"电子健康码",实现"五扫码":扫码建档查档、扫码预约签约、扫码上转下转、扫码查询检验检查结果、扫码接诊转诊。

**(四)做实家庭医生服务**

从规范管理、技术和信息支撑、财政补助、医疗收费和信息对接等方面入手,推动家庭医生服务不断做实做优,让家庭医生团队成为守护市民健康的"守门人"。

**1. 规范家庭医生服务**

出台了《深圳市家庭医生服务管理办法(试行)》,规定家庭医生服务由基层医疗机构承担,家庭医生团队由 1 名合格的全科医师作为团队负责人,每个团队的签约服务人数一般不超过 2000 人,签约周期原则上为 1 年,允许居民更换签约团队,允许跨区域签约。发布《深圳市家庭医生服务规范》,确定家庭医生服务团队主要落实全科诊疗服务、基本公共卫生服务、双向转诊、医保费用管控四项责任制,让家庭医生真正承担起居民健康"守门人"和医保费用"守门人"责任。开发家庭医生服务 24 小时热线,建设家庭医生服务 App,让居民就医问诊第一时间找自己的家庭医生。

**2. 完善财政补助和收费政策**

设立定向补助机制,对家庭医生团队为本市基本医保参保人提供的签约服务,按每一签约参保人每年 120 元的标准给予补助。将家庭巡诊费、家庭病床建床费、家庭病床巡诊费由原来的 17 元/次、20 元/张、17 元/次分别提高到 47 元/次、100 元/张和 77 元/次,并纳入医保支付范围,提高家庭医生服务团队签约积极性。

**(五)改革医保基金管理方式**

在各基层医疗集团推行医保基金"总额管理、结余留用"制度。"总额管理、结余留用"的实质是"目标管理、结余奖励",即医保基金管理部门给各基层医疗集团下达健康管理、分级诊疗两大工作目标,以正向激励机制,促进基层医疗集团努力做好居民健康管理工作,让其少得病、少生大病;促进基层医疗集团努力做好分级诊疗工作,提高集团医疗卫生服务能力,加强社康机构建设,做实做好家庭医生服务,让市民尽量在基层医疗集团、社康机构首诊、少住院、看好病。下一步,我们将会同市医保局对此项机制的改革效果与改进机制进行研究,推动基层医疗集团将"总额管理、结余留用"的动力机制传导到医院各科室、社康机构、家庭医生团队,探索建立以家庭医生团队为责任主体的居民健康和医保费用"守门人"制度。

# 二、改 革 成 效

深圳市通过组建基层医疗集团，优化了医疗卫生服务体系，推动了医疗卫生资源的横向整合、纵向流动，逐步改变医疗卫生资源重复配置、基层医疗卫生服务质量和水平不高、医疗卫生服务碎片化等弊端，初步实现系统优化、服务协同、机制创新、激励引导的目的和"强基层、促健康"的改革目标，居民健康"守门人"制度基本建立。

## （一）分级诊疗格局初步形成

2018 年，全市基层医疗集团诊疗量占全市总诊疗量的比例达到 65%，社康机构诊疗量与 2017 年同比上升 5%，共有 570 283 人次通过社康信息系统进行双向转诊。组建了 2296 个家庭医生服务团队，在建家庭病床 3350 张，老年人和高血压、糖尿病患者等 10 类重点人群签约率 67%。

## （二）居民健康达到国际水平

基层医疗集团主动加强社区居民的慢性病管理、老年保健、妇幼健康、疾病筛查等工作，努力做到"防大病、延寿命"。2018 年，居民人均期望寿命达到 81.25 岁；市民健康素养水平达到 24.27%；孕产妇死亡率 5.30/10 万、婴儿死亡率 1.60‰，持续稳定在先进发达国家和地区的水平。

## （三）医疗服务公益性明显提升

2015 年以来，全市居民个人卫生支出占卫生总费用的比例连续 4 年维持在 20% 以下。2018 年，全市医疗机构药占比下降至 23.83%，次均门诊费用 248.87 元，次均住院费用为11 353.35 元，低于全国副省级城市的平均水平。

# 三、改 革 体 会

基层医疗集团改革的重点不仅仅在于通过"集团化"的方式做大医院规模，主要目的是推动卫生健康发展方式从"以医院为重点"转向"以基层为重点"、"以治病为中心"转向"以健康为中心"，优化医疗服务资源配置，夯实基层医疗卫生服务根据，建立健康"守门人"制度，构建整合型优质高效健康服务体系，努力形成全方位全周期保障人民健康的基本医疗卫生制度安排。

## （一）强化系统性

要将推动基层医疗集团改革与落实健康中国战略、推动区域医疗资源整合优化、区属公立医院综合改革、分级诊疗制度建设等紧密结合起来。要将推动基层医疗集团的管理体制、运行机制、监管机制紧密结合起来。当前特别要重点推动人事薪酬制度改革，以岗位设置和内部分配制度改革，降低基层医疗集团运行成本、提高基层医疗医务人员待遇、调动上下联动的积极性。

### （二）强化紧密型

深圳市的社康机构与公立医院之间长期以来的"院办院管"体制，使得举办医院与社康机构之间形成紧密型医联体，是深圳市构建整合型优质医疗服务体系的最大优势。这次基层医疗集团改革，实质性上是以行政区（功能区）或若干个街道范围为区域，推动区域内医疗机构资源整合，形成紧密型医联体，有效解决医联体建设"联而不合、貌合神离、联动乏力"的问题。

### （三）强化导向性

要在财政补助、医保管理、医疗价格、医务人员薪酬待遇等方面着力，让基层医疗集团主动形成"强基层、促健康"的运行导向。特别是通过实施医保费用"总额管理、结余留用"（实质为"目标管理、结余奖励"）机制，推动医保支付制度从"看病报销"到"省钱奖励"转变，让基层医疗集团有了主动做好居民健康管理、落实分级诊疗制度的动力。

### （四）强化大健康

要将深化医改从医疗服务体系改革转移到构建大卫生、大健康服务体系上来，推动基层公共卫生资源、服务向社康机构下沉，发挥公共卫生医师对全科医生开展社区诊断和基本公共卫生工作的指导作用，更好地促进医防融合，全方位全周期保障居民健康。

本汇编精选了罗湖医院集团、市第二人民医院以及康君社康联合体在推进城市医联体建设、实施分级诊疗制度的典型做法。其中，罗湖区纵向整合医疗资源、打造充分集约整合的深圳市罗湖医院集团，推行以健康效果为导向的支付方式改革，做强社康中心，做实家庭医生服务，树立大卫生、大健康理念，是全国医改的标杆和榜样。大鹏新区在自身缺乏实力强的龙头医院的情况下，借助于市第二人民医院为牵头单位，整合区域内医院和社康中心，跨层级纵向整合市、区、基层三级医疗体系的紧密型医联体，通过完善机制实现健康运营。深圳市罗湖区康君社康联合体通过广泛联合、凝聚共识，坚持资源共享、合作共赢，逐步完善管理体系，提供公益性医疗卫生健康服务，探索了社会办医疗机构有效参与医联体和分级诊疗改革的路径。

## 做实家庭医生服务，建立居民健康"守门人"制度

为完善分级诊疗制度，建立健全居民健康"守门人"和医保费用"守门人"制度，根据《深圳经济特区医疗条例》等有关规定，深圳市出台一系列家庭医生服务管理规范、考核和激励机制，努力做实家庭医生服务，促进基本公共卫生服务项目落实到位，促进基本医疗卫生服务公平可及、群众普遍得实惠。

## 一、规范服务提供

制定《深圳市家庭医生服务管理办法》。

### （一）明确家庭医生服务团队组成

规定家庭医生服务团队由 1 名合格的全科医师作为团队负责人，应当配备全科医师、社区护理人员，可以吸收公共卫生医师、专科医师、药师、健康管理师、心理咨询师、营养师、康复治疗师、社（义）工、社区网格管理员等人员。每个家庭医生服务团队的签约服务人数一般不超过 2000 人。

### （二）明确医疗卫生机构责任

明确政府办基层医疗机构和社会办医疗机构可以开展家庭医生服务。各级公共卫生机构，应当为医疗机构及其家庭医生服务团队开展公共卫生服务提供技术指导。要求二、三级医院提供"四优先"服务，将医院的专科号源优先配置给社康机构和家庭医生服务团队，对其上转的患者实行优先接诊、优先检查、优先住院，确保患者转诊到位。

### （三）明确签约双方责任和义务

坚持服务双方自愿和双向选择，通过签订家庭医生服务协议的方式确定服务人员、项目、方式和期限。双方签约周期原则上为 1 年，签约周期内，居民只能选择一个家庭医生服务团队。需要更换家庭医生服务团队的，须提出解约后，方可重新选择。鼓励和引导居民就近签约，允许跨区域签约，促进规范有序竞争。

### （四）建设家庭医生服务平台

发挥家庭医生协会作用，引入社会力量，建设家庭医生呼叫中心、支持平台，为医生与签约对象提供 24 小时热线电话对接、网络对接服务。制定《深圳市家庭医生服务手册》，让市民对家庭医生服务的内容和获取途径、政策待遇一目了然。组建 1000 多人的家庭医生助签团队，减轻医生工作负担。通过家庭医生支持平台，整理分析家庭医生服务信息，开展家庭医生服务绩效考核和满意度调查。通过系列举措，促进家庭医生团队努力做好服务，不断提升优质服务水平。

## 二、明确服务标准

发布《深圳市家庭医生服务规范》，确定家庭医生服务团队主要落实四项责任制，让家庭医生真正承担起居民健康"守门人"和医保费用"守门人"责任。

### （一）落实基本公共卫生服务责任

制定《深圳市基本公共卫生服务管理办法》，发布《深圳市民健康手册》，将推进家庭医生服务与落实基本公共卫生服务紧密结合起来，推动基本公共卫生服务属地化、网格化分片包干管理，将责任落实到家庭医生服务团队。要求家庭医生团队为市民建立、维护和管理健康档案，核实市民填报信息，跟踪市民接受基本公共卫生服务的情况，维护档案的真实性、完整性；根据基本公共卫生服务目录、服务规范和市民的实际情况，为市民提供个性化的基本公共卫生服务清单以及接受服务的时间安排表；根据居民电子健康档案数据，按照服务规范要求，定期对市民健康状况进行评价。

### （二）落实全科诊疗服务责任

由家庭医生团队为签约对象提供一般常见病和诊断明确的慢性病的诊疗服务。政府提供财政补助、医院建立奖励机制、医保建立社区首诊引导机制，鼓励专科医生到社康中心开设医生工作室，为市民提供便捷的专科门诊服务。专家诊金可以按医院标准收取，其他费用则按医院的80%收取。

### （三）落实双向转诊责任

家庭医生服务团队依托社康中心，为居民提供约定时限的诊疗、健康照顾、跟踪随访、家庭病床等服务。根据签约居民的需求，将二、三级医院专科号源优先配给基层医疗卫生机构，让家庭医生有条件为居民提供更快捷、方便、有效、有针对性的转诊转介服务，实现挂号无忧、看病省心。

### （四）落实医保费用管控责任

2016年开始，在基层医疗集团试行医保费用"总额管理、结余留用"机制，让基层医疗集团承担医保费用的"守门人"责任。2017年，将这一责任下沉到家庭医生团队，将控制医保费用作为对家庭医生团队的考核指标。签约居民的医保费用若实现年度节余，结余奖励经费划拨家庭医疗集团后，主要用于奖励给家庭医生团队。

## 三、引入竞争机制

出台推动社会办医加快发展若干政策措施：

### （一）鼓励社会力量举办基层医疗卫生机构

社会力量举办社康中心，不受规划数量和选址距离的限制。简化医疗机构审批，取消医疗机构设置审批，改为符合条件的直接办理执业登记。社会社康中心在取得医疗机构执业登记许可后即纳入社会医疗保险定点机构。政府对社会办基层医疗卫生机构提供高的基本医疗、基本公共卫生服务，与公办机构一样提供财政补助。其中，对社会办基层医疗卫生机构为本市参保人提供的基本医疗服务，按每门诊40元/人次的标准安排补贴。

### （二）鼓励社会力量开展家庭医生服务

明确社会办医疗机构可以开展家庭医生服务，支持其创新服务模式，满足市民更高质量、更多层次的医疗健康需求。

### （三）推动医疗人才向基层流动

加大全科医师培养和引进力度，对社区全科医生给予奖励补助和职称即评即聘，推行社区医生年薪制。推动公立医院人事制度改革，推行医师执业区域注册，鼓励政府举办的二、三级医疗机构的卫生技术人员依法到开展家庭医生服务的基层医疗机构执业，参与家庭医生服务。

## 四、完善激励机制

### （一）建立财政补助机制

从 2017 年起，对家庭医生团队为本市社会医疗保险参保人提供的家庭医生服务，按每一签约参保人每年 120 元的标准安排财政补助。建立家庭医生服务绩效考核制度，考核重点为重点人群居民签约比例、计划生育特殊家庭以及贫困人口签约服务完成率、基本公共卫生服务质量、签约转诊率、医保费用控制率、服务对象满意率等 6 个指标。考核结果与财政补助挂钩。

### （二）提高基本公共卫生服务经费标准

2020 年，将人均基本公共卫生服务标准提高到每常住人口每年 120 元，常住人口按计划生育全员人口数据库数据核算。要求各区财政部门对基本公共卫生服务项目经费实行专账管理，专款专用，不得用对社康中心的基本医疗、房租、水电以及家庭医生服务补助等其他补助经费冲减基本公共卫生服务补助经费。

### （三）完善社区卫生服务收费政策

2018 年 1 月 1 日起，提高了家庭病床收费标准，将家庭病床建床费提高到了 100 元/床，将家庭病床巡诊费提高到 80 元/次。规定社会办医疗机构为签约居民提供的医疗和健康管理服务，可自行制定服务价格，向社会公示后，可以与居民协商收取医疗服务、家庭医生签约服务费等费用，调动社会办医疗机构开展签约服务的积极性，进一步提高家庭医生服务的质量。

## 案例一 罗湖医院集团：以健康为导向的基层医疗集团改革实践

### 一、项目背景

深圳市罗湖区是一个医疗资源相对丰富的城区，每千常住人口病床数 5.8 张，每千人口医生数 5.29 名，均高于全市平均水平。同时，罗湖区同样存在医疗领域普遍性难题：一是"看病难"，社区医疗资源相对匮乏，整体医疗服务能力较低，群众不信任问题尤为突出，造成大医院人满为患；二是"看病贵"，医院过度依赖医疗收入，医患之间的利益关系难以完全切断，居民看病负担高；三是医疗资源配置不优，区域内的医疗协同和资源整合程度不深，整体运作成本较高；四是养老和医疗不兼容，老年人生活中对这两方面均有需求，但却很难同时同地获得服务，在日常养老中缺乏正规医疗指导，住院后又缺乏常规养老照顾，与"少生病、少住院"的目标仍有距离。

党的十八大以来，以习近平同志为核心的党中央高度重视维护人民健康。2016 年全国卫生与健康大会上，习近平总书记强调没有全民健康，就没有全面小康，要把人民健康放在优先发展的战略地位，加快推进健康中国建设，努力全方位、全周期保障人民健康。《"健康中国 2030"规划纲要》指出"全民健康是建设健康中国的根本目的。立足全人群和全生命周期两个着力点，提供公平可及、系统连续的健康服务，实现更高水平的全民健康"。在此背景下，罗湖区全力推进以人民健康为中心的医疗卫生服务体系改革，建立让居民少生病、少住院、少负担、看好病的医疗卫生服务体系。

2015 年，罗湖区将公立医院改革列入区委、区政府的工作报告，明确提出要"争当医疗卫生改革发展排头兵，推进区人民医院法人治理试点改革，探索公立医院集团化，整合医疗资源，规划建设消毒供应中心、医学检验中心、医学影像中心等"。罗湖区委全面深化改革领导小组印发的《关于罗湖区 2015 年五项重点改革专项小组设置方案的通知》，明确由区委书记担任公立医院改革专项小组组长，确保政府成为改革的强大后盾。同年 6 月，区政府正式印发《深圳市罗湖区公立医院综合改革实施方案》，确定让居民少生病、少住院、少负担、看好病的改革目标，全面推进罗湖区公立医院改革。2015 年 8 月 20 日，罗湖医院集团正式成立，由区人民医院、区中医院、区妇幼保健院、区康复医院、区医养融合老年病医院 5 家区属医院，23 家院办院管社康中心以及 1 个研究院（深圳市众循精准医学研究院）共同组成一体化紧密型唯一法人代表的医院集团，医院集团现有床位 1874 张，员工 4201 名，卫生技术人员 3216 名。

医院集团创新现代医院管理制度，建立法人治理结构，实行理事会领导下的院长负责制，集团合并内部运营支持体系的"同类项"，成立医学检验、放射影像等 12 个资源共享中心和人力资源、财务等 6 个资源管理中心，避免重复建设和资源浪费，提升运行效率，降低人力成本。通过 3 年多的系列改革，辖区居民健康素养水平由 2016 年的 13.57%提高至 2019 年的 35.51%，罗湖医改获得李克强总理点赞，获得国家、省、市领导以及卫生行政部门和专家的肯定，成功入选国家 35 项深化医改重大典型经验案例，并向全国推广。

## 二、主 要 做 法

（一）纵向整合医疗资源，打造充分集约整合的区域医疗资源平台

**1. 组建唯一法人代表紧密型医院集团**

2015 年 8 月 20 日，罗湖区整合区属 23 家社康中心、5 家区属医院（区人民医院、区中医院、区妇幼保健院、区康复医院、区医养融合老年病医院），成立唯一法人代表、紧密型一体化的罗湖医院集团，保障责、权、利的一体化和资源的充分流动。改革后，按照"人员编制一体化、运行管理一体化、医疗服务一体化"的原则，全面整合区属医疗卫生机构资源，有效破解辖区区属医院小而全、重复建设、资源重复投入的问题。

**2. 组建资源和管理共享中心，推进区域医疗资源共享**

集团成立后，为充分发挥集团高度一体化和资源共享优势，合并集团内部运营支持体系的"同类项"，成立医学检验、放射影像、消毒供应、信息、健康管理等 12 个资源共享中心。中心服务于集团内所有单位，甚至辐射集团外医疗机构。集团内各单位不再重复设置上述科室，避免重复建设和资源浪费，提高医疗资源利用率。同时，为避免管理层级臃肿、手续繁杂、管理成本高、效率低下等问题，集团整合医院内原有的管理资源，成立人力资源、财务、质控、社康管理、科教管理和综合服务等 6 个资源管理中心，统一负责集团各单位人、财、物等方面的管理工作，提升运行效率，降低人力成本，优化政府与公立医院的投入产出比。

（二）建立现代医院管理制度，提升治理能力和水平

**1. 建立法人治理结构，实行理事会领导下的集团院长负责制**

成立理事会，实行管办分开。理事会由区领导、区政府相关部门代表、社会知名人士代表、医院集团代表等人员组成。区政府履行出资人职责，委托理事会履行决策权和管理权，监事会负责监督。集团管理层由集团院长、副院长、总会计师组成。集团的理事会、监事会和集团管理层，形成决策、监督和执行既合理分工又相互制衡的运行机制。

落实集团独立法人地位，赋予集团院长和管理层运营管理自主权。集团各下属单位班子成员由集团院长提名，理事会通过后由集团院长任命或免职。改革后，区卫生行政部门转为强化行业监管。推行去行政化，取消医院集团行政级别和领导职数。实行评聘分开改革，可高职低聘、低职高聘。

**2. 制定理事会和集团章程，规范内部治理结构和权力运行规则**

2015 年 8 月，经罗湖医院集团第一届理事会第一次全体会议研究通过，医院集团印发《深圳市罗湖医院集团理事会章程》和《深圳市罗湖医院集团章程》，明确了医院集团理事会与医院集团的职责、医院集团的运营模式等。2017 年 7 月进一步修订了两个章程，进一步完善内部治理结构，尤其是权力运行的制约与监督机制，增加了医院集团院长罢免程序，即医院集团院长在任职期间出现重大决策失误、因失职造成医院发生重大安全事故或恶性

医疗事故、严重违反国家法律法规的行为等现象，专家委员会可按程序启动医院集团院长罢免程序。

**3. 成立集团党委，完善党组织架构和工作机制**

2016 年 4 月，中共深圳市罗湖医院集团委员会成立，同时设立医院集团纪律检查委员会，完善医院集团党组织架构和工作机制，加强基层党建工作，发挥基层党员的先锋模范作用。坚持党委把方向、管大局、作决策、促改革、保落实的作用，支持院长依法依规独立负责地行使职权。细化党委议事决策流程，加强对权力行使的规范和限制，最大限度地扩大人民群众的知情权、参与权和监督权，让权力在阳光下运行，确保权力既高效运转又正确行使。

**（三）推行以健康效果为导向的医保支付方式改革**

目前，我国基本医疗保险支付方式以按服务项目付费为主，医疗保险机构根据定点医院提供的医疗服务项目和服务量拨付医保基金。在这种支付方式下，医院收治患者越多效益越好，加之医保以保住院、保大病为主，医院往往追求治疗更多的患者，加剧了大医院人满为患的现象。

针对上述问题，2016 年深圳市人力资源和社会保障局、深圳市卫生计生委和罗湖区人民政府联合印发《深圳市试点建立与分级诊疗相结合的医疗保险总额管理制度实施方案》（深人社发〔2016〕52 号），以罗湖区为试点探索建立医保总额管理制度，就是以辖区内的签约居民为对象，将上一年度基本医保大病统筹基金和地方补充医疗保险基金支付总额加上本年度全市医保支出平均增长比率值，打包给罗湖医院集团，年终清算时如有结余，医院集团可以用于进一步做好居民的疾病预防、开展业务工作及激励医务人员。引导医疗机构积极主动做好疾病预防，同时建立起正向激励，即居民越健康，医务人员薪酬越高，医院、医生、患者和政府的利益一致。

罗湖医保支付方式改革有 3 个重要前提（与美国 HMO 的重要区别）：首先，不限制患者就医行为，签约居民仍然可以自由选择看病的医院。其次，居民在其他医院就医花费的医保费用社保部门统计后从罗湖医院集团的总额中支付；最后，医院集团不能参与集团外医院的医保控费，更不能以此为由干涉外院对签约居民的诊疗行为。通过这些举措，倒逼医院集团做实做好预防保健，提高医院集团内涵建设，用更便捷、更优质、更让居民喜爱的健康医疗服务使居民愿意留在社康中心。医保支付方式导向从保疾病转变为保健康，促进了利益导向的改变，真正实现了"预防为主、防治结合、联防联控、群防群控"。

**（四）做强社康中心，做实家庭医生服务，分级诊疗水到渠成**

罗湖医院集团成立的目的不是打造一家独大的航空母舰，而是要做强社康中心，建立守卫老百姓健康的舰队。

**1. 基本破解基层"缺医、少药、没检查"的难题**

辖区现有社康中心 55 家，其中，罗湖医院集团举办 30 家（含 7 家功能社康站），社会资本办 21 家，市属及驻区医院办 4 家。改革以来，区政府加大财政投入，社康中心就医环境明显改善，平均业务用房面积增加近一倍。

破解基层"缺医"的难题：

（1）引进与培养相结合，全国公开高薪招聘优秀全科医生，鼓励集团内专科医生参加转岗培训，下沉到社康中心。

（2）定期聘请国外优秀的全科专家等到社康中心坐诊、带教和培训。

（3）率先建立专科医生工作室，鼓励优秀专科医生到社康坐诊，现已有 57 名集团内专家率先到社康设立了专科工作室。

（4）公共卫生专业人员编入社康中心家庭医生服务团队，工作职责由原来的收集数据业务为主，变为直接为居民提供健康促进服务，区属公共卫生机构（区疾控中心和区慢病院）选派 36 名公共卫生专业人员驻点社康中心。

（5）创新性将街道、社区的 449 名计生专干和网格员培训转型为健康促进员，负责居民健康信息采集、健康知识宣传和健康教育等工作，编入家庭医生服务团队。

（6）医院集团制定社管中心医疗专业技术人员享受在编人员同等待遇的规定，符合规定在岗的优秀全科医生享有在编人员同等待遇，提升基层医务人员的薪酬待遇水平。全科医生数量从 131 名增加至 390 名，每万人口全科医生配置达到 3.88 名，全科医生的社会地位和职业荣誉感增强，集团全科医生年均收入较专科医生高 6.89%。

破解基层"少药"的难题：

（1）社康中心药品目录与医院药品目录一致，达到 1333 品规（改革前约 500 品规），罗湖医院集团还承诺，只要居民需要的药物，如果社区无药，符合处方要求的集团 24 小时内配送到家。

（2）实行慢病长处方。"诊断明确、病情稳定、需要长期服用治疗性药物"的高血压、糖尿病、脑卒中、慢性前列腺疾病、血脂异常和脂蛋白异常血症、慢性阻塞性肺疾病、慢性肾脏疾病、慢性心力衰竭等慢性病患者，每次可开具相关治疗性药物 1~3 个月的常规用量处方。

（3）建立医联体药学服务模式。立足于社区，以居民健康管理为核心，运用信息化手段，不仅对社区医师进行用药指导、干预；更重要的是对社区居民用药进行指导、干预和药品健康保健；实现从医院病区（门诊）到社区（居家）用药的全程化管理。主要是有资质的专科临床药师，下沉到社康中心承担社区临床药师职责，参与家庭医生团队，开展多种形式用药教育，开设药师门诊，参与慢病专项管理项目等。

（4）深圳市社会保险基金管理局明确规定"参保居民在社区开药 7 折"。

破解基层"没检查"的难题：集团成立后整合同类资源，成立了医学检验、放射影像、消毒供应等 12 个资源共享中心，集中为医院集团所有成员提供便捷、高效、高质的服务，各单位不再重复设置上述科室，最大程度发挥有限医疗资源的效益。打造"基层检查、医院诊断"模式，依托放射影像远程诊断中心，抽调安装了移动 DR 和便携 B 超的社区流动诊断车，到社康中心提供检查服务，并通过远程系统即时传送至远程诊断中心，30 分钟内居民便可即地拿取诊断报告。

**2. 以健康需求为导向，做细家庭医生签约服务**

按照 4+X（全科医师、全科护士、社区临床药师、公共卫生医师+X）模式组建 316 个家庭医生团队，设计总结出 5 种工具、15 种场景、37 种签约形式，覆盖门诊、住院、体检、社康、保健办、社区及特定的公共场所等，累计签约 62.9 万人（占辖区常住人口 61.23%），建设家庭病床 4094 张。以健康需求为导向，设计基本服务包、个性化服务包和单位整体服务包，满足居民多层次、多元化的健康需求。开通家庭医生服务热线（21882333），24 小时接受居民健康咨询。开展疾病防治知识和政策、家庭医生服务和收集市民意见建议等多维度服务。

**3. 覆盖全社会、全人群、全生命周期的健康服务**

功能社康站入驻学校、企业、机关事业单位、广深港高铁香港西九龙站、宗教活动场所、特殊地点（拘留所、看守所、戒毒机构等），家庭医生团队根据服务对象特点量身定制服务内容。医院集团与街道共同打造"家庭医生工作室"，为社区居民免费测量血糖、血脂、体脂率、血氧、尿酸等，提供个性化的、有针对性的健康教育及健康干预，打通家庭医生与社区居民的最后一米。

（五）树立大卫生、大健康理念，全社会动员，预防为主，防治结合

**1. 教卫融合，让学生身体更健康、心理更阳光**

健康中国，健康深圳，从娃娃抓起，罗湖医院集团与 9 家学校合作，试点家庭医生进驻校园，承担校医职责。开展宝宝手卫生计划，通过讲师团授课、创作《洗手歌》、竞赛等形式，引导孩子和家长养成良好的手卫生习惯。开展健康少年行动计划，聘请营养学、心理卫生学的专家为学生和家长普及健康饮食和健康心理知识。开展儿童口腔保健计划，普及口腔保健知识。邀请全国著名心理学专家为学生和家长提供主题为"调整考试焦虑，伴你考试成功"的专题讲座，帮助排解考前焦虑情绪和考后挫折应对。流感高峰来临前，免费为学生接种流感疫苗、发放中药流感汤。集团急诊科医生走进校园开展急救知识技能培训，普及急诊急救知识，提高中小学生的急救能力。

**2. 医卫结合，预防为主、防治结合**

区疾控中心和慢病院选派 36 名公共卫生专业人员驻点社康，工作职责由数据收集转变为直接为居民提供健康服务，同时面向全国招聘优秀公共卫生专业医师，全面提升公共卫生服务能力。街道、社区的计生专干和网格员培训合格后转型为居民健康促进员（简称"健促员"），这两个团队人员编入家庭医生服务团队，开展健康科普和健康促进工作，提升居民健康素养。建立慢病管理首席专家制，推动高血压、糖尿病、脑卒中等重点慢性病早期筛查和专业管理，力争慢性病发病率尽早出现拐点；加入标准化代谢性疾病管理中心，通过标准化、一站式服务，保障患者在家门口就可享受顶级专家的治疗方案，实现糖尿病的全程管理。加强重大疾病防控，开展罗湖区居民基因检测全覆盖工程，努力实现辖区居民不得晚期癌症的终极目标，提高癌症患者的 5 年生存率。加强流行性疾病防控，为重点人群免费接种流感和肺炎疫苗。为 726 户老年家庭安装防跌倒扶手、照明装置等，降低跌倒伤害。运用中医理念自主编制腰椎保健、降压保健等 14 套中医保健操向居民推广，引导其健康生活，尽量少得病、不得病。

**3. 医养融合，提升老人生命和生活质量**

罗湖区打破民政办养老、卫生管健康的行政分割格局，以老人为核心，由社康中心提供养老和基本医疗保健服务，为老人提供长期托养、短期入住、日间照护、上门服务和家庭病

床等多种形式服务，服务内容涵盖治疗期住院、康复期护理、稳定期生活照料和临终期关怀，形成接续性、整合性、全周期的养老服务体系。重视老年人退行性疾病的健康筛查干预和指导，累计为 2.62 万名 60 岁及以上老人提供认知障碍筛查，发现高风险人群 1315 名，其中 120 人已确诊，并在老年性认知障碍病房接受治疗。制定《深圳市医养融合服务规范》，成为深圳市医养融合服务的地方标准，助力养老事业可持续发展。与社会资本合作举办医养融合养护中心，提供了符合中国养老传统、老年人在原居住地集中养老的解决方案。

### （六）落实政府主体责任，凸显办医公益性，打造责任共同体

**1. 落实领导责任**

坚持新时期卫生与健康工作方针，以"强基层、促健康"为目标，深化医药卫生体制改革。由区委书记任医改小组组长，全面加强区委对卫生与健康工作的领导。

**2. 落实管理责任**

由区长出任罗湖医院集团理事长，构建协调、统一、高效的政府办医决策机制，补齐医疗卫生资源短板，推动人财物等医疗卫生资源向基层下沉，促进基本医疗卫生服务公平可及、群众受益。

**3. 落实保障责任**

打破"以编定补"财政补助方式，实行"以事定费、购买服务、专项补助"，落实政府对医疗卫生机构的各项投入责任，建立以服务绩效为导向的补偿机制。通过以事定费形成了以基层为重点的差异化补偿标准：社康中心每诊疗人次政府补偿 37.02 元，三级医院每诊疗人次政府补偿 30.85 元，建立集团向社康中心分流患者的正向激励措施。

**4. 落实监督责任**

设立罗湖医院集团监事会，由人大代表、政协委员、法律人士等组成，监督集团日常运营。建立总会计师制度，负责集团的预算、管理及会计核算、监督等工作。区政府派驻财务总监审计集团财务运行。建立罗湖医院集团绩效考核机制，将居民健康状况、医疗费用、服务质量、服务效率、社会满意度等内容作为主要量化指标，考核结果与财政补助、集团领导班子年薪挂钩。

### （七）建立社区药学服务新模式

**1. 建立社区智慧药房，将药师从处方调剂工作中解放出来**

2016 年 4 月，社区智慧药房在东门社康中心正式上线，目前已有 4 所社康中心建设了社区智慧药房。改变了传统的纯人工配药发药服务模式，由智能发药设备配合人工完成处方调配，实现药房工作智能化，工作效率和服务质量大幅提升，缩短了患者取药排队等候的时间，患者满意度提高。建立社区智慧药房前，东门社康中心药房共 5 名工作人员，日均调剂处方量 300 余张；改革后，药房人员 4 名，日均处方量 800 余张，患者取药等候时间由原来的 10～15 分钟，减少至现在的 1～5 分钟。通过建立社区智慧药房，药师从机械的药品调配工作中解放出来，将工作重点真正转移到患者用药指导上来。同时，供应链系统实现了社康中心药房与供应商药品信息互联，药品快速出入库，滞销、近效期药品及时退换，实现高效库存管理，确保药品质量。

**2. 设置网络药师，助力基层药学服务质量提升**

2015 年，首次提出"网络药师"，即具有药师以上职称，参与药学工作 2 年以上，经过培训取得网络药师资格，运用信息化手段，通过网络的方式为居民提供药学服务的药师。以网络药师为指导，医院集团与企业合作共同研发了移动审方 App，专为药师研发的线上处方事前审核，药师根据用药安全等级将系统设置为 3 个级别，对系统自动筛选出的黄灯和红灯处方进行审核和干预，保证患者的用药安全。药师通过 App 对集团社康中心的处方进行事前、在线审核。1 名药师可负责 3～4 所社康中心的审方，有效解决社康中心缺少专业药师的问题，提升基层医疗机构用药安全水平。

**3. 设置社区临床药师，到居民身边提供药学服务**

2016 年 4 月，在"网络药师"的基础上提出"社区临床药师"，即立足于社区，以居民健康管理为核心，运用信息化手段，对社区医师进行用药指导、干预；对社区居民用药进行面对面指导，实现从医院病区（门诊）到社区（居家）用药的全程化管理。社区临床药师既承担居民合理用药"守门人"的职责，又为分级诊疗药品使用环节的无缝衔接提供保障。社区临床药师的工作职责主要是提供线上与线下相结合的处方审核服务；规范用药交代，提高患者用药的依从性，提高药物治疗水平，促进合理用药；根据流行病学规律，做好区域、季节性疾病预防的药学服务；提供健康关怀等。社区临床药师是家庭医生团队成员，面对面为患者提供药学首诊记录、家庭备用药品管理、药物重整、用药教育、药品不良反应（事件）监测等方面的药学服务，真正提升居民的健康水平，努力实现让居民少生病、少住院、少负担、看好病的目标。

（八）"互联网+医疗健康"，打造上下贯通、多方共享互动的分级诊疗路径

**1. 健全家庭医生服务信息支撑平台**

家庭医生服务信息支撑平台创新多元化家庭医生签约形式。经过近 2 年探索，医院集团设计总结出多种签约形式，共计 5 种工具、17 个场景、37 种签约形式，覆盖门诊、住院、体检、社康、保健办、社区及特定的公共场所等。通过信息化手段精简了签约流程，增加了签约方式，有效提升了签约人数。

信息化手段完善居民端服务。罗湖医院集团始终坚持建立以居民健康管理为核心的信息支持系统，不断丰富和完善居民端服务，自主研发健康罗湖 App，整合辖区居民近 15 年在集团内产生的诊疗数据，并实现智慧门诊、慢病管理、签约与转诊管理等功能，注册用户 64 万。

**2. 建设医学影像远程诊断中心**

医学影像远程诊断中心以区人民医院为核心，联合区中医院、区妇幼保健院和区慢性病防治院三家区属医院及医养融合老年病医院和 48 家社康中心共同打造，利用现有的 PACS 网络，整合区域内影像资源形成 RPACS，能够实现远程读片、远程诊断、远程会诊等功能，医学影像专家可在网上直接为患者阅片、写诊断报告，并通过 HIS、EMR 将诊断结果和意见即时反馈，逐步构建标准统一、互联互通、资源共享、安全实用的医学影像会诊平台。创新放射医师、医学影像工作模式，建立三级诊断体系。

**3. 罗湖云医疗**

罗湖云医疗主要包括互联网全景同屏远程会诊、互联网移动会诊、互联网影像远程诊断等应用服务，是融合医学影像诊断、实时多学科联合会诊、云取片、全科医生与居民密切互联的开放式移动医学诊疗及医学健康咨询服务平台。罗湖云医疗整合了入院病历、病程记录、医嘱信息、检验检查结果、医学影像等诊疗信息，医生可以通过手机 App 随时查询患者的全景诊疗信息，随时随地利用信息为患者提供优质服务。

# 三、主 要 成 效

**（一）罗湖模式登世卫公报，中国式整合医疗引全球瞩目**

2018 年 12 月世界卫生组织通报刊发 "People-centered integrated care in urban China"，详细描述了罗湖模式的核心行动领域及相应的实施策略，文章摘要被翻译成 6 种语言，向全球展示。广东省罗湖医改经验为解决医改这一世界性难题贡献了中国方案和中国智慧，提高了卫生改革的国际影响力。

**（二）为全国医联体建设提供了样板，并在全国推广**

2016 年 11 月 14 日李克强总理在经济发展和民生改善座谈会上点赞罗湖医改；原副总理刘延东给予改革思路和做法肯定。罗湖医改模式分别在全国、省、市的卫生计生工作大会上做主题经验交流，并成功入选国家 35 项深化医改重大典型经验。罗湖医院集团获评"全国卫生计生系统先进集体"，截至 2018 年底，罗湖医院集团接待来自全国各地考察调研人员 453 批次约 6500 人。

**（三）做好预防保健，让居民少生病**

在"大健康、大卫生"理念指导下，各项预防保健和健康管理举措有序开展，居民健康素养水平持续提升，辖区居民健康素养水平由 2016 年的 13.57% 提高至 2019 年的 35.51%。社康中心传染病报告率和及时率均明显提升，传染病上报数 2015 至 2018 年，平均年增长 155.28%。辖区严重精神障碍疾病患者管理规范化，服药率和规范服药率逐年提高。

**（四）做强社康中心，分级诊疗水到渠成，让居民少住院**

百姓信赖社康中心，首诊在基层观念逐渐形成。罗湖区社康中心基本诊疗量由 2014 年 173 万人次增加至 2018 年 326 万人次，平均增长率为 22.3%。在集团办社康中心基本诊疗量快速增长的背景下，2014 至 2018 年，医院集团诊疗量平均增长率为 9.25%，但集团所属医院诊疗量呈缓慢下降趋势，平均增长率为 -1.54%，分级诊疗水到渠成。同时，辖区内 14 岁（含）以下儿童患者选择社康中心就诊的比例也逐步上升。信息化助力双向转诊，打通集团医院和社康中心信息系统，实现病历信息共享，优先挂号、优先检查、优先治疗、优先住院，有序双向转诊，2018 年集团内累计上转患者 2.08 万人，下转患者 2.49 万人，分级诊疗水到渠成。

（五）改革医保支付方式，让居民少负担

以区人民医院为例，2017 年住院次均费用较 2016 年下降 422.02 元，值得注意的是，住院次均费用较医保部门制定的结算标准低了 1404 元。也就是说医院不存在医保超标的问题，若所有医疗机构均能达到此状态，则医保基金没有了赤字的风险。除此，2017 年区人民医院医保住院患者自付比例为 13.51%（不含异地就医），居民就医负担降低。

（六）集团综合实力提升，让居民看好病

一是加强医院学科建设，集团综合实力提升。2017 年 11 月区人民医院正式晋级三级甲等综合医院，成为深圳市第 13 家三级甲等综合医院。2018 年 7 月，区妇幼保健院成功晋级三级妇幼保健院。2018 年，区中医院莲塘新院（上海中医药大学深圳医院）建成开业。二是集团技术水平提高，处理疑难重症能力提高。改革以来，集团三四级手术例数由 2014 年 2980 例提升至 2018 年 1.05 万例，平均增长率达 37.01%，CD 型病例数由 2014 年 1.18 万例提升至 2018 年 3.16 万例，平均增长率达 27.92%。三是引进专家团队，打造优势学科。获批七个"三名工程"团队，科研能力不断提升，集团于 2016、2017、2018 年分别获批 4 项、7 项和 5 项国家自然基金，位居深圳市所有医院前三名。2017 年，集团牵头申报并成功获批 1 项国家科技部重点专项。

# 四、主要创新点和社会影响

（一）探索出一条适合深圳市发展特点的医疗卫生服务体系改革之路

罗湖医院集团按照习总书记提出的新时期卫生与健康工作方针深入开展医改工作，探索出适合深圳市医疗卫生事业发展的模式，2017 年深圳市政府印发了《关于推广罗湖医改经验推进基层医疗集团建设的若干措施》（深府办规〔2017〕5 号），在全市推广罗湖医改经验。

（二）提供了城市医联体建设的样板

罗湖医改在充分吸收国内外先进经验的基础上，走出了一条适合中国特色的改革之路。2017 年全国医联体建设推进会在深圳召开，《国务院办公厅关于推进医疗联合体建设和发展的指导意见》（国办发〔2017〕32 号）将罗湖医院集团作为城市医联体建设样板在全国推广。

（三）提高人民健康水平

罗湖医改以人民健康为核心，构建起覆盖全社会、全人群、全生命周期的基本医疗与公共卫生相结合的服务模式，居民的健康素养水平显著提高，"辖区居民不得晚期癌症、慢病发病率出现拐点、手足口病发病率降低一半"等改革目标逐步一一实现，人民健康水平显著提高。

## 五、主要困难和存在的不足

### （一）观念转变是难点

长期以来大家习惯于以治病为中心的医疗模式，而忽视了预防为主的卫生方针，疾病"越治越多"。客观地讲，转变观念非常难，医改的阻力还非常大，还需要在政策制度、资源调配方面全力推动。

### （二）全科医生队伍建设困难较大

目前全科医生缺口非常大，没有强有力的家庭医生团队做支撑，覆盖全民的卫生保健服务只能是纸上谈兵。

### （三）医联体建设应以打造健康服务体系为方向

医联体建设应该从目前的医疗服务体系改革转移到健康服务体系改革上来，将更多的医疗卫生投入到健康服务体系上，投入到加强基层医疗服务体系、疾病预防控制体系建设上。根据罗湖区的实践经验，医联体在组建过程中，应该考虑将区县级疾控中心与基层医疗卫生机构融合发展或建立联动机制，切实做到"预防为主、防治结合、联防联控、群防群控"。

## 案例二 市第二人民医院：创建市、区一体化紧密型医联体新模式

## 一、项目背景

深圳市大鹏新区地广人稀、人才匮乏、软硬件相对落后，新区内 3 家区级医院均为一级、二级综合医院或专科医院，缺乏一家综合实力较强的三级医院作为龙头，未能统筹全区医疗资源形成合力，医疗卫生服务能力无法满足辖区群众的基本医疗服务需求。单纯依靠区域内医疗资源横向整合的方式，难以实现医疗卫生事业的跨越式发展。

2017 年 6 月，在市政府的正确领导和直接关怀下，经深圳市卫生行政主管部门与大鹏新区管委会协商决定，以深圳市第二人民医院为牵头单位，整合大鹏新区葵涌人民医院、大鹏新区妇幼保健院、大鹏新区南澳人民医院 3 家区级医院及所辖 21 家社康中心，成立深圳市大鹏新区医疗健康集团，是纵向整合"市级医院-区级医院-社康中心"三级医疗体系上下联动的紧密型医联体。集团下属三家分院实际开放床位 445 张，现有职工总数 980 人，其中卫生技术人员 801 人，占 81.73%，正高级职称 21 人，副高级职称 111 人，中级职称 253 人，初级职称 417 人；具有研究生学历 28 人，本科学历 473 人，大专 297 人。

集团成立以来，充分发挥市属医院优质医疗资源对疑难复杂疾病的诊疗优势与基层医

疗卫生机构慢病管理和健康促进的预防优势，促进优质医疗资源下沉基层、推进分级诊疗体系建设、构建合理有序的就医格局、促进医疗资源有效利用，探索建立"社康中心-区级医院-市级医院"三级诊疗体系。集团坚持以人民健康为中心，力争实现大鹏新区居民"小病不出社区、急病不出新区、大病不出集团"的目标，持续改善市民看病就医体验。

# 二、主 要 做 法

## （一）做好顶层设计，创新管理机制

集团下属各公立医疗机构在隶属关系不变、人员身份不变、资产所有权不变、财政投入等相关政策不变的前提下，大鹏新区管理委员会以委托管理的方式，委托市二医院牵头，联合大鹏新区公立医疗机构，组建"深圳市大鹏新区医疗健康集团"，登记为事业单位法人，建立权责清晰、管理科学、治理完善、运行高效、监督有力的现代医院管理制度。一是成立大鹏新区医疗健康集团医院管理委员会（简称"医管会"），形成统一的法人治理结构。二是组建适合集团发展的管理团队。三是明晰市卫生行政主管部门、大鹏新区管委会、大鹏新区卫生主管部门、市二医院各方责权。

## （二）推进一体化管理，实施同质化运营

集团建立整合式健康网络和覆盖网格内所有人群，形成跨区域医疗健康集团上下联动的一体化管理体系。集团运行十二个一体化管理措施：实行行政管理一体化、人员管理一体化、人才队伍建设一体化、信息建设一体化、分级诊疗转诊服务标准一体化、家庭医生签约管理一体化、健康管理一体化、检查检验管理一体化、药品管理一体化、绩效考核管理一体化、医学科研资源管理一体化、后勤保障一体化。集团通过十二个一体化的运营方案为网格内全体居民提供全人口、全生命周期的健康服务。

### 1. 行政管理一体化

集团由市二医院进行统一运营管理，市二医院统筹规划各医疗机构的权责和功能定位，同时进一步加强医疗机构领导干部选拔和考核管理，强化医疗健康集团的效能监管和考核。集团按照大鹏新区财务核算管理的要求，成立集团财务管理中心，对新区公立医疗机构财务工作实施统一核算和管理。

### 2. 人员管理一体化

建立集团各医院之间岗位管理、岗位聘用和人员交流调配机制，统筹规划人才引进和培养。集团内各医院配置一定数量的医生下社康，编入家庭医生服务小组并与社康实现对接，为家庭医生提供技术支撑，实现专科、全科全面对接，实行"以事定费、以费养事、以事定岗、以岗定薪"的人事薪酬制度。

### 3. 人才队伍建设一体化

市二医院向区级医院、社康中心提供人才培养、技能培训等多项支持，有针对、有侧重地实施社康家庭医生双向人才培养计划，切实提高基层医疗机构服务水平。根据医生的不同需求以及学科的自身特点，通过来院进修、专家结对师带徒、学术讲座和交流、专题

培训、专家指导以及基本功考试等方式，搭建培训平台实现对家庭医生的培养、再培训和认证考核。建立家庭医生培训中心，规范化培养全科专业人才。对家庭医生的转诊有效性进行评估和指导，提高其业务水平以及对常见病、多发病、慢性病的有效分类和诊断水平，在对外学习交流中始终带领集团各单位共同参与。

**4. 信息建设一体化**

新区卫生行政主管部门按资源共享、互联互通的原则搭建医疗健康集团数据中心、信息化共享平台及协同办公平台，对各医院信息化建设统一规划、统一投入、统一管理、统一维护，实现集团信息资源跨医院、跨社区、跨区域互联互通、共享利用。

**5. 分级诊疗转诊服务标准一体化**

明确各层级机构的服务、职责范围以及收治患者的标准，使转诊标准、流程规范化，畅通集团内双向转诊"绿色通道"。搭建组织平台，确定双向转诊的分工与协作。市二医院、区级医院通过明确转诊预约时间和保留转诊预留名额等措施，保障患者上转接诊的及时性。区级医院配置一定数量的家庭医生联动病床，家庭医生享有床位患者收治自主权。

**6. 家庭医生签约管理一体化**

贯彻落实《深圳市家庭医生服务标准》，促进家庭医生服务提质提效；市二医院牵头区级医院及所属社康共同组建家庭医疗小组，由一个全科医生、一个医生助理、一个护士和若干专科指导医生组成，对签约家庭实行团队医疗健康服务。

利用家庭医疗小组中的专科指导医生的辐射力，形成"市二医院专科-家庭医疗小组-社区病人"的垂直分级诊疗体系，形成专科病垂直指导诊疗、直接转诊，慢病防治、慢病急转治疗一条龙、连续服务体系。

**7. 健康管理一体化**

通过家庭医疗小组完成全区户籍居民健康分类评估（健康人群、高危人群、患病人群、康复人群、养老人群），实现全人群分类健康管理和健康干预，并根据人群疾病谱特点，组建若干相应的专病专科联盟（如心血管、内分泌、脑血管等），实现"市二医院专科医生-区属医院-社康中心-家庭医生小组-居民"的专科服务与咨询的垂直覆盖。集团内实现药品品种和供给共享机制，开展送药上门服务。每个社康中心建立"健康小屋"，并与区属医院、市二医院建立网络直通和远程会诊平台。加强慢病管理中初级治疗与专科治疗、门诊治疗与住院治疗之间的协作，加强对慢病患者的早期健康干预与沟通，重视慢病患者的自我保健。

**8. 检查检验管理一体化**

实行集约化的临床检验协同服务模式，促进检查设备配置和质控的标准化，联合设备物资采购、配送和信息管理部门，搭建医疗检验服务共享平台，实现检验、影像、病理、心电图等信息的规范和共享，完成医疗资源的有效配置整合；实现基础化验检验等项目的机构互认，为患者节省就诊时间和费用。

**9. 药品管理一体化**

成立医疗机构药事专家委员会和监督管理委员会，委员会决定各医院上报要求增减的药品品种；市二医院药学部作为集团药品管理中心，统筹药品采购、配送等；大鹏新区管委会相关部门组成药品监督管理委员会，行使监督权。制定医疗机构第三方处方点评管理制度，组织临床合理用药专家组，每季度对各医院处方进行点评并公示，修正不良处方行为，促进合理用药。

**10. 绩效考核管理一体化**

集团按照"综合分析、合理评价、奖惩挂钩、强化激励约束"的原则，以成本费用控制和患者满意度为主线，以医院质量管理、持续发展、便民服务、效益效率、费用控制、公众评价、员工评价、同行评价、综合管理绩效、分级诊疗、家庭医生服务等为主要内容，设置各医院年度绩效考核指标体系，引导医院不断提高公益服务水平。考核结果与财政补助、医保支付以及医院领导的薪酬、任免和奖惩等挂钩。

集团内各医院建立基于信息化手段，以社会效益、医疗健康服务质量及数量、技术难度、成本控制、医德医风、工作效率、患者满意度为核心的绩效考核制度。建立"医疗健康组"制度，发挥科室高级职称的医生全程参与本组患者管理的积极性，创建新型、高效的主动服务患者流程，提高科室管理成效。建立医生工作量考核体系，根据收费项目完成的耗时、难易程度、设备成本、投入人力成本、人员资质要求等进行核算，体现绩效薪酬分配向高技术、高风险岗位倾斜。根据医疗质量综合指数确定其服务质量薪酬，确定采用病例分型管理模式进行医疗服务质量评价。护理人员收入与年资、照顾护理床数、疾病严重度、出勤时数、护理品质、顾客满意度等因素有关；医技人员收入与年资、检查量、等候时间、出勤时数、材料使用等因素有关；管理及后勤辅助人员收入与年资、服务人数、目标管理等因素有关。考核结果与医务人员岗位聘用、职称晋升、个人薪酬挂钩。

**11. 医学科研资源管理一体化**

对市二医院、区级医院相关医学科研机构实行统一管理，在科研工作上统一接受市二医院的统筹和业务指导，利用科研导向促进集团各医疗机构整体水平的提升。搭建医学科研大数据云服务平台，整合数据资源，充分利用集团内各医院临床数据及各实验室或机构科研数据，并根据科研项目需求进行数据挖掘，为项目组提供数据输出服务。

**12. 后勤保障一体化**

成立集团物资采购配送中心，对各医院后勤物资、办公用品、耗材等进行统一招标采购及配送，充分发挥集团化竞价优势。成立集团消毒供应中心，对各医院重复使用的诊疗器械等实行集中清洗、灭菌、供应和配送，同时还将逐步满足市、区及周边地区医疗机构的消毒供应需求。按照大鹏新区财务核算管理的要求，研究成立集团财务管理中心，对新区公立医疗机构财务工作实施统一核算和管理。

**（三）完善政策保障机制，确保健康持续发展**

**1. 提高各方认识，加强组织领导**

集团建设工作涉及面广、政策性强，具有长期性和复杂性，各有关部门本着坚持不懈、持之以恒的原则，切实加强组织领导，将其作为核心任务纳入深化公立医院综合改革的总体安排，建立协调机制，明确任务分工，结合实际制定切实可行的配套政策措施。

**2. 加强监督考核，积极宣传引导**

由大鹏新区管委会、市卫生行政主管部门根据目标管理的原则，自 2018 年起，分年度对大鹏新区公立医疗机构进行综合目标管理绩效考核,考核结果与政府投入补偿水平挂钩。建立医疗集团内机构的分配补偿机制,由市二医院牵头,制定各分院运行绩效考核指标体系,并组织对各分院的绩效评价考核,考核结果与各分院的财政补偿水平挂钩。

加强对医务人员的宣传员工作,使广大医务人员拥护并积极参与集团建设。充分发挥公共媒体作用,广泛宣传疾病防治知识,促进患者树立科学就医理念,合理选择就诊医疗机构。加强政策解读,使全社会理解、配合和支持集团建设,为公立医院综合改革营造良好环境。

**3. 加大政府投入,建立多渠道补偿机制**

统一实行"以事定费、购买服务、专项补助"财政补偿机制。大鹏新区管委会按照《关于完善政府卫生投入政策的实施方案》明确对公立医院和社康中心的政府投入范围,对集团的固定资产投入、财政补助政策及相关标准,履行政府投入责任。

**4. 改革医保支付方式,建立有效的控费和激励机制**

建立与分级诊疗相结合的医疗保险总额管理制度,实行签约参保人医疗保险费用总支出"总额管理、结余留用",医疗保险基金结余部分由集团根据比例分配。完善二、三档参保人"人头费"(社区门诊统筹基金)分配机制,探索建立家庭医生签约服务费分担和分配机制,完善鼓励参保人基层就诊和双向转诊的机制。

# 四、主 要 成 效

## (一)各医院 2018 年业务情况同期对比

2018 年集团总体门急诊量、出院人次、手术量、社康就诊人次等较 2017 年有大幅度提高,同时药占比明显下降,医院危重病人抢救例数、CD 型病例比例、三四级手术比例明显增加。

表 1-1 各医院 2018 年业务情况同期对比

| 三家医院汇总 | 2018 年 | 2017 年 | 增减数量 | 增幅 |
|---|---|---|---|---|
| 门急诊总诊疗人次 | 594 577 | 562 653 | 31 924 | 5.67% |
| 住院患者出院人次 | 11 176 | 9439 | 1737 | 18.40% |
| 住院危重抢救例数 | 721 | 366 | 355 | 96.99% |
| 住院手术例数 | 3162 | 2848 | 314 | 11.03% |
| CD 型病例比例 | 31.37% | 15.94% | 15.43% | 96.80% |
| 三四级手术比例 | 7.97% | 3.09% | 4.88% | 157.93% |
| 药占比(含本部与社康) | 22.73% | 29.71% | -6.98% | -23.49% |
| 社康中心门诊人次 | 184 778 | 150 805 | 33 973 | 22.53% |

（二）完善集团顶层设计，加强内部体系建设

不断完善管理架构，以顶层设计构建"大鹏模式"。一是法人治理。以"医管会"为基础，建立上下统一的法人治理结构。二是管办分离。新区明确将三家分院的人财物等管理权下放至集团，新区教育与卫生健康局负责宏观管理并履行行业监管职能。三是同质运营。集团全面实行以 12 个"一体化"为核心的运营方案，已基本完成 9 个"一体化"建设目标，逐渐推进 16 个专家委员会的垂直化管理。四是精细管理。推行去行政化及"大部制"改革，搭建集团"四个部门、三个中心"的精细化管理组织架构，内设综合管理部、资源管理部、运营管理部、后勤保障管理部四个部门，及社康管理中心、财务管理中心、信息管理中心三个中心。五是规范标准。制定集团统一的规章制度、岗位职责和工作流程，已完成《大鹏新区医疗健康集团规章制度（试行版）》。六是组织换届。2019 年 1 月已完成各分院行政领导班子换届工作。

（三）统筹优化区域卫生资源，完善基层医疗服务体系

**1. 成立社康及精卫管理中心，提升基层卫生服务水平**

集团 2018 年 3 月成立社管中心（含精卫管理中心），一体化管理新区 21 家社康中心。一是提高基本诊疗服务能力，2018 年全区社康中心基本诊疗量 18.48 万人次，比 2017 年增长 22.53%。二是推行"1+N"（1 家区域一类社康中心+N 家二类社康站）模式，明确新区各社康中心（站）职能分工。三是做实做好家庭医生服务，组建家庭医生团队 39 个，对 25 个社区实现签约全覆盖，全区电子健康档案人数 106 448 人，建档率 75.55%，重点人群签约 10 618 人。四是重点管控特殊群体，率先推出"专职团队服务+家庭管理"精神卫生管理新模式，已入户面访家庭 49 户共 328 次。五是完善社康中心基础建设，加强宣传引导，做好基层公共卫生服务，提升居民满意度和获得感。新区基本公共卫生项目重点人群满意度及全科诊疗服务满意度全市排名"双第一"、医疗行业服务公众满意度连续两年位居全市第二。

**2. 明确定位横向整合，满足基本医疗需求**

集团实施各分院资源整合与特色发展战略，一体化规划管理新区 3 家医院学科建设，提高资源使用效率，提高二级/一级医院对双向转诊患者的承接能力，促进上下联动、急慢分治。一是葵涌人民医院定位为二级综合医院，重点发展全科医学科、急救重症医学、消化科及其他综合科室等，建立全科医学科国家级住院医师规培基地，满足辖区群众综合性医疗服务需求。二是新区妇幼保健院定位为二级妇幼专科医院，重点发展妇科、产科、儿科、新生儿科及与妇幼保健相关的功能科室，保障辖区妇女儿童身体健康。三是南澳人民医院定位为三级康复专科医院，在完成迁址重建工作后，床位将达到 500 张，重点发展康复、中医、医养结合及配套科室，同时打造养老品牌，探索"医养结合"服务模式以及与康复、养老、医疗产业的合作。四是集团目前已完成部分学科的横向整合。新区妇幼保健院与南澳人民医院妇产科及外科的整合；完成葵涌人民医院消化内科专科及肾内科门诊的创建，并启动全新区消化内镜室的资源整合；完成新区妇幼保健院妇科、产科、儿科的分科，并新建儿童康复科；南澳人民医院新建心肺功能康复科、疼痛康复科 2 个康复科亚专科。

**3. 充分发挥"三名工程"引领作用，提供全方位全周期健康服务**

利用"三名工程"，分批次、有步骤地做好各分院学科建设及人才培养的发展规划。一是借用葵涌人民医院马歇尔团队"三名工程"平台，联合深圳市 10 个区相关医疗机构组建"幽门螺旋杆菌"消化道疾病专科联盟，完成大鹏新区儿童"幽门螺旋杆菌"筛查等项目。二是在南澳人民医院"三名工程"哈佛医学院医养康复团队的助力下，集团全力打造"医养结合、医康结合、康养结合、健康管理与老年社区综合服务相结合"的新型复合型医养结合中心，已申报立项。三是引进高层次医学团队上海复旦大学附属儿科医院王艺教授团队落户新区妇保院，重点打造区域性儿童神经康复中心。

（四）搭平台、提标准、建机制，多举措保障分级诊疗

**1. 改革人事薪酬制度，体现医疗行业特点**

一是合理确定医务人员薪酬结构。制定《深圳市大鹏新区社区健康服务中心医务人员薪酬分配方案》，实行"以事定费，以费养事，以事定岗，以岗定薪"的人事薪酬制度，目前已对新区各社康中心基层医务人员（医生/护师、技师、药师等）按 35 万/25 万年薪落实薪酬待遇。二是建立合理人员调配机制。在新区大力支持下，打破原有医疗机构间人员交流壁垒，统筹使用新区三家公立医院编制，建立集团各分院间岗位管理、岗位聘用和人员交流调配机制，统筹规划人才引进和培养，提高基层人力资源配置效率。

**2. 不断完善医保体系，提高群众健康水平**

一是签约实施与分级诊疗相衔接的"总额管理、结余留用"医保基金管理方式改革，主动做好疾病防治关口前移举措，推动"以疾病治疗为中心"向"以健康促进为中心"转变。二是初步在新区社康中心建立慢病长处方制度，不断为居民在基层医疗就诊提供更多的资金保证。

**3. 建立绩效考核体系，提升目标执行效率**

一是新区教育与卫生健康局牵头完成《大鹏新区公立医院运营管理绩效评价考核方案》，保障公立医院可持续性健康发展。二是集团实施社康中心绩效考核方案，完成《大鹏新区区属公立医院绩效考核方案》初稿制定，提高医院运营效益及服务水平，激励员工积极性及创造性。

# 五、主要创新点和社会影响

（一）市区联动，跨域整合，构建医改"大鹏模式"

**1. 创新"集团化+法人治理"结构**

一是建立"集团医管会"统筹管理，大鹏新区医疗健康集团医院管理委员会以维护集团公益性、促进合作目标及集团运行管理目标实现为主旨，由深圳市卫生行政主管部门、大鹏新区管委会、大鹏新区各相关部门、市二医院的代表组成，是集团有关重要事务的议事机构。二是建立统一法人治理结构，市二医院、集团、3 家区级医院、21 家社康中心构建统一法人治理结构，法人代表为市二医院院长。

**2. 实现"管办分离"**

2018 年 8 月，新区党工委会议进一步明确新区卫生行政部门和集团职责调整事宜，充分赋予集团运营管理自主权，确定集团为一级财政预算单位，参照新区直属事业单位管理，实现集团对人、财、物统筹管理、使用、调配；新区教育与卫生健康局负责对集团在方向、政策、引导、规划、评价等方面的宏观调控，履行行业监管职能。在建立"权责清晰、管理科学、治理完善、运行高效、监督有力"的高效管理体制上，率先迈出坚实的一步。

（二）上下贯通，同质运营，合力助推分级诊疗

市、区共建既能发挥市属医院优质医疗资源的疑难复杂疾病诊疗优势，也能发挥基层医疗卫生机构的慢病管理和健康促进的预防优势，形成三级诊疗，促进居民的卫生健康服务观念从"以治病为中心"向"以健康为中心"转变，从"以医院为重心"向"以基层为重点"转变。

**1. "纵向整合"与"横向整合"有机结合**

纵向整合，即集团采用三甲医院管理标准，实行市二医院与新区公立医疗机构"纵向"的 12 个"一体化"运营方案与 16 个专家委员会的垂直管理，形成优势互补、资源共享、同城同质的新局面。横向整合，即在新区公立医疗机构内部，实施资源优化、错位发展、突出特色的"横向"整合措施，如成立社康管理中心，统筹管理新区基层社康中心；集团各分院学科错位发展，在区域内整合相同学科到一家医院，如将妇产科、儿科等集中在妇幼保健院，康复科资源集中在南澳人民医院，外科等资源集中在葵涌人民医院等。上下联动，即新区公立医疗机构的康复科、消化内科、肛肠科、眼科等科室在新区内部整合后，与市二医院相关学科合并为一个大科室，由市二医院相关科室主任担任大科室的学科带头人，明确绩效方案，发挥资源上下贯通的优势，通过市级医院优势专科带动新区医疗卫生实现跨越式发展。

**2. 整体设计分级诊疗体系**

（1）做好制度保障。大鹏新区党工委、管委会及相关部门在对集团的财政补助、员工薪酬待遇、人员流动改革、集团运营绩效考核、"总额管理、结余留用"医保支付制度改革等方面出台多项积极措施；集团内部制定并实施《大鹏新区医疗健康集团双向转诊流程》与《深圳市第二人民医院双向转诊制度》，开通二院与大鹏新区的双向转诊车，落实双向转诊患者"四个优先"措施，进一步增强了集团主动做好分级诊疗工作的内生动力。自集团组建以来，双向转诊患者 21 946 人次，其中社康中心及区级医院上转 19 448 人次，集团医院下转 2498 人次。

（2）明确定位不同层级医疗机构职能。加强区级医院部分缺失学科和急需学科的建设，提升分级诊疗中间环节对转诊患者的承接能力；加大力度做好社康中心建设，通过打造一类示范社康中心、实施全科医生 35 万元年薪制、拓展内涵和提升服务质量等措施，积极引导居民社区首诊。2018 年度，全区社康中心诊疗服务量达 18.48 万人次，同比增长 14.45%。

（3）落实专家下基层。委派 51 名市级专家常驻新区坐诊，新成立名医工作室 12 家，通过义诊、查房、手术等方式服务群众近两万人，通过培训、讲座、继教、师带徒等方式指导新区医务人员 3000 余人次，填补了新区医疗卫生工作方面存在的多项技术空白。

（三）注重社康，因地制宜，打造基层服务特色

**1. 对全区社康中心实行"1+N"模式管理**

大鹏新区地广人稀、人口分散，各社康中心的服务人口数和服务范围差异大。社康中心诊疗量虽逐年增加，但各社康中心门诊量总体偏少且差别悬殊，总体来说社康中心运营效率较低、基础设施落后、人才流失严重，各社康中心的发展参差不齐，落后于市内其他行政区。为此，集团前期组织开展了社康中心运营保障模式专题调研，明确社康服务中心运营现状，并于 2018 年 3 月成立新区医疗健康集团社管中心，对新区 21 家社康中心统一管理，在规范、绩效考核、培训和标准 4 个方面统一，并加大培训力度，提高社康医生的业务水平，让辖区居民享受同城同质的医疗服务。

在此基础上，集团合理优化整合新区 3 个办事处的社康中心资源，形成分别以 3 个一类区域社康中心构建"1+N"管理模式的新局面，即在大鹏新区三个办事处管辖范围内，形成"1 家区域一类社康中心管理周边 N 家二类社康/社康站"的管理模式，推进医疗资源均衡布局，构建合理的分级诊疗体系。

**2. 成立全市首家社区精卫管理职能机构**

2018 年 3 月，集团加强社康中心基本公共卫生职能的精神卫生建设，建立全市首个社区精神卫生服务管理机构——深圳市大鹏新区医疗健康集团社区精神卫生服务管理中心，更好地整合现有的服务资源，引进专职精神卫生社工、护士、精神科医生/全科医生，通过专业规范化的培训，形成一支稳定的专业服务团队，试行"专职团队服务+家庭管理"精神卫生管理新模式。目前已与 63 名精神障碍患者签订了个案管理服务协议，累计为服务对象开展了 466 次入户面访及 82 次电话访视，获得了患者及其家属们的高度评价。

# 六、主要困难和不足

（一）给予更多的相关政策支持

大鹏新区由于地广人稀、人才匮乏、软硬件极度落后（为深圳市内还没有核磁机、血管造影机，没有病理科的唯一一个区）等原因，医疗卫生的跨越式发展存在较多短板。集团在建设新区医疗五大中心、补齐基础学科短板、各分院创级创甲、社康中心人员及运营经费长期保障机制和社康用房等硬件建设方面，尤其是新区妇幼保健院重建等方面面临较大困难，希望得到更多的重视和政策支持。

（二）进一步整合资源，将市大鹏医院纳入市二医院一体化运营管理

为避免医疗资源重复浪费、医疗机构间出现无序竞争，希望能将新建的市大鹏医院纳入集团一体化管理体系，为大鹏新区医疗健康集团注入新的强大动力。

（三）加强共识，强化考核

大鹏新区医疗健康集团是市、区两级共建的紧密型医联体，需要市、区两级政府相关

部门主导推进，但各级政府及相关部门的认识存在一定差异，集团在人员调配、资金投入、学科建设、薪酬分配、资源配置等方面需要各相关部门更加充分了解和支持。

## 案例三 康君社康联合体：社会办医疗联合体建设

### 一、项目背景

深圳市罗湖区康君社康联合体（简称"联合体"）是由 13 家"民办公助"社康中心作为发起单位组成，并于 2016 年 3 月 23 日正式挂牌运行。为解决联合体的法人机构问题，成立"深圳市康君社康运营管理有限公司"，实行两块牌子一套人马运作。联合体本着"资源共享、合作共赢"的宗旨，实现连锁服务，是深圳市第一家"民办公助"社康"医联体"。

为响应国家医改工作，康君社康联合体积极参与罗湖医改，在罗湖区卫生健康局的带领下，积极探索适合的"民办公助"社康医联体建设模式。经过 3 年的实践和探索，康君社康联合体明确了两个核心理念，一是以"康君家园"为载体，构建"命运共同体"；二是以"健康家园"为载体，构建"健康共同体"，基本形成了罗湖"民办公助"社康的"医联体"模式。现今已经成为有 20 家成员单位的"社康医联体"和有 20 个战略合作单位的"社康合作联盟"。

### 二、主要做法

（一）做实"康君家园"和"健康家园"两个载体，推动社康服务上水平

**1. 康君家园**

（1）各成员单位达成高度一致的"核心理念"。一是一致认同"康君社康联合体"成员单位虽然是独立法人的民非机构，但享有与公办社康同等的政策支持，是政府购买服务的一种形式，须服从卫健主管部门的监管和领导，坚持提供公益性服务。二是一致认同联合体是大家的"贴心管家"，是资源共享的合作平台，关乎大家共同利益，必须恪守"合作协议"，互相监督、互相支持。

（2）建立完善管理体系。在联合体的基础上，成立"深圳市康君社康运营管理有限公司"，解决联合体的法人机构问题，实行两块牌子一套人马运作。联合体设理事会、监事会和秘书处，设行政、财务和业务三个职能部门和两个专家顾问团队工作室。同时建立年度目标管理责任制，厘清联合体总部与各中心的管理责任和义务。

（3）建立完善服务体系。20 家中心完成标准化建设，成立联合体以来实际投入 3000 多万元，新增业务用房面积 5000 平方米，现有业务用房面积，达到 18 000 多平方米，部分社康增设 DR（直接数字 X 射线摄影）、彩超等设备，并连接罗湖医院集团的远程诊断中心。20 家中心面积均超过 400 平方米，其中 8 家超过 1000 平方米，目前共有医护人员 600 余人。

（4）创新服务模式。全面推行"全科诊疗+公卫管理+特色服务"模式，20 家成员单位

覆盖 27 个社区，管辖常住人口约 36 万人，服务人口近 50 万人，设置 100 个家庭医生服务团队，2018 年共签约 188 926 名服务对象，占全区 37%；共完成全科诊疗服务 130 多万人次，约占全区 40%；公共卫生服务 110 多万人次。

**2. 健康家园**

健康家园是"康君人"拓展服务理念，主动作为，目标是以"携手康君，共创健康家园"为主题，与社区工作站等联手共同做实社康服务的一种探索。3 年来，主要通过与社区工作站签订"共建备忘录"和开展主题活动来推动，取得了阶段性成果，也引起媒体的广泛关注。

**（二）加盟三级协会组织，全面提升社会影响力**

"康君社康联合体"先后加盟国家、省、市三级协会组织，包括：①加盟中国非公立医疗机构协会全科医疗分会，成为常务理事单位；②加盟成为省基层卫生协会常务理事单位、省基层卫生协会社会办分会副会长单位；③加盟成为市社区卫生协会副会长单位、市社区卫生协会非公分会会长单位。通过加盟，"联合体"得到各级协会的支持，同时也加强行业自律。市协会在全国性社区卫生服务年会上，介绍"康君社康联合体模式"。

**（三）建立健全四大工作机制，推进规范化建设**

**1. 党建引领**

区卫生健康局党委指派一名副局长牵头，通过成立党建工作室的形式，搭建常态指导工作机制，把康君联合体纳入局党委的指导和管理范围。及时传达国家、省、市、区年度卫生工作会议精神和党建工作的指导意见，确保联合体及成员单位坚持公益性，做实社康服务不走样。

**2. 购买服务**

市、区政府通过实行年度考核的形式，向联合体成员单位提供财政补助政策，是政府购买服务的一种形式。三年来，"康君人"不断自我完善，在整体业务上有了质的改变。2018年年终考核，联合体有 6 家中心进入全区年终考核总分前 10 名，有 75 项次进入全区年终考核单项前 10 名。

**3. 常态督导**

这是"康君人"自我管理的重要抓手，由联合体秘书处牵头，每个中心推荐 1～2 名专家，成立联合体质控团队，按照 PDCA 的程式，推进循环整改提升计划。每年至少组织 4 次集中督导和 4 次项目督导，每次督导均作督导分析，对于重大事项，由联合体领导牵头解决。同时，推动大望、草埔东和松园社区健康服务中心三家示范中心的建设。大望社区健康服务中心还被评为全国优质服务示范中心。除联合体内部督导外，罗湖医院集团社管中心也组织专家组定期到联合体社康指导工作。

**4. 多元监管**

为确保各成员单位依法依规运营，各成员单位依法接受各相应部门的监管，包括专项资金使用、缴纳个人所得税、定期民非机构验证和遵守医保制度等。3 年来，没有重大投诉和违纪违法行为，医保管理得到主管部门的表扬。

### （四）搭建资源共享合作平台，丰富社康服务的内涵

联合体通过与首批 20 家战略合作单位签约，成立"深圳市康君社康合作联盟"，搭建了多元合作平台，有效丰富了社康服务内容。3 年来，有 5 个方面值得总结。

**1. 检验托管**

"康君社康"与深圳市东亿健康服务有限公司合作，设立"东亿康君社康办事处"。20 家中心通过外包、外送形式，委托第三方机构，提升检验业务水平。2018 年检验外包外送服务量近 800 万元。

**2. 财务托管**

"康君社康"与深圳市恒信达财务代理有限公司合作，设立"恒信达康君社康工作室"。20 家中心统一委托一家财务公司，统一财务托管，确保政府专项经费专款专用和足额纳税。

**3. 专科合作**

"康君社康"设立"专科联盟管理办公室"，推动专科联盟建设。20 家中心成为国家级心血管疾病专科联盟单位；4 家中心与爱尔眼科合作，开设爱眼 E 站，项目启动以来，已为 2000 多名群众提供了免费眼底筛查及咨询服务；与深圳远东妇儿科医院、深圳怡康妇产医院合作，开设社区妇科专科联盟。

**4. 健康产品**

"康君社康"拟设立健康产品连锁服务超市。推广使用健康服务产品，如居民自助健康监测设备等。

**5. 药品配送**

"康君社康"设立药品配送特约服务部。药品统一配送初具雏形。以国药控股股份有限公司和深圳广药联康医药有限公司为主要供应商，常见药品，特别是慢病用药，基本实现了同质同价，统一进货渠道。

## 三、主要成效与创新

康君社康联合体是深圳市第一家"民办公助"社康医联体，三年来经过不断的创新与发展，一种适合"民办公助"社康医联体建设模式逐步完善，并积极参与全市社康事业建设发展，建立"健康家园"，关注居民健康，多次举行大型义诊等健康教育类活动，如健康素养进机关、学校、社区等，受到各级受众认可。在抗击"山竹台风灾害"时，为群众提供医疗保健服务，得到区委、区政府的高度赞扬，也受到居民群众的广泛好评。联合体成员单位大望社区健康服务中心荣获"全国优质服务示范社区卫生服务中心"称号。

## 四、主要困难和存在的不足

一是"联合体"统筹资源的力度还不够，体现在"连而不锁"的局面，在管理上仍参差不齐。二是专业人员队伍素质不高，特别是规培人员，与公办社康中心相比差距较大，缺乏可持续发展的后劲。三是绩效体系未形成特色，联合体缺乏统一的制度安排，没有最大程度实现制度管人管事。

## 案例四 中国科学院大学深圳医院：破解医养结合痛点，让社区老人老有所"医"

## 一、项目背景

当前，我国已经进入人口老龄化快速发展阶段，医养结合是医疗资源与养老资源相结合的新型养老模式，是解决"老有所养"和"老有所医"的创新思路，2013 年之后，国内针对"医养结合"的研究成果剧增，医养结合养老模式得到了国家政策上的大力支持。

光明区位于深圳西北部，截至 2018 年底，区 60 岁以上户籍老年人占区户籍人口总数的 9.4%，人口结构已呈现出较为明显的老龄化趋势。光明区养老院床位仅有 416 张，养老床位严重不足，养老工作面临巨大压力。中国科学院大学深圳医院（光明）探索"医养融合"养老模式可以更好地提高老年人的生活质量，缓解"未富先老""寿而不康"的民生问题，并积极响应党的十九大报告健康中国战略中的"积极应对人口老龄化，构建养老、孝老、敬老政策体系和社会环境，推进医养结合，加快老龄事业和产业发展"的中央精神。医院坚持以民生需求导向，强化医改牵引，充分挖掘社康中心"全覆盖"潜力，转变社康卫生服务模式，先行先试，着力"微改革"，积极构建医养服务新模式。一是率先在全市开展家庭病床服务试点，着手解决制约家庭病床服务发展的人手不足、社保不能报销、法律保障缺失等问题。二是建设"医养融合"护理院，满足部分丧失生活能力老人的医疗需求。三是探索与日间照料中心合作，开展医养结合试点，为社区失能、半失能老人提供规范化、标准化、专业化的医养结合服务。

## 二、主要做法

（一）抓住关键环节，在全市率先开展家庭病床服务

**1. 加强组织领导，有序部署**

光明区卫生健康局高度重视家庭医生服务工作，组织举办医院专家建立家庭病床专家组，在社管中心专门成立家庭病床科，以团队促实效，联合社康家庭医生形成三级医生查房制度，全面负责家庭医生工作，并要求各社康中心结合实际制定家庭医生服务的实施和考核方案，迅速推开签约服务工作。

**2. 打造事业发展平台，建立制度规范**

2014 年光明区出台《光明新区实施家庭病床服务项目工作方案》《光明新区家庭医生服务工作实施方案》《光明新区社区家庭病床工作手册》等规章制度，对家庭病床巡诊、建床、会诊、护理、撤床、评估等制定出明确规定，确保家庭病床服务高效、规范、顺畅。

**3. 多措并举，大力发展家庭病床服务**

一是以"建"提高服务覆盖率，二是以"管"提高服务质量，三是落实分级诊疗畅通救治渠道，四是实行奖勤罚懒激发工作热情，五是外训内学提升团队服务质量。

**（二）筹建全市首家公立"医养结合"护理院**

2017 年 5 月光明护理院正式开业，设置床位 50 张，开放床位 23 张。在医养融合方面，光明护理院与中国科学院大学深圳医院实施双向转诊，开放绿色通道，并与光明社康中心实施资源共享，社康医生每天定时查房，不仅节约了医疗资源，更能第一时间解决老人看病治病问题。与深圳市人口基金会、深圳市计划生育服务中心和深圳市计划生育协会合作，光明护理院作为深圳第一个也是唯一一个"幸福工程光明医养爱心基地"，接收并给失独老人提供绿色通道。光明护理院注重老人的医疗生活照顾，同时也注重老人的精神心理健康，与光明义工团队建立良好的合作关系，每周进行义工服务活动。

**（三）破除医养结合痛点，让社区老人老有所"医"**

2018 年开始探索与日间照料中心、社区老年活动中心合作，开展医养结合试点。目前 6 家社康中心首批试点与社区日间照料中心签约医养结合服务协议。提供免费家庭医生签约服务，免挂号费，优先就诊优惠服务，每周定期提供医疗、护理、康复、保健服务，根据需求提供上门巡诊、护理、康复、心理咨询服务，65 岁以上老人免费体检服务，每年不少于 8 场的健康讲座，通过绿色通道转诊服务，根据需求建立家庭病床服务等多项服务措施。

# 三、主要成效与创新

中国科学院大学深圳医院以家庭病床为抓手，公立医养融合护理院为试点，探索与日间照料中心合作开展"医""养"结合，开启老年人医养融合创新改革"医、康、养、护"新模式，试点破解"医""养"难题。

一是自 2014 年 4 月开展医养结合中的家庭病床服务试点以来，共建家庭病床 3956 张，覆盖 32 个社区，大大方便了患者和家属。从治疗效果看，平均建床日 51 天，稳定好转的患者接近 80%，家庭病床患者和家属满意率达 98%。家庭病床患者看病不出门、取药不排队，避免了一人治疗、全家跑医院的劳累。患者在家中能以最佳的心理状态接受治疗护理，对疾病的康复起到积极作用。家庭病床服务减轻家庭与社会负担，医院减少压床，提高病床使用率，个人费用和医保费用得到减少和节约。

二是光明护理院自建设以来，大力推进康复医学与养老行业的多学科融合和政策联动，依托老年康复需求完善医养融合关键服务内容，提升医养服务质量和老年生活质量。从2017年 5 月开业至今入住总人数 62 人，其中完全失能老人 29 人次，介护老人 16 人次，介助老人 20 人次，老人平均年龄约 82 岁。接收并给失独老人提供绿色通道，解决了空巢老人、失独家庭老人的医养问题，解决了失能、半失能老人的治疗和护理问题，破解了养老机构老无所"医"难题。

三是 2018 年开始与日间照料中心合作，开展医养结合试点。其中公明、光明、塘尾、将围、新陂头、楼村 6 家社康中心首批试点与社区日间照料中心签约医养结合服务协议。试点工作期间，6 家社康中心共组织技术人员上门提供医疗护理服务 421 人次；在日间照料中心接受服务的老人 126 人，接受家庭医生签约式服务的老年人 126 人。

## 四、主要困难和存在的不足

一是信息系统建设需要进一步完善，家庭病床的医嘱和病历书写模块，社保系统中医嘱、病历、病情记录、查床记录等模块，相关接口和硬件配置还不完善。二是家庭病床的药品、治疗、护理等费用与支付标准差距较大，需要提高社保支付费用，保证家庭病床服务持续性。三是护理院医养结合的床位目前由医疗机构承担，对于符合民政部门养老补助条件的床位，还未获得相应补贴。

# 第二章　建立现代医院管理制度

## 持续深化公立医院综合改革，建立健全现代医院管理制度

推进公立医院改革、建立现代医院管理制度是医药卫生体制改革的重要内容，按照先行试点、凝聚共识、逐步推开的原则，公立医院综合改革大致分为试点探索阶段（2010～2014年）、全面推开阶段（2015～2017年）和巩固深化阶段（2018年及以后）三个阶段，各地围绕重点领域和关键环节积极探索，健全公立医院补偿机制、深化人事薪酬制度改革、加强绩效考核等，健全医院外部治理体系和完善内部管理制度。按照国务院关于建立现代医院管理制度的要求，进一步推进公立医院综合改革，破除公立医院逐利机制，落实政府的领导责任、保障责任、管理责任、监督责任，充分发挥市场机制作用，形成维护公益性、调动积极性、保障可持续的运行新机制和决策、执行、监督相互协调、相互制衡、相互促进的治理机制，促进社会办医健康发展，推动各级各类医院管理规范化、精细化、科学化，逐步建立权责清晰、管理科学、治理完善、运行高效、监督有力的现代医院管理制度。

自2017年被确定为公立医院综合改革首批国家级示范城市以来，深圳市认真贯彻落实党的十九大和全国、全省卫生与健康大会精神，按照党中央、国务院和广东省委、省政府的部署要求，着力增强改革的整体性、系统性、协同性，着力推进公立医院治理体系、内部运行机制和编制人事薪酬、药械集团采购、医疗服务价格、医保支付制度等综合改革，巩固提升了综合改革的成果。

## 一、主　要　做　法

### （一）持续深化公立医院管理体制改革

会同组织部门制定加强公立医院党的建设的实施方案，科学界定医院党委会和院长的履职边界，推动在公立医院建立党委领导下的院长负责制。在市属公立医院实行纪委书记派驻制，全面加强公立医院党风廉政和医德医风建设。深入推进公立医院管办分开、政事分开改革，着力理顺政府与医院的关系，在8家公立医院实行所有权与经营权分离，政府负责管投入、管制度、管绩效，名院名校负责医院运营，由此引进了中国医学科学院肿瘤医院、中国医学科学院阜外医院、香港大学、中山大学、南方医科大学等名院名校来深合作运营附属医院，促进了深圳医疗服务能力的快速提升。

### （二）深化"三医联动"改革

坚持政府引导、市场主导，完善"政府定规则、医院提需求、专家评质量、谈判降价格"的药品供应保障机制，推进公立医院药品集中采购组织（GPO）集中采购改革，压缩药品虚高价格，药价综合降幅超过22%，1年可降低采购费用15亿元左右。利用药品采购费用降低腾出的空间，分三步全面完成2568项医疗服务价格的调整工作，取消挂号费、降低药费和大型设备检查费，提高诊查费、护理费、手术费等体现医务人员技术劳务价值的医疗服务价格。通过实施"三医联动"改革，每年为患者减轻负担8亿元左右，给医院增加收入7亿元左右。此外，实地实施了监护仪、医用病床等2类医疗设备集中采购，采购价格综合降幅达36.12%。

### （三）推动医保支付方式改革

推进按疾病诊断相关分组（C-DRG）收付费改革国家试点任务，改造了病案首页管理系统，编制了本地疾病诊断术语集，启用了医疗服务操作项目分类与编码，完成药品和耗材分类编码等对接工作，完成了32家试点医院信息系统改造，建成了市DRG综合管理平台，9家医院试点实施按DRG付费，下一步将DRG标准逐步推广到全市所有三级医院。总结完善按人头包干、总额预付、按病种、按服务单元等复合型医保支付方式。全市住院按病种支付的病种数达到260个，纳入按病种支付的日间手术种类数43个。在香港大学深圳医院试点推行全科门诊"打包收费"，按200元/人次标准打包收费，打包项目包括挂号、诊金、常规检验和检查项目、七天内基本药物、非严重伤口的清理与包扎等。

### （四）推动人事薪酬制度改革

在总结7家新建市属公立医院员额管理、全员聘用改革经验的基础上，深圳市委全面深化改革领导小组审议通过了深圳市公立医院人事薪酬制度改革实施意见。总体思路是：淡化"编制"概念和身份管理，建立"以事定费、以费养事、以事定岗、以岗定薪、按绩计酬、同岗同薪同待遇"的公立医院人事薪酬制度。完善"以事定费、购买服务、专项补助"的财政补助政策，将财政补助与人员编制脱钩，与医院的工作量、工作质量与群众满意度挂钩。实行人员总量管理制度，按照医院的功能定位、业务发展与实际业务需求，核定人员总量，在有关规范和标准内，赋予医院在岗位设置、人员招聘、职称聘任、薪酬分配、职称评审五个方面的自主权，促进医院根据功能定位、业务需要优化岗位结构和薪酬结构。改革公立医院薪酬总额核定机制和内部分配制度，将薪酬总额与高水平医院建设、分级诊疗制度建设、医院运营绩效考核等挂钩，建立体现公益性目标导向的医院内部分配机制，提高服务质量、科研、教学和公共卫生等考核评价要素在分配方案中权重，注重对医务人员的长期激励，注重强基层改革导向。完善覆盖全体员工在内的社会保障和福利制度，实现医务人员同岗同薪同待遇。推行医院领导班子成员目标管理年薪制，明确医院领导班子成员的工作目标，根据对其工作情况的考核评价结果由公立医院主管部门核定其年薪，将医院领导班子成员的年薪与医院的收入脱钩，与工作实际挂钩。

## （五）完善公立医院运行制度规范

编制《深圳市公立医院章程样本（试用版）》，指导全市公立医院制定章程并按照章程运作，完善人事管理、财务管理、质量管理等 13 项现代医院管理制度。完善公立医院考核评价制度，制定公益性评价指标体系，重点考核公立医院的功能定位、公益性、群众满意度、职责履行、费用控制、运行绩效、财务管理、成本控制和社会满意度等。考核结果与财政补助、医保支付、绩效工资总量以及医院领导班子的薪酬待遇、职务任免挂钩。对各区基层医疗集团的考核，注重与分级诊疗制度的落实相挂钩，将社康中心诊疗量占比、双向转诊比例、居民健康改善等列为重要考核指标。完善三级公立医院财务管理核心制度，在三级医院全面实行总会计师制度。采取 21 项综合措施 22 个考核指标，建立监测和督办制度，严控公立医院医疗费用不合理增长。

## （六）大力推进智慧医院建设

出台智慧健康服务体系建设实施方案，推进全民健康信息化"12361"工程，改造社区健康服务信息系统，推动居民实名制建立电子健康档案，推动社康机构与医院、公共卫生机构信息协同，推动全民健康信息共建共享，16 家市属医院实现检验检查结果互通互认，南山、宝安已经实现医院-社康机构电子病历相互调阅。全面推行分时段预约诊疗，全市公立医院预约诊疗量已占总诊疗量的 81%，其中市属医院达到 100%。推广应用电子健康卡，建设健康深圳 App 和家庭医生 App，逐步实现扫码建档查档、扫码签约与预约、扫码查询检验检查结果。大力发展互联网医疗，实行"社康检查、医院诊断"和网络集中审方，将73 家公立医院的专科号源全部优先配置给社康中心，对其上转的患者优先接诊、检查、住院，促进社区首诊和服务衔接。

# 二、初 步 成 效

通过综合改革，全市基本形成维护公益性、调动积极性、保障可持续的公立医院运行新机制，基本建立权责清晰、管理科学、治理完善、运行高效、监督有力的现代医院管理制度。

**1. 医院管理的规范化、精细化、科学化明显提升**

初步建立决策、执行、监督相互协调、相互制衡、相互促进的治理机制，形成"党委决策、院长负责、多元监管"的公立医院权力结构和运行机制。47 家公立医院制定了章程。7 家医院成为现代医院管理制度国家级、省级示范单位。

**2. 公立医院运行效率和服务质量明显提升**

全市公立医院全部参与分级诊疗制度、医联体的建设，初步建立 17 家综合性区域医疗中心+13 家基层医疗集团两级城市公共医疗服务体系。全市公立医院实施临床路径管理的病例数占比达到 50.46%。2013 年以来，全市三甲医院数从 10 家提高到 18 家。4 家医院成为广东省高水平医院重点建设单位。

**3. 公立医院的积极性和公益性明显提升**

2015～2017 年，全市公立医院医务人员收入平均增长了 22.13%。2018 年，全市公立医院财政补助收入占总支出的比例达到 32.47%。医疗服务收入（不含药品、耗材、检查、化验收入）占业务收入比重达到 30.5%，药占比下降至 23.83%，次均门诊费用 248.87 元，次均住院费用为 11 353.35 元，低于全国副省级城市的平均水平。

# 改革公立医院财政补助机制，促进公立医院实现公共服务最大化

　　深圳市自 2010 年开展全国公立医院综合改革试点，全面落实国家规定的六项财政补助项目，积极探索医院提供基本医疗服务运行补助的长效机制，实现全市公立医院无贷款和无负债经营，初步建立与公立医院综合改革要求相适应、体现医院运营管理特点、促进公立医院可持续发展的财政补助机制，并受到国务院医改办肯定，国务院深化医药卫生体制改革领导小组简报（第 126 期）刊登了深圳市公立医院财政保障机制的经验做法。2017 年 6 月，国务院医改办发布 35 项医改重大典型经验，深圳市医疗卫生财政补助机制改革经验入选；2017 年 8 月，深圳市被国务院医改办确定为公立医院综合改革首批国家级示范城市。

## 一、主 要 做 法

### （一）基本建设及大型医用设备购置经费补助

　　一是医疗卫生机构新改扩建项目及配套医疗设备和信息化建设纳入年度政府固定资产投资计划保障。获准政府立项的新改扩建医院项目及配套医疗设备和信息化建设，纳入政府投资计划，财政给予全额保障。二是建立大型设备更新机制。公立医院符合配置标准且单价超过 50 万元的大中型医疗设备，按照每年 10% 的直线折旧率由财政安排更新经费。三是新建（或重建）、改建、扩建的公立医院开办经费纳入医院年度预算由财政安排资金保障。按保证机构正常运行的基本配置标准，新改扩建医院开办物资经费纳入年度预算，由财政安排资金保障。四是新建（或重建）、改建、扩建医院初期运行经费由财政给予专项补助。开业前准备期，根据医院经核定的人力资源配置规模和实际新增人员数量，参照财政核拨事业单位工资福利水平予以定额补助；运行初期，新增人员工资福利经费和基本运行公用经费在开业时点起三年内按 70%、50%、30% 的比例逐年递减补助。新建社康中心，给予一次性启动经费补助 60 万元，市、区财政各安排 30 万元。

### （二）基本医疗服务经费补助

　　改革按在编人员数量核定基本运行经费的做法，建立以事定费的基本医疗服务补助方式。基本医疗服务补助按医疗机构实际完成的工作数量、服务质量、满意度等因素核定。其中服务质量和满意度由公立医院主管部门开展年度运营绩效考核和满意度测评，考核和测评结果作为基本医疗补助质量系数。

### （三）"三名工程"团队及重点学科建设经费补助

一是引进高层次医学团队专项资助按 A 类、B 类、C 类分别给予总额最高 1500 万元、1000 万元、800 万元的团队专项资助。对向深圳市输出高层次医学团队学科带头人的原所在单位，按照团队类别 A 类、B 类、C 类、具体输出成员人数及层次，分别一次性给予最高 300 万元、200 万元、100 万元的技术支持费。二是高层次人才补贴。被认定为深圳市高层次专业人才、海外高层次人才（分为海外高层次 A 类人才、海外高层次 B 类人才、海外高层次 C 类人才）和临床医学人才的，如选择不享受人才安居政策，可享受人才奖励补贴，分五年等额发放：两院院士和杰出人才 600 万元；国家级领军人才、海外高层次 A 类人才 300 万元；地方级领军人才、海外高层次 B 类人才 200 万元；后备级人才、海外高层次 C 类人才 160 万元。三是全市医疗卫生人才研修计划的中青年骨干和医院高级管理人员，按国内 10 万元/年、国外 20 万元/年标准，给予参加国内外高水平医学专业学术研修活动补助。四是"三名工程"高水平医学学术会议补助。按照全球性最高资助 20 万元、亚洲区域性最高资助 10 万元、全国性（含港澳台）最高资助 8 万元的标准予以补助。五是重点学科补助。在市级重点学科建设周期内，每个重点学科及中医特色专科年度定额核定补助分别为 70 万元、20 万元。

### （四）科研教学经费补助

一是高等院校附属医院补助。按政策规定，经省卫生计生委认定的深圳市高等院校附属医院，政府一次性给予 200 万元奖励；并自次年起，每年安排不超过 800 万元的专项经费，用于教学设施设备维护、教学工作开支等。二是市、区财政部门根据管理职责，对面向社会招录的培训人员在培训协议约定的培训期限内按照每人每年 9 万元的标准给予培训基地补助，统筹用于教学实践、培训人员生活补助等。三是科研经费实行分级补助，省级以上立项予以一次性补助，每个省级、国家级项目分别补助 2 万元、5 万元。四是科技创新支持经费。对医疗卫生机构承担科技计划和攻关项目，或承担科技基础设施、创新载体建设任务，由市发展和改革委员会、市科技创新委员会等部门按相关政策给予一定资金支持或配套。

### （五）公共卫生经费补助

一是医院和社区健康服务机构实施基本公共卫生服务经费补助。根据《深圳市实施国家重大和基本公共卫生项目财政补助方案》及相关考核评估办法执行，建立与服务绩效量化考核结果直接挂钩的分配办法，促进公共卫生服务功能的落实，实现基本公共卫生服务与基本医疗服务的一体化。2018 年，全市基本公共卫生服务项目财政补助总额实际达到 9.65 亿元，人均经费达到 81.07 元。二是医院执行政府下达的指令性任务，如突发公共卫生事件、事故灾难救援等，经审计后核定补偿所发生的成本性支出。承担政府委托的其他公共卫生任务，根据公共卫生任务相关要求核定补助。

### （六）非医方责任的医疗欠费补助

非医方责任的医疗欠费，财政、医院按 6∶4 的比例分别承担。特殊专科专病补助，根据医院承担的具体任务，实行定额补助。

# 二、主 要 成 效

**1. 落实政府保障责任**

2013 年以来,政府卫生总投入约 900 亿元,医院基本建设、设备购置等项目由政府投入,有效减轻医院压力。2018 年个人卫生支出占卫生总费用的比例下降至 14.42%,医疗卫生服务公益性明显增强。

**2. 优化医院收支结构**

2018 年,公立医院财政投入占总收入比例 31.18%,较 2009 年提升 12.72 个百分点;公立医院药占比从 2009 年的 39.41%下降到 2018 年的 23.83%,医院收支结构逐步向好。

**3. 调动医务人员积极性**

基本医疗服务财政补助政策与医疗服务工作量、工作质量、满意度挂钩,职工收入合理增长,有效调动医院和医务人员积极性。与 2015 年相比,2017 年在职职工收入年均增长 22.13%。

# 全面推进人事薪酬综合改革,推进公立医院高质量发展

## 一、新建医院改革试点

为破解公立医院人事薪酬方面存在的系列问题,深圳市从 2012 年 7 月开始,在香港大学深圳医院等 6 家新建市属医院试行"去行政化、去编制化"改革,推行岗位管理、淡化人员身份,落实医院在岗位设置、人员招聘、薪酬分配等方面的自主权。

**1. 改革财政补助机制**

政府对全市所有公立医院实行"以事定费、购买服务、专项补助"的财政补助新机制。目前,全市所有医院的财政补助与人员编制脱钩,与其完成的工作量、工作质量和群众满意度挂钩,并实行收入、支出全面预算管理。2018 年,公立医院财政投入占其总支出的比例达到 32.47%。

**2. 取消事业单位编制**

新建医院不再纳入事业单位编制管理,实行人员总量管理制度。医院可在编制部门确定的人员总量内,根据其功能定位、业务需求自主确定工作岗位的数量、结构,自主招聘和决定录用医务人员。

**3. 改革养老保障制度**

医院所有员工与医院签订聘用合同,合理保障医务人员在职时的薪酬水平。实行以基本养老保险和年金为主要内容的社会养老保障制度,变"单位人"为"社会人"。香港大学深圳医院实行"约满酬金"等制度,保障体制外医务人员的养老待遇与体制内的医务人员养老待遇大体相当。

### 4. 实施医院自主分配

医院打破事业单位职称工资制度，建立符合自身特点薪酬分配制度，实行岗位绩效工资制度、年薪制、项目工资制等多种分配方式，合理拉开医疗、医技、护理、行政、工勤人员的工资待遇差距，提高高层次人才和骨干力量的薪酬待遇。

实践证明，深圳市新建医院的人事薪酬综合改革有利于优化医院的人力资源结构，降低人力资源成本，维护医院的公益性，提高医院运营效率。2018 年，新建医院医护比 1：1.8（香港大学深圳医院达到 1：2），市属老公立医院为 1：1.4；新建医院医务人员平均薪酬为 26.8 万元，市属老公立医院为 32.81 万元。在服务能力上，以香港大学深圳医院为例，医院开业七年实现开放床位 1714 张，创建成为三甲医院。收治病种与北京大学深圳医院基本相同；平均住院日 6.5 天，远远低于市属医院 8.1 天。"药占比" 20.1%，低于全市药占比 23.83%。

# 二、传统老医院改革推进情况

2019 年 10 月，深圳市人民政府办公厅印发《全面深化公立医院人事薪酬制度改革实施意见》，改革主要针对实行编制管理的 52 家老医院。主要措施是逐步以"人员总量管理"替代传统编制管理，"岗位管理"替代"身份管理"；健全人事薪酬规范和标准，落实医院用人自主权，推进依法治理；加强医院绩效考核，改革职称评审和聘用机制，奖勤罚懒、同岗同绩同薪、优劳优酬，形成推动医疗服务高质量发展、促进医院提质增效降成本的内生动力。改革采取"老人老办法""加长板凳"的方式进行，以增量带动存量优化。原在编人员继续保留身份和原来的福利和社会保障待遇，在职时接受医院统一管理，纳入统一岗位管理、绩效考核和工资分配体系。外地引进的高层次人才和省部级以上重点学科的学科骨干，可以继续入编；外地有编制的人员，继续为其保留档案，调离深圳市时可按在编人员身份调出。现有的临聘人员，可采取选聘、公开招考等方式，逐步（不是一次性）纳入新的岗位体系。改革不会影响现有队伍的稳定性，不会在短期内大幅增加医院人员支出和财政负担，不会转嫁增加患者负担。

## （一）改革的总体思路

总量控制（实行人员总量管理、薪酬总额管理）、统一管理（淡化身份差别，实行一体化岗位管理和薪酬分配制度）、正向激励（建立促进医疗服务高质量发展的、公共服务最大化的财政补助及薪酬总量动态调整和内部分配机制）、优化结构（在有关政策规范和标准内，落实医院用人自主权，促进医院持续优化岗位和薪酬结构）、提质增效（推动公立医院治理体系、人事薪酬、财政补助、医保偿付、医疗价格、药械采购、考核评价等综合改革，推进智慧医院建设，促进医院提质增效降成本）。

## （二）改革的主要举措

### 1. 淡化人员身份差别，逐步建立一体化的岗位管理和薪酬制度

由传统事业单位的编制管理方式改为人员总量管理，破解医院编制不足的约束难题。编制管理部门根据医院的功能定位、业务需求，合理核定医院人员总量。医院在人员总量

和有关政策规范内，建立统一的岗位体系和薪酬分配制度。改革后，医院原在编人员全部纳入新体系；原临聘人员可以通过选聘、公开招考等方式进入新的岗位体系（改革不是无条件地将所有临聘人员转入新的岗位体系，也不是一次性转入新的岗位体系）。无法进入新岗位体系的人员，只出不进，逐步消化。

**2. 建立市场化用人机制，保障总量内人员薪酬和养老待遇大体相当**

进入新岗位体系的人员（以下简称总量管理人员）纳入薪酬总额管理制度，统筹考虑总量内人员的薪酬和养老待遇，严格控制原在编人员薪酬总额，实行同岗同绩同薪。采取"老人老办法"的原则，在编人员（包括新聘用的符合规定的高层次人才和业务骨干）继续执行原来的事业单位养老保险制度。不再纳入编制管理的总量内其他人员，其社会保障待遇参照企业管理，通过建立约满酬金制度或购买补充商业养老保险，与在编人员退休待遇大体相当。

**3. 完善人事薪酬管理规范，落实医院管人用人自主权**

政府相关部门负责制定公立医院人员管理、人员招聘、薪酬分配等配套政策规范，规范岗位设置、人员招聘、薪酬分配等事务。核定医院总量管理人员的薪酬总额，作为医院薪酬总额的"封顶线"。医院可在有关规范和标准内，灵活设置岗位和薪酬体系，优化各类医务人员的岗位和薪酬结构，降低不合理的用人成本，提高人力资源绩效。

**4. 完善医院绩效考核和内部分配制度，形成推动医疗服务高质量发展的内生动力**

包括：第一，深化财政补助和医保支付制度改革，细化"事"、强化"质"，实行更加精准的目标管理。第二，改革平均薪酬核定机制，将平均薪酬与医院发展水平、技术能力、服务绩效等挂钩。第三，改革内部分配机制，健全内部考核评价制度，强化岗位考核，强化同岗同绩同薪，强化医教研一体化考核，体现"按劳分配、优劳优酬"，允许医院探索实行协议工资、年薪制、项目工资、一次性奖励等灵活多样的薪酬分配方式，提高基层以及低年资医生待遇。第四，推进职称评审制度改革，建立医务人员专业技术评价新机制，推进评聘结合。

**5. 推进现代医院管理制度建设，促进医院服务提质增效降成本**

第一，完善公立医院治理体系，建立健全党委领导下的院长负责制，坚持党管干部、党管人才，把党的领导贯穿改革全过程。完善13项医院核心管理制度，完善公立医院考核评价和监管机制。第二，实行医院主要负责人目标年薪制，将党委书记和院长的年薪与履职考核情况挂钩，与医院的收入脱钩。第三，加强医院管理，推进公立医院药品、耗材集团化采购，推动智慧医院建设，持续改善医疗服务质量，确保改革后群众医药费用负担不增加。

## 三、改革目的及意义

**1. 增强医疗人才吸引力**

深圳市公立医院编制严重不足，临聘人员平均工资低，低待遇难以吸引到优秀医疗人才。通过改革，建立市场化的用人机制，合理提高临聘和新聘员工的薪酬和社会保障待遇。

**2. 提高人才梯队建设水平**

医院高级职称岗位按编制数核定，编制不足导致医院高级岗位严重不足。大量在编高级职称人员无岗可聘。通过改革，将在编人员、新聘用人员全部纳入统一的岗位管理和薪酬分配体系，促使医院根据业务需要，优化岗位结构，形成合理人才梯队，推动高质量发展。

### 3. 增强医院发展内生动力

医院在编人员薪酬中基础工资与机关事业单位联动，造成固定工资占比高，但岗位基础工作考核不到位，而且在编人员薪酬与临聘人员薪酬差距不断拉大。通过改革，加强岗位考核、绩效管理，推进同岗同绩同薪，更好地体现多劳多得、优劳优酬、奖勤罚懒，调动全员积极性。

### 4. 提升医院公益性质

当前医院在编人员参照机关事业单位的政策核定档案工资和养老待遇。近年来随着机关事业单位政策增资和养老待遇的提高，医院需要承担的政策性增支负担日益加重，加剧了医院创收的动力。通过改革，将医院在编在岗人员的薪酬增长与机关、事业单位编制脱钩，建立合理的薪酬增长机制，强化公立医院公益性。

# 深圳市公立医院绩效评价的改革与实践

深圳市于 2002 年开创性地建立了医疗质量整体评估制度，在 17 年的改革进程中，伴随着国家医药卫生体制改革的深入，公立医院医疗质量和综合绩效的评价经过多阶段的改革与调整，指标体系日趋完善，评价的科学性、专业性、精确性逐步提升；引导公立医院坚持维护医院公益性和守住质量与安全底线，初步建成了决策、执行、监督相互协调、相互制衡、相互促进的治理体系。

## 一、实 践 历 程

深圳市医疗质量与绩效评价改革实践始终紧扣时代脉搏，紧跟我国医药卫生体制改革和深圳医疗卫生事业发展步伐，不断地进行自我革新与调整，而坚守"公立医院公益性"和"质量与安全底线"又始终贯穿其中。深圳市的医疗质量与绩效评价改革始于 2002 年，可分为五个阶段。

### （一）医疗质量整体评估阶段（2002～2008 年）

1989 年我国出台了《医院分级管理办法（试行草案）》和《综合医院分级管理标准（试行草案）》，开启了公立医院等级评审工作，但由于在等级评审中出现急功近利、盲目扩张等问题而于 1998 年暂停，没有一套公认的可资借鉴的医疗质量评价体系。同时，深圳作为移民城市，其医务人员也来自全国各地，缺乏成熟的体系和传承，急需构建统一的质量评价体系。在此背景下，深圳市在 2002 年开创性地推出《深圳市医疗质量整体评估体系》，组织专家集中现场、条块式检查各医疗机构整体医疗质量，开启了深圳市医疗机构医疗质量评估与绩效评价的道路。评估体系从早期重点关注基础质量和终末质量逐渐发展为包括医疗基础质量、流程质量、终末质量、质量技术水平和质量综合效益五个维度的完整体系，评估结果按照医院分类进行全市排名和评级，向社会公布。医疗质量整体评估是深圳市医疗机构绩效评价的基石，对提高深圳医疗质量水平具有非常重要的作用。

## （二）医疗服务整体管理与质量控制评估阶段（2009～2015 年）

2009 年《中共中央国务院关于深化医药卫生体制改革的意见》发布，新医改方案正式出台，提出要为人民群众提供"安全、有效、方便、价廉"的医疗卫生服务，并将"公立医院回归公益性"和"提高医务人员积极性"作为核心目标。2010 年国家卫生部在全国开展了以"持续改进质量，保障医疗安全"为主题的"医疗质量万里行"活动，对医疗质量提出了更高要求。与此同时，深圳市医院数量出现高速增加，从 2002 年 33 家增加到 2009 年的 100 家。该阶段吸取前一阶段医疗质量整体评估的经验与教训，结合国家新医改的政策背景，以医疗质量控制为核心，强化对医疗机构的关键环节质量的评估和对内涵质量的要求，增加了依法执业、员工满意度、敬业度等要素，构建了涵盖医疗核心制度、门急诊流程、护理、药事、院感、检验、病例、单病种、信息化、员工满意度、敬业度等维度的评价指标体系。该阶段采用现场检查、资料报送、满意度日常监测相结合的评价方式，仍按照医院分类进行全市排名、评级和向社会公布。

## （三）以运行绩效为内核的综合目标管理阶段（2013～2016 年）

2013 年，国家医改文件将公立医院改革目标确立为"维护公益性，调动积极性，保障可持续"，强调公立医院整体平衡和持续创新发展。同年，深圳市实施"管办分开"改革，成立了深圳市公立医院管理中心，代表市政府统一履行举办公立医院的职责，对公立医院精细化、专业化管理提出了新要求。深圳市公立医院管理中心在全市医疗服务整体管理与质量控制体系基础上，研究吸收国内外医院绩效评价经验与做法，构建了涵盖质量管理、持续发展、便民服务、效益效益、费用控制、员工评价、领导测评等 7 个维度 30 项定量指标的评价指标体系，并设立公益任务、规范行医、重点工作、行业评估、落实责任、廉政建设等 6 项定性扣分指标，以及重大安全生产事故、重大医院感染事故、重大医疗责任事故、违反计划生育政策案件、违法违纪案件等一票否决要素，评价对象为深圳市属公立医院。该阶段主要特点是由重点关注医疗质量转向关注医院整体运行绩效，并按照国家医改目标要求，注重公立医院社会效益和运行效率，淡化经济效益。绩效评价方法体现定性与定量、客观与主观、纵向与横向、目标与均值四个结合，采用年终考核、日常监测、第三方测评、同行评议的方式综合考核，考核结果与市属医院财政补助、评优评先、医院领导班子奖励性绩效等挂钩。

## （四）综合绩效评价阶段（2017～2018 年）

2016 年，"三方五家"（世界银行、世界卫生组织和中国财政部、国家卫生计生委、人力资源和社会保障部）医改联合研究报告发布，提出建设基于价值的优质服务提供体系。2017 年，《国务院办公厅关于建立现代医院管理制度的指导意见》出台，提出建立"权责清晰、管理科学、治理完善、运行高效、监督有力"的现代医院管理制度服务，医院管理受到空前关注。在此背景下，深圳市公立医院管理中心在原定性指标基础上提升完善，提出了"管理绩效"概念，构建了"运行绩效+管理绩效"的综合评价体系。在运行绩效评价体系中引入 DRG 评价工具，将 DRG 组数、病例组合指数、费用消耗指数和时间消耗指数纳入指标体系。评价数据通过信息平台采集、现场检查、第三方评价和上级评价等方式相结合，市属医院运行绩效考核结果与财政补助挂钩，综合目标管理考核结果与医院领导班子成员绩效、评优评先、聘任奖惩等挂钩。

与此同时，作为行业主管部门，深圳市卫生计生委对全市公立医院也开展了综合绩效评价，评价内容涵盖医院公益性、竞争力、满意度三个部分。其中公益性评价以落实医院功能定位、突出社会效益、建立健全现代医院管理制度、提供人人可以享有的基本医疗服务为原则，评级指标包括政府指令性任务、支持基层、医疗服务便捷、费用控制、依法执业和行风建设五个维度，占比 30%；竞争力评价则体现医院的医疗综合实力和持续发展能力，包括医疗技术和能力、医疗质量、资源配置、运行效率、科技影响力五个维度，采用系统提取大数据方式，委托第三方评估机构完成分析排名，占比 40%；顾客满意度则反映医院顾客在医院门急诊、住院等诊疗服务过程中，对医疗技术、医疗服务等方面的就医感受，通过日常短信调查和问卷调查等方式进行，占比 30%。深圳市卫生计生委综合绩效评价结果向社会公开。

### （五）基于国家考核体系的分级分类评价阶段（2019 年）

2019 年，《国务院办公厅关于加强三级公立医院绩效考核工作的意见》发布，标志着国家统一的三级公立医院绩效考核工作拉开序幕。新一轮机构改革，深圳市属公立医院管理职能回归市卫生健康委。新的改革背景和形势下，深圳在国家、广东省三级医院绩效考核指标体系基础上，适当增加体现深圳特色的个性化指标，并扩大至一、二级医院，实施的是基于国家考核体系的分级分类评级。

（1）三级综合医院和专科医院在省标（即《广东省加强三级公立医院绩效考核工作的实施方案》）基础上增加 6 个三级指标，主要考量如下：

1）平均住院日：衡量医院医疗资源利用情况和医疗服务能力，集中体现医院管理、运行效率和效益。

2）住院重点病种和重点手术的例数及占比：体现医院疾病诊疗能力以及医疗质量水平。

3）病例组合指数（CMI）/主要疾病分类（MDC）能力指数：DRG 体系中，CMI 值是评判医疗服务技术难度的重要指标；MDC 反映医院对主要疾病分类的能力指数情况，可用于不同机构间同类疾病的诊疗能力比较。

4）公共卫生服务：评价各医疗机构公共卫生服务责任落实情况。

5）科技量值：从科技投入、科技产出和学术影响三方面考核年度医院科技水平。

6）中医床位数：落实 2019 年 10 月《中共中央 国务院关于促进中医药传承创新发展的意见》，推进各医院重视中医工作。

（2）三级中医医院在省标基础上增加 3 个三级指标：公共卫生服务，科技量值，平均住院日。

（3）三级妇幼保健机构在省标基础上增加 23 个三级指标，其中增补 3 个：公共卫生服务，科技量值，平均住院日。另外，由于妇幼保健院兼具妇幼保健和妇儿医院的职能，因此保留了在省三级保健机构标准中被删除的 20 个综合医院和专科医院的考核指标。

（4）对于一、二级公立医院，根据其功能定位，在保留三级综合医院和专科医院一、二级指标基础上，选取了 31 个三级指标。

# 二、改革效果

## （一）医院管理的规范化、精细化、科学化明显提升

经过 17 年的持续评价改革实践，全市公立医院管理的规范化、精细化、科学化水平得到显著提升，初步建成了决策、执行、监督相互协调、相互制衡、相互促进的治理机制，形成了"党委决策、院长负责、多元监管"的公立医院权力结构和运行机制。全市有 7 家医院荣获现代医院管理制度国家级、省级示范单位，47 家公立医院已经完成了章程制定。

## （二）公立医院运行效率和服务质量明显提升

17 年来，深圳医疗卫生资源不断增加、医疗水平持续提升，2018 年每千人口床位数、每千人口医师数分别为 3.65 张和 2.79 名，比 2002 年分别提升了 119.88% 和 151.35%。2018 年三/四级手术占比为 43.84%，比 2010 年提升了 12.82 个百分点；平均住院日为 7.46 天，比 2002 年缩短了 2.04 天；市属公立医院门诊预约率达到 79.10%，近五年提升了 41.10 个百分点。全市形成了包括"国家队"（如中国医学科学院肿瘤医院深圳医院、中国医学科学院阜外医院深圳医院）、"省级队"（5 家广东省高水平医院）、"市级队"（每个区规划布局的市级医院）在内的 17 个区域医疗中心和 13 家基层医疗集团，初步满足了市民就近获得基本医疗服务和疑难复杂病症诊疗的迫切需求。

## （三）公立医院的积极性和公益性明显提升

2018 年，深圳市公立医院的财政补助收入占公立医院总收入的比例达到 30% 左右，医疗技术服务性收入占业务收入比例为 29.83%；次均门诊费用为 248.87 元，低于广东省平均的 271.30 元；次均住院费用 11 353.35 元，低于广东省平均的 12 014.8 元；药占比从 2010 年的 39.75% 连续下降到 2018 年的 23.83%，下降了 15.92 个百分点。患者满意度达到了 85.92 分，近五年稳步提高了 11.07%。

## （四）居民主要健康指标持续向好

2018 年，市民平均期望寿命达到 81.25 岁，比 2010 年提升了 3.24 岁，明显高于全国 77.0 岁的水平；常住孕产妇死亡率为 3.16/10 万，比 2010 年下降了 12.25 个十万分点，远低于全国的 18.3/10 万；常住婴儿死亡率 1.45‰，比 2010 年下降了 0.91 个千分点，远低于全国的 6.1‰。

# 三、发展方向与思路

## （一）新医改背景下的公立医院绩效评价

近年来，国家相继出台医联体建设、医师多点执业、分级诊疗、DRG 支付方式改革等

政策,这些新政策、新业态对公立医院绩效评价提出了新的课题、新的要求,也给公立医院绩效评价带来了新的考验。公立医院绩效评价的政策能够有效促进公立医院内部绩效管理变革,绩效评价政策起着医院发展的指挥棒作用。各级卫生行政部门应制定与新医改政策相向而行的医疗质量绩效评价方案,充分考量公立医院在医联体建设、医师多点执业、分级诊疗、DRG支付方式改革等政策中承担的职能变化并及时纳入评价指标体系,保障公立医院贯彻落实国家政策。

### (二)充分发挥绩效考核的正向引导作用

通过绩效考核,发挥强有力的考核指挥棒作用,正向引导公立医院健康发展。

**1. 正向引导——坚持公益性**

引导医院高度重视办院方向,遵循政府办医宗旨,引导医院提高患者满意度、提高质量、控制费用。

**2. 正向引导——保持高效率**

引导医院严格控制规模,提高现有资源利用效率,产出更高效益,走内涵发展道路,引导医院严格控制成本,提高效率。

**3. 正向引导——发展可持续**

引导三级公立医院看大病、解难症,提高疑难杂症和急危重症的诊治能力,巩固三级医院功能定位,引导医院重视学科建设和人才培养,提升临床科技创新水平,提高核心竞争力,走可持续发展道路。

**4. 正向引导——调动积极性**

引导医院调动医务人员积极性,促进医院和谐发展,引导党政形成合力,共同推进医院建设发展。

### (三)创新开展多层次多维度绩效评价

公立医院绩效考核体系由单一向综合、再向多维度多层次评价方向发展是未来发展趋势,由粗放式评价向精细化、专业化评价发展。深圳将按照先行示范区的要求,创新开展多层次多维度绩效评价,建立完善医院外部绩效考核(机构绩效、专科绩效、病种绩效)和医院内部绩效考核(人员绩效、科室绩效)相结合的公立医院绩效考核模式。

**1. 推进医院外部绩效考核**

机构绩效:突出考核各级各类公立医院的功能定位,落实公立医院公益性。

专科绩效:委托第三方机构从科技投入、科技产出、学术影响等三个维度开展科技影响力评价,重点考核专科临床能力。

病种绩效:开展基于风险因素调整的病种(组)质量评价,通过消除个体差异提升评价精确度和可比性,重点考核重点病种绩效。

**2. 指导医院进行医院内部绩效考核**

人员绩效:重点考核医院人员薪酬分配制度改革效果。

科室绩效:重点考核科室管理。

## （四）建立完善绩效考核信息系统

信息化是绩效管理的重要基础，大数据分析将发挥越来越重要的作用。建立市级绩效考核信息系统，与省级三级公立医院绩效考核信息系统互联互通，以数据信息考核为主，必要现场复核为辅，利用"互联网+考核"的方式采集客观考核数据，开展公立医院绩效考核工作。

## （五）优化公立医院绩效考核评价方式

目前医院绩效考核有很多评价工具和评价体系，DRG既可以用于医疗费用的管理也可以用于医疗服务绩效考核。积极探索应用DRG工具作为公立医院绩效考核评价方式。

采取病种难度考核、手术难度考核、病种绩效分布等方式，考核评价三级医院疑难杂症和急危重症的诊治能力。运用大数据分析，引导三级医院看大病、解难症。

## （六）充分运用公立医院绩效考核结果

建立绩效考核信息和结果部门共享机制，形成部门工作合力，强化绩效考核结果应用，将绩效考核结果作为公立医院发展规划、重大项目立项、财政投入、经费核拨、绩效工资总量核定、医保政策调整的重要依据，同时与医院评审评价、国家医学中心和区域医疗中心建设以及各项评优评先工作紧密结合。绩效考核结果作为选拔任用公立医院党组织书记、院长和领导班子成员的重要参考。

## （七）"大卫生、大健康"背景下的绩效评价

2018年3月，国务院机构改革组建国家卫生健康委员会，标志着"大卫生、大健康"时代的正式来临，"将健康融入所有政策，人民共建共享"是新时代国家卫生与健康的工作方针。公立医院的绩效评价战略目标要立足于提升居民健康水平，引导医院提升医疗质量水平、维护公益性、提升医务人员积极性，促进公立医院管理精细化、运行高效化、流程规范化、制度合规化。

经过17年多阶段改革与实践，深圳公立医院医疗质量与绩效评价工作的科学性、专业性、精确性得到了有效提升，其对公立医院医疗质量提升、公益性维护、可持续发展的促进作用日趋明显。在国家三级公立医院绩效考核、大数据时代、"大卫生、大健康"背景下，随着城市公立医院改革的纵向深入，深圳将持续优化公立医院的医疗质量与绩效评价。

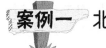

## 案例一　北大深圳医院：建立健全现代医院管理制度试点工作

### 一、项目背景

北京大学深圳医院被确定为现代医院管理制度国家级试点单位以来，医院深入贯彻落实中共中央办公厅《关于加强公立医院党的建设工作的意见》和《国务院办公厅关于建立现代医院管理制度的指导意见》等文件要求，研究制定实施方案，在加强党的建设、完善治理体系、建立健全管理制度等方面开展大量探索，取得阶段性成效，得到上级有关部门的充分肯定。

### 二、主 要 做 法

（一）以公益性为导向，明确医院举办"为了谁"

**1. 坚持公立医院公益性价值导向，明确政府对公立医院的举办、监管职能**

政府行使公立医院举办权、发展权、重大事项决策权等，审议通过医院章程，制定医疗机构设置规划，落实财政投入，分步骤调整医疗服务价格。医院严格按照市卫生健康委制定的以公益性为导向的委属委管单位综合绩效考核方案，指导工作实践，将考核结果与医院领导年度考核、聘任和薪酬发放直接挂钩。

**2. 主动接受政府、社会对医院的监管**

由市卫生健康等主管部门建立综合监管制度和问责机制，明确了院长是医院依法执业和医疗质量安全的第一责任人。近年来，医院积极参与试点按疾病诊断相关分组（DRG）付费，增建医保智能审核系统，配合上级主管部门实现对医院及参保人医疗行为的事前、事中、事后全流程医保智能监控，促进医务人员的自我管理和行为规范。主动积极参与、配合、支持行业协会、第三方评价机构等社会组织对医院行业自律和职业道德的监管，实现医院管理关键节点的透明和公开。

（二）以党建为引领，明确医院党政"如何管"

**1. 充分发挥党委的领导核心作用。制定涵盖医院党建、医院性质、办医宗旨、功能定位、决策机制等方面的现代化医院管理制度章程**

落实党委领导下的院长负责制，严格执行党委领导下的集体决策机制，健全医院党委会和院长办公会议议事决策制度、规则、事项和范围，形成了医院发展规划，"三重一大"等重要行政、业务工作先由院长办公会议讨论通过，再由党委会研究决定，"党委决策、院长负责、多元监督"的决策机制。设立专职纪委书记，坚持行风例会制度，持续改善医德医风。

**2. 促进医院专业化管理，健全院长负责机制**

院长在党委支持下，全面负责医院医疗、教学、科研、运营和行政管理工作。纪委书记列席院长办公会，院长末位发言、充分讨论、逐项表决。充分发挥专家治院作用，已组建医院质量安全管理委员会、岗位设置委员会、薪酬委员会、考核委员会等，赋予其议事咨询功能，对专业性、技术性强的决策事项提供技术咨询和可行性论证。落实职工知情权、监督权、表达权，实现医院管理"共建共享，全员参与"，增强了职工的归属感、自主感和责任感。

**3. 打造基层党组织战斗堡垒。独立设置医院党委办公室，实现各科室党支部全覆盖及"两学一做、三会一课"常态化，建立"支部积分考核""党员目标考核"等科学党建考评体系**

各支部书记均由学科带头人担任，充分促进党建工作与业务工作有机融合。将党建同医院文化建设深度融合，成立医院文化建设和宣传工作领导小组，明确以"员工幸福，患者满意"为目标，通过微电影大赛、职工兴趣班等活动载体，将"救死扶伤、大爱无疆"的良好医德医风融入医院每一个支部、科室和职工日常工作和治疗行为。

# 三、主 要 成 效

## （一）狠抓医疗质量管理

建立"分工明确、协同有效、目标清晰、方法科学"的大质控体系，加强急诊等重点科室、围手术期等重点环节及高风险操作等重点技术的质量安全管理，自主研发手术安全管理平台，创建国家级胸痛中心、卒中中心；推行处方点评，指导合理用药。省卫生健康委 DRG 大数据分析显示，医院在医疗安全得分、中低风险组死亡率分别排名全省第 1 位和第 3 位，病例组合指数（CMI）排名全省第 7 位。医疗质量连续 14 年在深圳排名第一（A 级）。

## （二）确定人才强院导向

确立"外引两头、力培中间"的人才发展战略，引进和培养高层次人才 11 名；制定《"登峰人才队伍"建设实施方案》，计划五年内培养或引进国家级领军人才 5～6 名、省市级领军人才 10～15 名、具有相当发展潜力的后备人才 25 名。创新护理垂直绩效管理，建立多样化薪酬及激励机制，体现岗位差异、奖勤罚懒、优绩优酬。积极配合上级主管部门改革举措，探索自主开展职称评审工作。

## （三）健全科研发展体系

北京大学深圳医院以临床医学研究为重点，丰富科研载体，成立了生物医学研究所、泌尿外科研究所、北京大学临床研究所（深圳）等 4 个院内研究所，成功创建干细胞与再生医学技术在心脑血管疾病应用等 5 个广东省转化医学创新平台，成立深圳首家干细胞与介入治疗中心，建立了完整的"研发-转化-应用"体系，取得丰硕科研成果，获中华预防医学科技奖、广东省自然科学二等奖等 10 多项省部级奖项。2018 年，全院获得国自然基金 11 项，科研经费 2319.5 万元；发表 SCI 论文 121 篇，在 *JAMA*、《科学》等顶级学术期刊上发表研究成果，影响因子最高达 47.66。"自取样 HPV 检测为人群宫颈癌筛查模式的建立与应用"获得华夏医学科技奖二等奖，并被美国克利夫兰医学中心评为 2017 年"影响世界进步的十大医学技术"。

### （四）规范医院信息系统建设

北京大学深圳医院相继获得广东省智慧医院建设单位（智能化医疗管理、医学人工智能临床应用）、医院信息互联互通"四甲"认证及国家六级电子病历荣誉称号。计划到 2021 年，完成电子病历应用七级水平创建工作。

### （五）提升医院服务水平

近年来在广东省三级医院满意度调查中连续多年排名前列。依托智慧医院建设，建立一站式便民服务中心，推进人性化预约服务，让群众少排队、少跑腿；推行日间化疗、手术服务，平均住院日从 8.8 天缩短至 6.99 天。推进专家定期进社康中心，促进医院-社康医防融合，2018 年专家下社康进中心行诊疗指导达 4000 余人次，完成心电图远程诊断 1011 例，远程动态心电图 35 例，远程动态血压 41 例，获得基层群众和帮带社康医师好评。深入开展优质护理服务，延伸慢病管理"云随访"。

## 案例二 港大深圳医院：深港合作——现代医院管理制度的创新与实践

香港大学深圳医院（以下简称"港大深圳医院"）是由深圳市政府全额投资，香港大学负责运营管理的大型综合性公立医院，是香港大学的附属医院。医院自 2012 年 7 月 1 日开业以来，在办医模式、管理体制、人事制度、诊疗模式、就医文化等方面进行了系列改革，为深圳乃至全省、全国公立医院综合改革开展了有益探索，特别是在推进医院法人治理结构、人事制度改革、预约诊疗、打包收费等方面的经验，正在得到推广和复制。香港大学深圳医院在公立医院改革方面取得的成绩得到了国家卫生健康委、国家医改办领导的充分肯定。

## 一、医 院 概 况

医院总投资约 40 亿元，占地面积 19.2 万平方米，总建筑面积 36.7 万平方米。医院设有 20 个诊疗中心，12 个医技中心，引进香港大学肿瘤综合治疗、生殖医学及产前诊断、骨科与创伤、心血管、器官移植、感染性疾病综合诊疗等六大优势医疗专科。医院设计床位 2000 张，日均门诊量 8000～10 000 人次。截至 2018 年末，医院员工 3030 人，医生 656 人，护士 1334 人。其中香港大学委派员工 110 人，259 位香港及国外专家取得在医院行医的执业资格。2018 年门、急诊及体检服务量达到 184.8 万人次，同比增长 10%；出院 6.3 万人次，同比增长了 11.2%；平均住院日 6.63 天。

# 二、主要做法

## （一）实行所有权与经营权分离

深圳市政府负责医院的投入和运营监管事务，拥有医院的所有权，香港大学受深圳市政府委托作为医院运营方，负责医院的内部运营管理事务，为医院发展提供医疗、教学、科研等方面的人才和技术保障。双方共同建立法人治理结构，组建董事会、医院管理团队、监事会，实行董事会领导下的院长负责制，形成决策、监督、执行既相互分离又有机衔接的医院权力运行架构。

董事会是医院决策机构，由深港双方代表组成，董事长由深圳市分管副市长担任，其他董事由深港双方各委派 8 名代表组成。董事会按照章程运作，履行医院重大运营管理事项的决策权，包括审核医院管理团队成员任职人选、优化医院内部资源配置、审核医院改革发展计划、基本管理制度、年度预算和决算等。

医院管理团队负责医院日常运营管理，设 1 名院长和若干名副院长，分管机构事务、医疗服务、行政后勤以及科研教学，还设有院务管理委员会 12 个专责委员会辅助管理团队进行决策和管理。

医院监事会是由市政府、香港大学派出的代表以及医院职工代表共同组成，负责监管董事会、医院管理团队的职务行为，监督医院运行和管理，以及审核财务制度执行情况，维护国有财产安全。

## （二）建立市场化的用人机制

医院所有员工不纳入事业单位编制管理，实行岗位管理和全员聘用制度，实行以基本养老保险和年金为主要内容的社会养老保障制度，变"单位人"为"社会人"。医院实行"自主定岗、自主招聘、自主定薪"，建立"以岗定薪、岗变薪变、绩效管理"的岗位绩效工资管理制度。员工薪酬由基本工资、岗位津贴和年度绩效工资组成。医院参考香港和国际公立医院薪酬体系标准，并结合内地薪资情况，为每个岗位设立了能充分反映医务人员专业价值的薪级表。每个岗位每年均设有加薪点，直至达到该岗位的顶薪点为止。如果升职，则按晋升后所属岗位的薪级表支取薪酬。医院打破传统公立医院的院—科二级分配制度，根据医务人员的类别进行分批，合理拉开医疗、医技、护理、行政、工勤人员的工资待遇差距，体现医生在医院中的核心地位。医院的薪酬制度与医院业务收入完全脱钩，让员工有了稳定的、预期的可观收入，让员工不再为创收所累，而是专心做好临床工作。

## （三）建立维护公益性和调动积极性的财政补助机制

政府按照深圳市公立医院投入政策落实财政补助政策，建立"以事定费、购买服务、专项补助"的财政补助机制，在医院基本建设、开办费、初期运营经费、基本医疗服务补助、学科建设、公共卫生等方面给予财政补助和保障。其中基本医疗服务补助打破按编制拨款的传统投入模式，实行按工作量、服务质量、满意度核定基本医疗服务补助。

## （四）建立促进医院自觉控制服务成本的收费机制

自 2012 年 7 月 1 日起试行全科门诊打包收费，打包项目包含挂号费、诊查费、一般检验费、非严重伤口处理费、最多 7 天药费，收费标准为 130 元/人次。2014 年 7 月 1 日起，全科门诊打包收费标准由 130 元/人次提高到 200 元/人次，并增加了包内检查项目和药品种类。

自 2013 年 4 月 1 日起执行住院诊疗服务诊查费、护理费、注射费、吸氧费、换药费、雾化费等六大类医疗服务项目打包收费。2018 年 5 月 12 日起，医院住院诊疗服务打包收费标准从 180 元/日/床调整至 255 元/日/床。

自 2015 年 12 月 30 日起，在香港大学深圳医院实行"甲状腺全切术"等 10 个手术病例打包收费，即依据国家临床诊疗路径规范，采用 ICD9 手术分类编码和 ICD10 病种分类编码，以患者从入院到出院整个诊疗过程中所发生的各项医疗费用的总和为计价单位向患者收取费用的方式。自 2018 年 1 月 10 日，在香港大学深圳医院扩大按病种打包收费数量，增加 57 种，达到 67 种。

## （五）建立与国际接轨的诊疗服务模式

### 1. 推行"先全科、后专科"

医院设置家庭医学（全科医学）门诊，让非急诊和非疑难复杂病患在此接受治疗，有需要进一步治疗的患者再转入相应的专科，降低了院内转科、错挂号的频次，有利于患者得到全面的治疗，同时让专家集中精力看大病和带徒带教，也降低了医疗服务成本。

### 2. 推行团队式服务

医院实行专家领导下的团队诊疗服务，以集体智慧为患者提供优质的服务，并按照"循证医疗"原则制定治疗最佳模式，保障医疗质量。患者按科室挂号，由科室安排医生为患者提供服务，避免专家"看小病"，让专家资源得到合理利用，并让年轻医生得到培养锻炼。

### 3. 建立急诊预检分诊制度

医院急诊科引进国际标准处理模式，将急诊患者进行分类处理，分为濒危、危重、紧急、次紧急、非紧急；濒危、危重患者将被优先诊治，避免耽搁延误治疗最佳时机，有效提升了急症危重患者的救治效率及效果。

## （六）建立与国际接轨的医疗质量管理制度

### 1. 坚持以质量为核心

医院不片面追求诊疗数量和经济收益，规定每个门诊医生日门诊量，合理控制医生工作负荷，保障医患有至少 15～20 分钟的沟通时间，让患者明白自己的病情以及以后的预防保健、康复护理注意事项。医院设立质量与安全管理委员会，对医疗和非医疗质量及安全进行全面审核、监管及分析。医疗质量高，诊断明确及时，医疗措施恰当，有效降低了人均就诊次数和平均住院日，降低了医院诊疗量负荷，降低了社会对医疗资源的需求。

### 2. 严格控制药品的临床使用

医院引入国际通用的"循证医学"原则，依据国际最新诊疗指南规范治疗和用药，严格医疗服务品质管理，杜绝抗生素滥用，降低药品使用比率，避免过度医疗和过度检查。医院成立了药事管理与药物治疗学委员会，每三个月召开会议，汇报、评估、监控和审查与药物政策和风险相关的事宜，以提高用药安全管理。

**3. 完善医疗风险管理机制**

医院推行"唯一病人号"制度。将患者的身份信息和医疗档案建立起一对一的关系，保证了患者档案的完整性和连续性，方便医生基于完整准确的资料对患者的病情作出全面诊断，并跟踪管理患者的健康水平。医院在全院推行《优质医疗实践：医生的职责》，规范医疗诊治流程，注重培养、维护、提升以及监管医护人员的道德操守、专业水准和专业规范。医院成立风险管理小组，识别医疗和非医疗的风险，制定预防措施，降低高风险事件的发生；医院成立了安全（不良）事件管理小组，制定了不良事件处理指引，建立了相关流程，对事件进行调查分析。

**4. 健全医患纠纷处置机制**

医院设置患者关系科，建立患者投诉管理机制，倡导公开披露的医疗文化，及时有效处理患者投诉和医疗纠纷，构建和谐医患关系。医院还为所有医生购买医疗责任险，将医疗事故责任交予第三方处理，充分保障患者和医院双方的合法权益。

（七）倡导廉洁行医文化

医院制定廉正从业守则，对收受红包、回扣等灰色收入的医务人员持"零容忍"态度，"不收红包"条款被明确载入员工手册，一旦违规即开除处理。医院推行《病人约章》，在明确医生行医操守和责任的同时，也阐明了患者的权利与义务。

# 三、主 要 成 效

（一）医院整体医疗水平和医疗质量稳步提升

2015 年 9 月，香港大学深圳医院成为中国内地首家通过 ACHS 认证的内地医院。2017年 10 月，医院通过三级甲等医院评审。2018 年 6 月，香港大学深圳医院入选首批高水平医院。2014～2018 年全市医院满意度调查中，多次位居前列。医院平均住院日等指标，持续保持在市属医院最好水平。

（二）维护了公立医院公益性

医院通过门诊和住院打包收费、提高专科诊查费标准、医院的薪酬制度与医院业务收入完全脱钩、取消门诊输液、控制抗生素使用等举措，使医院医疗服务成本和医疗费用得到有效控制。医院次均费用增幅、药占比、平均住院日、抗菌药物使用比率等指标，持续保持在市属医院的最好水平。

（三）推动诊疗服务国际化

医院推行"唯一病人号"制度，实行全面预约诊疗制度，推行先全科、后专科以及团队式服务和急诊预检分诊制度，"人满为患"现象得到根本性缓解；引入与国际接轨的医疗质量管理制度，保障医患有充分沟通时间。

（四）形成了可复制可推广的改革样板

所有权和经营权分离的办医模式、去编制化的人事制度、打包收费制度、合理限定医生接诊量保证服务质量、全面预约诊疗、取消门诊输液、对医疗暴力"零容忍"、依法处置医患纠纷、杜绝"回扣"及"红包"等做法在深圳乃至全省、全国得到复制和推广。

## 案例三 市儿童医院：全方位关爱患者及医务人员，打造人文关怀医院

## 一、项 目 背 景

近年来，人文关怀在医院管理中越来越受到关注。人文关怀理念的核心在于以患者为中心，为患者提供人性化服务，即医院对患者的服务不仅包括疾病诊断和治疗，还应考虑患者精神、心理、社会、经济及政治上的需求，为其提供医疗以外的人性化服务。深圳市儿童医院历来重视在医学中注入人文关怀理念，2013 年 5 月，儿童医院新住院大楼启用，并划出若干个区域供住院患儿游玩，舒缓患儿及家长压力，改善患儿及家长的就医体验。于此，医院携手深圳市关爱行动组委会办公室（以下简称"关爱办"），在医院 9 个楼层建起患儿"关爱空间"，为患儿及家长提供一系列人文关怀服务。

另一方面，针对医务人员面临的工作压力大、强度高等情况，关爱办、九三学社深圳市委员会、首彩爱心基金于 2017 年 2 月共同在深圳市儿童医院发起全国首个医护人员关爱空间"爱医吧"，通过提供形式多样的活动、服务等，缓解医护人员的工作压力。

患儿"关爱空间"及"爱医吧"共同构成"深圳市儿童医院·Vcare 关爱空间"项目，关爱患儿和医护人员，营造人文关怀氛围，打造人文关怀医院。其中，患儿"Vcare 关爱空间"旨在打造全国首家以医院为载体的公益服务体验港、儿童医疗救助公益信息港：通过定期组织绘本朗读、亲子游戏、志愿探访、情绪舒缓、健康课堂等一系列适合病患儿童及其家长的互动式公益活动，营造关爱的温馨氛围，缓解患儿及家长的心理压力，改善患儿及家长的就医体验；同时，依托关爱空间，搭建贫困患儿求助和医治的公共信息平台，进行救助信息的整合及对接发布。"爱医吧"旨在汇聚社会力量，为医护人员提供一个温馨舒适的休憩空间，并通过讲座、沙龙等形式宣传医护人员职业精神，提高医护团队凝聚力，以更好地服务患儿。

## 二、主 要 做 法

（一）专业化空间设置，根据不同对象需求提供服务

儿童医院·Vcare 关爱空间分设在医院 B 楼的 9 个楼层、A 楼的 1 个楼层，每个空间面积约 60 平方米。关爱空间的设计注重营造温馨、舒适、惬意的氛围，服务内容符合住院

患儿、家长及医护人员的需求。患儿关爱空间服务于所在楼层的住院患儿，每周开放 6 天，其中 4 天开展常规活动、2 天开展各类主题活动，包括情绪舒缓、哀伤辅导、心理咨询、游戏治疗、床前陪伴、健康讲座、绘本朗读、亲子游戏、艺术课堂、医患生日会等。爱医吧服务于全院医护人员，每周工作日开放，提供包括自助休闲、舒缓减压沙龙、专业减压、个案咨询、场地预订等在内的服务，此外还定期开展医务人员职业教育的人文课堂。

（二）采用"1+1+N"模式运营

儿童医院·Vcare 关爱空间项目采用由政府部门、医疗机构、媒体、社会组织、企业等社会各界力量等共建的新型公益服务项目模式，由深圳市创意谷公益文化发展中心（以下简称创意谷）牵头，每个空间发动 1 家爱心冠名企业资助该空间的运营经费，挑选 1 位专业社工负责空间的日常服务管理。同时吸纳心理专家、志愿者团体、教育机构等社会力量共同参与，激发社会活力。

（三）推行"空间+活动+人"模式服务

9 个患儿关爱空间分设在住院部的 9 个楼层，每个空间服务所在楼层的住院患儿，每个空间设置心愿墙、图书角、玩具天地等。空间以社工主导并引入专业社会组织，开展包括文化康乐、亲子游戏、绘本朗读、医患生日会等常规服务。同时，在空间内搭建贫困患儿救助的公共信息平台，及时整合与对接救助信息。在关爱医护人员方面，"爱医吧"除了为医护人员提供自由休憩的场所，社工及相关专业团体还长期在"爱医吧"开展舒缓减压沙龙，提供专业减压、个案咨询、科室场地预约等服务。

（四）实施"多元共治"模式监管

市关爱办负责企业和社会组织等机构监管、市儿童医院负责场地安全及院感防控、创意谷负责服务监督和培训辅导。空间运行和管理中，一是形成制度化管理体系，包括发布空间运营手册、运营机构评估考核制度、社工季度考核制度、消毒管理手册、培训手册、企业品牌展示办法等；二是注重能力建设，即开展机构督导和项目督导等，定期为值守社工提供学习考察机会，提升社工专业技能；对团体志愿者开展集体督导、对个人志愿者进行专项培训。

# 三、主 要 成 效

2014 年 7 月至 2019 年 5 月，患儿关爱空间持续安全运营，累计接待 20.07 万个患儿家庭，为住院患儿和家长开展各种文化康乐、心理辅导、危机介入、医患和谐等活动 9781 场。2014 年 7 月至 2018 年 12 月，爱医吧开展专业舒缓活动 117 场，个案咨询 52 人次，服务医护人员逾 3500 多人次。项目获 60 余个国家、省、市级各大团体参观学习、媒体报道 300 余次。空间重点以舒缓患儿和家长、医护人员的心理压力为切入点，通过社会组织的专业服务，减少了医患矛盾，优化了就医体验，构建了和谐医患关系，打造了全国首家以医院为载体的"儿童医疗救助公益信息港和服务体验港"。

（一）发挥压力舒缓中心作用，有效舒缓患儿、家长及医护压力

2015 年 11 月，项目组开展了对 209 位家长的问卷调查，发现 60%～73.2%的患儿住院后都出现压力表现或行为，到空间活动后，60%～80%的住院患儿压力表现有改善，91.26%的家长表示孩子到空间活动后，其压力有了不同程度减轻。同时，82.6%的被调查家长表示因孩子住院感到有压力，89.3%的患儿家长表示到空间活动后压力有了不同程度的减轻。

根据服务满意度调查，94.7%的参与调查的医护人员认为爱医吧提供的服务帮助他们舒缓了压力。据市医管中心调查结果，2017 年、2018 年深圳市儿童医院员工满意度均位列深圳市属公立医院前列。

（二）发挥公益服务体验港作用，推动社会关爱住院患儿及家长

关爱空间项目共吸引了 9 家爱心企业、2 个社团、20 多家社会组织参与，依托关爱空间公益服务体验平台，2000 多名志愿者提供超过 5000 个小时的公益服务，吸引耶鲁大学、香港大学、中山大学、费城交响乐团等知名院校、机构、医院、企业等 60 个团体前来交流，媒体报道 300 余次，推动了社会各界共同关爱住院患儿及家长。

（三）发挥医疗救助公益信息港作用，有效救助贫困住院患儿

依托关爱空间医疗救助公益信息港的平台，项目吸纳爱心企业、慈善机构、爱心人士等社会各界共同参与贫困患儿医疗救助行列，2014 年 7 月～2018 年 12 月，深圳市儿童医院共新建院内医疗救助基金 26 项，帮助贫困患儿筹集医疗救助善款 1369 万元，帮助 300 位贫困患儿获得及时有效的救治。

# 四、主要创新点和社会影响

**1. 资源整合、优势互补、良性互动**

"Vcare 关爱空间"项目将政府部门、医疗机构、慈善组织、爱心企业、专业社会组织、社会各界等资源有机整合，坚持"专业的人做专业的事"，实现跨专业合作、优势互补，在医疗卫生机构内打造面向患儿及医护人员的关爱空间，为患儿及其家庭、医护人员提供关爱与支持，并通过一系列运营管理制度，实现各方良性互动。

**2. 需求导向、灵活分类、精准服务**

"Vcare 关爱空间"项目坚持需求导向开展活动和提供服务，进行了翔实的服务需求调查，并持续开展服务效果反馈，适时根据反馈结果调整服务内容及方式，保证项目持续发展、持续有效、持续受欢迎。

**3. 宣传引导、政策呼吁、社会倡导**

"Vcare 关爱空间"项目吸引了一批关注并热衷投身儿童医疗关怀和救助服务的爱心企业、慈善组织和社会人士，通过媒体宣传、政策呼吁等方式向政府和社会倡导儿童医疗关怀和救助事业，构建了"政府指导、关爱办和医院统筹、媒体宣传、企业捐助、社会组织承办、市民参与"的社会治理新模式。

## 五、主要困难和存在的不足

一是协调对接工作量大，项目吸纳社会各方参与其中，项目工作人员有限，运行过程中协调、对接任务重。二是项目成果有待提炼，尤其缺少理论层面的指导。拟通过聘请专科医务社工、与高校开展课题合作等方式予以进一步解决，完善项目运行，推动医学人文精神的创设。

## 案例四　深圳希玛林顺潮眼科医院：港资独资医院在深圳的实践

## 一、项目背景

2003 年内地与香港特区政府签订"更紧密经贸关系安排"（CEPA），2011 年，《CEPA 补充协议七》正式实施，首次允许香港医疗机构可以独资形式在广东等 5 省市开办医院，希望透过 CEPA 把香港先进的医疗服务引进内地，提高内地的医疗水平及专业操守，为香港医疗机构进入内地发展提供了良好的政策基础。

多年来，深港在深化医疗合作方面进行了积极和卓有成效的探索。公立医疗卫生体系加倍发力，鼓励港澳医疗服务者在粤投资医疗服务机构，推动深港合作的样板和示范建设。2013 年，林顺潮教授创办深圳希玛林顺潮眼科医院，成为内地首家中国香港独资眼科医院。医院医生团队是来自香港、内地和国际的眼科专家，并有国际眼科权威顾问团，为患者提供国际水平眼科全科一站式服务。深圳希玛林顺潮眼科医院透过引入港式眼科护理及治疗实践的新维度，通过 7 年多的精准医疗国际水准实践，给内地带来了专业化程度更高的服务和国际化程度更高的标准。

## 二、主要做法

深圳希玛林顺潮眼科医院致力把香港优质医疗服务带到深圳，在实现高端服务、国际医疗、智慧医院的基础上，以国际标准为依归，实施精益医疗管理，改革以人为本、个性化的精准医疗服务，把精确诊断、精准治疗、精心服务作为医院发展的强大动力，医院建院 6 年来突出疑难眼病诊治，吸引了深圳乃至全国各地的疑难眼病患者慕名就诊，让医院在回归医疗本质方面起到较好的示范，通过立足深圳医疗，为国内患者提供好的治疗机会和得到技术受惠。

**1. 一个核心**

一个核心即国际标准医疗团队。该院坚持回归医疗本质，把医疗团队作为核心力量。医院从香港和海外引入资历深、技术高和经验丰富的眼科专家，同时不断优化医疗团队，将培训、临床、科研同步，通过导师制医生带教模式，每一位科室医生都需要先进行"3 个 100"（看 100 台手术、做 100 次猪眼练习、做 100 次眼科手术模拟练习）科学的系统学习与培训才能获得进行手术资格。因此，该院每一位医生均具有娴熟的技术和丰富的临床工作经验，严格执行国际医疗标准和内地医疗规范！

**2. 二种管理**

二种管理即港式管理和内地管理。该院采用了现代化的管理模式，以香港管理模式为基础，融入内地实情，实施医疗品质管理标准化闭环管理流程，通过患者预约管理电子系统、门诊电子病历系统、医生 FORUM 专业眼科数据管理系统、手术意向电子系统、OA 专项反馈患者问题解决流程、每周医疗质量安全管理例会等标准化管理系统，实施精益医疗管理，强化人性化管理，标准化提升医疗质量和快速解决患者反馈问题。

**3. 三感标准**

三感标准即体验感、安全感、效果感的患者体验服务。该院在医疗运行中，以患者为中心，把患者到院就诊的体验程度作为医院美誉度的检查标准，倡导亲情服务，让患者与医院没有隔阂，有宾客至家的舒服感觉。在治疗过程中，注重医生与患者的沟通技巧，贯彻安全第一的标准，让患者解除恐惧感，增强治疗信心和康复决心。医院对于不同的患者，坚持一视同仁的标准，谢绝红包，细心接待每一位患者，建立总值班制度，第一时间解决患者投诉及意见，真正使患者体验到治疗最佳效果的幸福感。

**4. 四项模式**

四项模式即精益化港式就诊模式。医院以"坚持国际标准、坚定医者初心、坚守希玛品质"为理念，在加强患者满意度的医疗服务上推行："预约先行·免约并行"的预约模式、"眼科全科·专科诊疗"的就诊模式、打包收费、日间手术四大港式特色医疗，为患者提供便捷的就医流程和绿色诊疗收费。

**5. 五化要求**

五化要求即诊疗流程科学化、就诊环境舒适化、检查设备国际化、服务行为亲人化、收费标准合理化。一是医院在对患者的诊疗活动中，制定一整套高端定位和服务相匹配的科学流程和临床路径。二是医院一直把宾至如归的就医环境作为服务患者的评定标准。三是以国际标准为依据，引进世界先进的各种眼科检查仪器设备。四是医院始终把医疗服务作为重要保障，开展一对一的亲人式服务标准。五是采用收费三级制，一方面采取打包收费，手术项目费用综合计算，另一方面杜绝过度检查治疗，减少患者不必要的付费。

**6. 六心服务**

六心服务即热心、耐心、细心、放心、安心、舒心。在医疗服务中作为服务的座右铭，热心地对待每位患者、耐心地解答出所有问题、细心地为他们服务，使每位患者对检查治疗放心、对环境设施安心、对服务舒心。

# 三、主 要 成 效

深圳希玛林顺潮眼科医院作为内地首家港资独资医院，是内地与香港在医疗领域合作的标志性事件，被视为"深港医疗合作的典范"，医院因此备受政府和社会各界的关注。开业之际，引发深圳及全国 30 多家主流媒体报道。

医院成立 7 年来，始终秉承建院初衷，专注医疗服务质量及患者体验。多年来，在深圳市卫生健康委通过第三方机构打造的医疗卫生公众满意度榜单中，深圳希玛林顺潮眼科医院连续多次名列前茅，分获 2016 年度全市社会办医院满意度排名第一、2017 年第一季度全市社会办医院满意度排名第一、2019 年第一季度全市社会办医院满意度排名第二。在深圳市社会保险基金管理局组织的"社会医疗保险定点医疗机构信用等级"评级中，该院获评最高等级"AAA"级信用单位，并在 2017 年度及 2018 年度医疗服务质量评价与监测结果中，连续两年荣获医疗服务质量"A 级单位"殊荣。

该院积极投身公益，携手广东省亮睛工程慈善基金会、唯品会、周大福慈善基金等爱心组织，帮助众多贫困及疑难眼病患者得到免费救治。密切关注青少年近视防控工作，用实际行动助力国家眼健康科普。

该院积极开展学术交流及国际眼科交流平台建设，通过筹办或协办大型国际水平的眼科学术大会，为医生和受训人员提供掌握眼科领域最新发展动态的平台，是中山大学中山眼科中心以及亮睛工程的国际临床培训基地。

## 四、主要创新点与社会影响

深圳希玛林顺潮眼科医院是在国家医疗改革背景下，响应 CEPA 政策号召下创办的内地首家香港独资眼科医院，通过医疗服务模式创新、现代医院管理制度精细创新、患者就医体验精益管理创新，发挥港式医疗资源优势及眼科专科医疗优势，建立具有国际化水准的现代化眼科集团，是民营医院发展和深港两地医疗融合的成功例子。

**1. 医疗服务精准模式创新**

以国际标准为依归，引入香港、外籍眼科医生，补充扩大深圳眼科高端医疗人才，带来国际化程度更高的香港标准。建立港式精益诊疗流程，"预约先行·免约并行"的预约模式、"眼科全科·专科诊疗"首诊制就诊模式、打包收费、日间手术四大港式医疗服务模式，提升医疗服务质量，为患者提供专业化程度更高的香港服务。

**2. 现代医院管理制度精细创新**

通过引入及定制眼科细分领域的医疗品质管理系统、电子门诊系统、数据管理系统、客户关系管理系统、OA 办公系统等信息技术应用，结合每周医疗质量安全管理例会实时规范提升，完善治理，精细化、科学化管理医院医疗质量和医疗流程，并使之运行高效。

**3. 患者就医体验精益管理创新**

通过"体验感、安全感、效果感"患者体验标准理念，开展线上预约及推送服务、电子病历服务、诊间移动支付结算、医生首诊及三级查房制、日间手术服务、亲情护理服务、总值班管理制度，精益管理患者就医体验。同时，通过开展"热心、耐心、细心、放心、安心、舒心"六心服务理念，使患者体验到治疗最佳效果的幸福感。

# 第三章 建立覆盖全民的基本医疗保障制度

## 大力推进 DRG 收付费改革试点，促进医疗服务质量持续改善

建立覆盖城乡居民的基本医疗保障体系是医改的内容之一，医保制度的建立坚持广覆盖、保基本、可持续的原则，从重点保障大病起步，逐步向门诊小病延伸，不断提高保障水平。随着经济社会发展，筹资水平和统筹层次逐步提高，保障水平差距缩小，最终实现制度框架的基本统一。改革以来，我国用较短的时间建立起世界上规模最大的基本医疗保障网，居民参保率稳固在 95% 以上。全面建立城乡居民大病保险制度，覆盖 10 亿多居民。医保管理体制更加完善，医疗保障水平进一步提高。同时，持续推进医保支付方式改革，开展 DRG 收付费试点工作，推进多元复合式支付方式改革。跨省异地就医费用实现直接结算，2018 年国家平台备案人数达到 354 万人，跨省异地就医直接结算累计 152.6 万人次。

DRG 收付费是将住院病人按照临床相似性、资源消耗相似性（即按照病人的疾病严重程度、治疗方法的复杂程度及资源消耗程度）分成一定数目的疾病组，并以组为单位制定医药费用标准进行收付费。这是一种预付打包收付费方式，即病人住院诊断和治疗方法确定后，医院就预先知道可以收取的医药费用金额；打包支付后，医院会根据病情合理诊疗，形成自觉控制过度医疗的内生动力。DRG 收付费已在美国、澳大利亚、德国等 30 多个国家的医院住院业务中广泛实施，主要用于定价、支付、预算、资源配置、医院精细化管理和绩效评价等方面，是提高医院精细化、规范化、智慧化管理水平的有效途径之一。

2017 年，国家卫生计生委选择深圳等 3 个市，开展 C-DRG 收付费改革试点。深圳市选择了 10 家医院（5 家市属医院，5 家区属医院）作为开展 C-DRG 收付费改革的试点医院。实施改革 2 年以来，试点工作取得了重大进展，4 家试点医院已实施按 C-DRG 付费，2019 年年内实现全部试点医院按 C-DRG 医保付费；2019 年年底前全市所有三级公立医院完成信息系统改造和标准对接，与市级 DRG 综合管理应用平台实现数据对接。

### 一、强化组织领导

本项工作被纳入全市深化医药卫生体制改革的重要内容和市委市政府的重点改革项目，成立了由市政府分管副市长牵头，市卫生健康委、市人力资源保障局、市发展改革委、市财政局等作为成员单位的 DRG 收付费制度改革领导和协调小组，负责部署试点工作。由市医改办负责承担改革协调小组日常工作，并成立 DRG 专家委员会，以及医务、质控、病

案、财务、医保、信息、临床等 7 个专家组，负责提供相关专业的技术支持服务。市医改办会同相关部门联合印发了《深圳市疾病诊断相关分组收付费改革试点方案》，明确主要改革任务和具体的实施步骤及时间节点。

## 二、推动标准对接

改革协调小组组织相关专家完成四大标准化任务，实现一病一码、一操作一码、一物一码，解决了本地临床医生下达诊断的习惯用语与国家标准不对接的问题，推动医疗行业管理标准化、规范化、精细化。一是制定本地疾病诊断术语集。组织相关专家撰写并印发了《深圳市疾病诊断术语集（试行）》，并与国家临床疾病诊断术语对接。建立了新增诊断术语集的报送、审核和对接流程，保障术语集的不断更新优化。二是完成疾病诊断术语集与 ICD-10 国标版的对接。完成了疾病诊断术语集编码与《疾病分类与代码》（GB/T 14396—2016）编码的对接。三是完成医疗服务项目收费编码与国家医疗服务操作项目编码的对接。完成深圳市现行医疗服务项目收费编码与《中国医疗服务操作项目分类与编码》（CCHI）的对接，实现了医疗服务操作与医疗服务价格项目编码相统一。四是完成药品耗材编码对接。建立本市药品编码系统，完成了与国家以及本市医保、药品集团采购平台的对接。目前正在结合本市医用耗材集团采购工作，推进耗材编码库建设和编码对接工作。

## 三、开展信息平台建设和改造

主要建设和改造三个平台。一是完成全市 DRG 综合管理应用平台建设，并与各试点医院信息管理系统、市医保结算平台、国家 DRG 工作平台对接。该平台的主要功能：部署国家和地方统一的临床诊断与医疗服务操作编码，为试点医院提供标准对接服务；收集试点医院上报的临床诊疗数据集，并上传至国家平台，再将国家分好组的数据传回各医院和医保部门；对试点医院上传的数据进行校验和审核。此项工作的实施，促进了卫生、医保、医院数据的完整对接。二是实施医院信息系统改造。已完成 4 家医院病案首页和医院信息系统（HIS）改造，并开发了实施按 DRG 支付的最小数据集接口，保障了医院上传数据的完整性、真实性。试点医院能够按照改革要求，向市 DRG 综合管理应用平台和医保结算平台传输数据。三是改造医保信息平台，增加 DRG 相关数据审核功能，并与市 DRG 综合管理应用平台、试点医院对接。

## 四、出台 DRG 支付政策

市人力资源保障局出台了《深圳市社会医疗保险按疾病诊断相关分组付费办法（试行）》。一是明确了参与试点人员范围。在试点医院住院治疗的深圳市一档、二档、三档社会医疗保险参保人，均纳入 DRG 收付费管理。离休人员、一至六级残疾军人、自费患者除外。二是确定了 DRG 组收付费标准的测算方式。根据过去 3 年试点医院的历史数据，结合临床路径，综合考虑各级各类医院之间差异和参保人接受程度，确定各 DRG 组的收付费标准（包括自费费用）。三是明确了参保人、医疗机构及社保经办机构三方的费用结算办法。参保人继续按照现行医疗收费政策和医疗保险政策支付本人应负担的费用。医疗保险基金支付各组 DRG 定价标准中扣除个人自付部分后的医疗费用（参保人重特大疾病补充医疗保险待遇除外）。四是确定了试点医院费用控制指标。根据过去 3 年参保人历史数据，以谈判方式确定参保人自费比例总控指标和医疗保险基金总额控制指标。五是确定未入组病例收付费标准。对于精神病、医疗康复及费用异常等未入组病例，由医疗机构依据现行医疗服务价格按项目收费，参保人按现行医保政策享受相应待遇。

# 五、正式启动按 DRG 支付

2019 年 1 月，深圳市已完成标准对接和信息系统改造的 4 家试点医院率先实现正式按 DRG 支付。一是完善分组，测算权重与费率。通过模拟运行，将试点医院历史数据和模拟运行数据进行比对，进一步调整分组方法，精准测算各分组的权重与费率。经测算，根据历史数据，目前试点医院共有 785 个 DRG 组，涵盖所有住院病种。二是健全标准。对试点医院临床医生开展临床术语集和医疗服务操作编码使用培训，在不改变医生诊疗习惯前提下规范医疗行为，并在实际操作中进一步完善深圳版的各类标准和编码。三是优化流程，精准对接数据。组建系列基础工具维护专家团队和市 DRG 综合管理应用平台专家审核队伍；制定 DRG 工作手册，明确 DRG 数据报送和审核流程框架，各试点医院均建立了 DRG 专项工作组和审核队伍。

C-DRG 收付费制度不仅是支付工具，也是医疗行业和医院管理的基础工作，更是推动医疗、医药、医保三医联动的桥梁。下一步将重点开展如下工作：一是在其他 6 家试点医院实施按 DRG 付费。二是完善相关标准和平台建设。推进全市所有三级公立医院完成信息系统改造和标准对接，与市级 DRG 综合管理应用平台实现数据对接。三是做好改革监测评估。对试点实施 DRG 付费后医疗行为、医疗质量、医疗费用等开展监测分析，对可能产生的负向效应提前研判并研究应对措施。四是拓展 C-DRG 应用。包括探索基于 C-DRG 的财政补助机制改革；以 C-DRG 收付费制度改革为抓手同步推进公立医院考核评价、全成本核算、智慧医院建设等改革，完善医院运营管理制度规范，促进公立医院降本增效、提质增效，全面推动和提高医疗行业专业化精细化管理水平。

## 案例一 南山医院：DRG 收付费改革与医院精益管理

## 一、项目背景

DRG 收付费改革试点工作是深化医药卫生体制改革的重要内容。国内外经验证明，收付费方式改革是促进三医联动的有效抓手，开展 DRG 收付费改革是完善公立医院运行、破除以药养医的有效手段，有利于控制医疗费用不合理增长，有利于促进分级诊疗格局形成，有利于建立现代医院管理制度。

在我国推进医保支付制度改革，需要立足现实，将医疗服务价格项目编码与医疗服务操作项目编码进行有效对接。C-DRG 标准的最大的突破，是以《全国医疗服务价格项目规范（2012年版）》为基础，制定《中国医疗服务操作项目分类与编码》（CCHI），并对每一个操作项目给出难度系数、风险系数，使我们的每一项医疗服务操作可测量，可度量价值。实施 C-DRG 标准，可以实现三个贯穿：一是贯穿医疗服务提供、医疗服务收费和付费、医疗卫生评价和管理三大闭环，实行筹资、付费和监管闭环管理，真正使公共医疗卫生产品可测量、可购买、可评价。二是贯穿医疗、医保、医药三大数据库，实现与医疗行业数据共建共享。三是贯穿国家与地方、国内与国际，创造了中国标准，推动医疗服务与国际接轨。因此，推进 DRG 收付费制度改革，必将有力推进医院管理的规范化、医疗卫生服务的信息化，为推进医疗、医保、医药"三医联动"提供最准确、可靠的数据支撑，是撬动公立医院改革向纵深推进的切入点。

DRG 收付费改革试点工作的实质是探索建立住院病人按 DRG 打包收付费，多方协商确定收付费标准、谈判定价的机制；让药品、耗材、检验检查成为成本；引导医院有效降低成本，提升医疗服务质量，控制医药费用不合理增长；形成可复制、可推广的 DRG 收付费改革路径和模式。

深圳市确定以市人民医院等 5 家市属医院、南山医院（深圳市第六人民医院）等 4 家区属医院为试点医院。其中，南山医院是南山区人民政府举办的一所三级甲等综合医院，是深圳市首家通过国家新标准复评的三甲医院。作为全国 DRG 收付费改革的试点医院，南山医院于 2017 年 4 月启动 DRG 收付费改革，遵循 C-DRG 收付费制度"1311"标准体系，结合医院实际，建立健全组织架构，成立专项工作组，制定改革试点工作方案，开展了与 C-DRG"1311"体系的标准对接、梳理医疗流程、完善质控体系、开发基于 DRG 管理平台等系列改革试点工作。经过系列改革实践，医院管理能力明显提升，医院管理日益精益，尤其是充分利用其信息化优势服务于临床诊疗流程，为深圳全面推广支付方式改革提供了优秀范例。

医院在完成市卫生健康委 DRG 改革试点指令性任务的同时，与第三方合作，在 DRG 平台分组数据基础上进行病种成本测算，积极思考 DRG 支付制度改革后医院管理应对策略，探索 C-DRG 模式下的质量评价和绩效管理体系，强化成本控制，建立基于患者价值的医疗质量精细化管理。

# 二、主 要 目 的

通过 DRG 的实施与应用,促进医院全成本管理,促进学科建设和医院综合竞争力提升,在 DRG 收付费试点"付费机制调控"的要求下,积极探索临床路径与 DRG 收付费相结合的医院管理模式,提供更安全、合理、有效的医疗服务;探索以 DRG 为驱动的病种管理应用模式,实现医院、科室全成本精益化管理;探讨不同付费方式对 DRG 住院费用的影响;以试点为契机,促进医院人事薪酬制度改革;形成可复制、可推广的 DRG 收付费改革路径和模式。具体目标如下:

**1. 提升医保精细化管理水平**

发挥医保对医疗结构的引导和制约作用,促进医院合理诊疗、主动控费,提高医保基金使用效率,保障参保人权益,控制医保基金不合理支出。

**2. 提高医疗服务质量**

促进医院优化服务流程,规范医疗行为,加强质量控制,提高技术水平,为患者提供更加公平可及、普惠受益的基本医疗服务。

**3. 规范医疗服务行为**

促进医院自觉兼顾医疗质量、工作效率与服务成本,坚持以人民健康为中心,坚持质量优先,自觉控制不合理诊疗,做到合理检查、合理用药、合理治疗。体现医务人员技术劳务价值。

**4. 提高医院运行效率**

开展医院诊疗成本与疗效测量评价,加强不同公立医院同一病种组间的横向比较,利用评价结果完善医保付费机制,促进公立医院提质增效、有效控制费用。

**5. 提高行业管理水平**

推动 DRG 标准在医院绩效考核、医疗人才评价、薪酬分配、财政补助及医保智能监控等方面的运用,提高医院的专业化、精细化管理水平。

# 三、主 要 做 法

## (一)建立健全组织架构

领导班子高度重视,成立了以院长为组长的 DRG 收付费制度改革试点工作领导小组,根据国家 DRG 收费制度改革要求,统筹安排试点工作,定期召开工作会议,研究试点工作开展情况。设置了 DRG 收付费制度改革试点工作办公室(设在质量管理科)负责日常工作,研究制定实施方案及相关配套措施,督促落实领导小组议定事项,开展质量控制。并成立数据维护与运行保障、病案首页数据字典和质控、临床疾病诊断库与手术操作项目编码库管理、费用管理分析评价等 5 个业务工作小组。临床科室成立科室 DRG 收付费制度改革试点工作实施小组,由科室负责人、各科室医护人员及 DRG 工作联络员组成。制定《深圳市南山区人民医院 DRG 收付费改革试点工作手册》,从指导思想、目标、工作任务分工、时间安排、保障措施等方面进行全面部署。根据 C-DRG 工作要求明确各部门工作分工（图 3-1）：预出院管理（医务科，牵头科室，下同），住院临床诊断库管理（病案管理科），住院临床操作编码库管理（病案管理科），药品编码库对接（药学部），耗材编码库对接（物价办），医疗服务项目收费码对接（物价办），病案首页质控（病案管理科），出院结算（财务科），医保谈判（医保科），DRG 评价报告（质量管理科），DRG 管理平台（网络技术科），政策宣传（宣传科）。

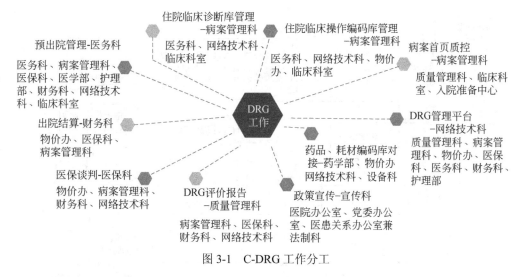

住院临床诊断库管理
-病案管理科
医务科、网络技术科、
临床科室

住院临床操作编码库管理
-病案管理科
医务科、网络技术科、物价
办、临床科室

预出院管理-医务科
医务科、病案管理科、
医保科、医学部、护理
部、财务科、网络技术
科、临床科室

病案首页质控
-病案管理科
质量管理科、临床科
室、入院准备中心

出院结算-财务科
物价办、医保科、
病案管理科

DRG
工作

DRG 管理平台
-网络技术科
质量管理科、病案管
理科、物价办、医保
科、医务科、财务科、
护理部

医保谈判-医保科
物价办、病案管理科、
财务科、网络技术科

药品、耗材编码库对
接-药学部、物价办
网络技术科、设备科

DRG 评价报告
-质量管理科
病案管理科、医保科、
财务科、网络技术科

政策宣传-宣传科
医院办公室、党委办公
室、医患关系办公室兼
法制科

图 3-1　C-DRG 工作分工

### （二）牵头完成或主要完成多个项目

一是作为牵头医院之一探索建立本市统一临床疾病诊断库，并与《中国临床疾病诊断规范术语集》对接。同时完成疾病分类与代码和 ICD-10 国标版的对接。医院前期首先进行了术语集对接工作，形成了《南山医院临床疾病诊断术语集》，收 22 380 条疾病术语。在此基础上，市卫生健康委组织制定了《深圳市临床疾病诊断术语集》，形成《深圳市临床疾病诊断术语字典》，收 31 585 条术语，涉及 37 个专业。经过各试点医院不断维护更新，2019 年 1 月深圳市出台《深圳市地区疾病诊断术语集》2.0 版，收 31 767 条术语。二是牵头完成深圳市医疗服务收费项目（8863 项）与《中国医疗服务操作项目分类与编码》（CCHI）和《全国医疗服务价格项目规范（2012 年版）》（9360 项）的对接。并根据国家新的 CCHI 项目进行修订，按 CCHI 七章节分类进行核对修订对接。三是参与修订 2011 版住院病案首页和附页。在遵循病案首页改造原则及满足国家病案首页上报要求的前提下，不改变国家病案首页上报的要求，增加满足分组需求的字段以及增加用于监督审核的配套内容。新增了 8 类 31 个指标 159 个字段，用于分组和监测的最小数据集为 213 个字段。

同时，医院内部按照相关要求进行了系列准备和对接工作：①依据 CCHI 规范手术名称，建立新的手术名称库。医院依据 CCHI 手术项目规范 4230 种手术名称，根据相关标准重新进行了手术分级及授权，形成基于 CCHI 项目名称的手术名称分级授权目录库，并进一步按照《深圳市手术（操作）分级目录（试行）》修改整理，手术分级目录持续完善。②完成药品、耗材编码对接。③进行 HIS 系统、病案系统改造以及接口开发等，HIS 系统中实现 CCHI 中手术项目与收费项目对接。④进行收费项目信息分类整理，开展收费项目内涵质量监管。⑤开展临床路径名称与地区疾病术语集的对接。⑥制定预出院管理办法及预出院管理流程。⑦开展新版病案首页质量管理。⑧开发出院患者首页情况查询界面。⑨进行院内医疗流程和管理的信息化改造。DRG 收付费医疗管理流程见图 3-2。

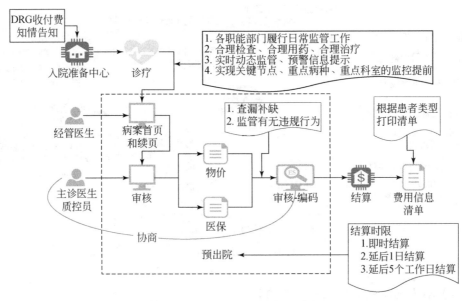

图 3-2　DRG 收付费医疗管理流程

## （三）建立基于 DRG 的医院内部管理体系

将 DRG 应用于医院精细化管理，进一步加强医疗费用管理，规范医疗服务行为、提升医院的医疗效率和服务质量。一是医院与信息技术公司合作开发质量综合评价管理平台，在 DRG 平台分组数据基础上探索比较基于 C-DRG、CN-DRG 分组模式下的科室、主诊组、医师及不同病组、病种的多维度的质量评价体系。二是加强 DRG 与成本管理。从医疗费用、医院成本角度分析医院运行和盈亏情况，构建 DRG 病组成本核算模型，设定各个 DRG 病组的目标成本。利用保本分析等方法，对医院整体盈亏状况进行分析，对异常的 DRG 病组进行深度分析，发现问题、制定解决方案。三是支撑基于 DRG 病组成本的支付标准谈判（DRG 支付标准谈判平台）。在 DRG 分组基础上，对各 DRG 病组进行成本数据核算与多维度分析，基于分析结果以及区域支付标准的比较，找出由于支付标准过低而导致医院严重亏损的 DRG 病组，并基于这些病组的成本数据为上级财政补偿分配提供依据。开发基于成本的 DRG 支付标准谈判大数据平台，支持医疗机构、医保机构就 DRG 病组支付标准进行及时沟通。四是基于 DRG 病组成本数据，指导医院重点专科发展方向。医院根据科室成本、科室临床绩效指标、科室专长以及医院优势学科等相关数据，制定重点专科发展方向及目标。五是基于 DRG 维度进行医院绩效评价（DRG 绩效评价系统）。

DRG 绩效评价系统包括四大方面：医疗服务能力、医疗服务效率、医疗质量与安全、医疗费用与成本。其中医疗服务能力评价总权重、病例组合指数（CMI）、缺失专业、转诊率等，医疗服务效率评价费用消耗指数、时间消耗指数、平均住院日、人次人头比等，医疗质量与安全评价低风险死亡率、中低风险死亡率等，医疗费用与成本评价 DRG 病组例均费用、例均成本、耗占比、药占比、费用构成等。六是加强诊疗过程中的医疗成本控制（DRG 控费系统）。DRG 支付方式改革不仅可以有效控制医院医保基金的合理使用，同时还能合理降低医院成本。同时，DRG 控费系统还基于智能编码技术、DRG 预分组功能以及临床路径优化，实现事中控费。

### （四）试运行 DRG 收付费

根据深圳市工作部署，2018 年 9 月起医院作为首批 4 家医院之一进入 DRG 收付费模拟运行期。模拟期 3 个月，其间 DRG 相关数据由试点医院通过市 DRG 平台上传至国家平台，并与市医保管理部门互联互通、实时传输。模拟期间医院同步优化诊疗服务流程、规范医院诊断和病案管理，加强质量控制和管理；优化出院病人审核以及收付费工作流程，完善 DRG 相关数据上报和反馈机制，建立健全审核标准、临床路径、绩效考核等相关政策。2019 年 1 月，市医保局与医院正式实行深圳市医保住院患者结算按 DRG 支付。

根据反馈的偿付数据，医院 1 月份共有 DRG 病组 284 个，其中超标病组 95 个，医院要求各科室关注本科的超标病组及病例，从专科角度出发进行分析，重点关注如下情形：医生录入错误，因首页信息如诊断、CCHI 等信息填写不正确、不完整导致入组错误；病组权重是否合理；病例分组是否合理，①诊断相似，但有的病例进入有合并症组，有的却进入无或有轻微合并症组，②多种内科病种伴有合并症、并发症，却进入无或有轻微合并症并发症组，导致权重严重下降；其他原因，①术后患者用药多，药费高，特别是进口化疗药物的价格很高，②全身检查多，费用高，外送检查费用贵，③转科病人，通常住院时间长，疾病多而重，花费通常超标，若由 ICU 转入则超标严重，④同一次住院，却行多种治疗，包括检查、手术、术后化疗等，导致住院费用超标等。根据反馈问题查找原因，制定对策。

## 四、主要成效、创新点和社会影响

（1）在 DRG 收付费试点"付费机制调控"要求下，积极探索临床路径与 DRG 收付费相结合的医院管理模式，提供更安全、合理、有效的医疗服务。探索以 DRG 为驱动的病种管理应用模式，实现医院、科室全成本精益化管理，形成可复制、可推广的 DRG 收付费改革路径和模式。探讨不同付费方式对 DRG 住院费用的影响；同时以试点工作为契机，促进医院人事薪酬制度改革。

（2）医院牵头并首家完成开展 DRG 收付费试点的所有基础工作，为其他试点医院提供了经验和路径。协助南山区卫生健康局推进区属其他 3 家公立医院进行 DRG 收付费试点的准备工作和前期试点工作。

（3）依据信息化，实现病案首页、电子病历系统和收付费结算系统的流程再造和优化，逐步在全区公立医院推广 DRG 标准体系的建设和信息化流程改造。

（4）建立基于 DRG 的医院内部管理体系。与科技公司合作开发绩效管理、成本管理、智慧质量控制管理平台，通过 DRG 精细化管理平台进行多层次、多角色、多维度的 DRG 运营统计分析，对全院、科室、医生的运营情况进行全面分析和评价，帮助医院调整病种结构，优化资源配置，加快专科能力建设，实现了基于 DRG 的医院精细化管理。

（5）接待国际、国家、省、市层面的 DRG 收付费制度改革试点工作的学习交流近 20 次，工作成绩受肯定。医院网络技术科朱岁松等被聘为全国 DRG 收付费改革专家组成员，医院多位同志成为深圳市 DRG 专家，参与国家和深圳市 DRG 收付费改革相关工作。成功举办国家继续教育项目"医院管理论坛 DRG 收付费改革试点工作专题研讨会"和省级继续教育项目"DRG 收付费改革与医院管理研讨班"。2017 年、2018 年中国 DRG 收付费大会，医院专家受邀做专题报告。在《中国卫生经济》《中国数字医学》等中文科技核心期刊上发表 3 篇论文。

（6）已实现医保支付以 DRG 结算为主，按床日支付、日间手术病种打包收费等为辅的多元支付方式的改革。2019 年 1 月起医院正式实施医保支付按 DRG 付费。2019 年 1～9 月医保结算病例数为 26 667 例，支付病例数为 23 753 例，支付率为 89%，支付病例共入组 DRG 506 组，例均权重为 0.96，目录外自费率为 7.6%，低于 15% 的协议标准。按照现有支付数据，医院总体基金运营情况优于按服务单元付费模式。

（7）与第三方合作，实现基于病历成本法下的 DRG 成本核算工作。建立了成本管控体系，起到了对科室的考核和成本的控制、强化财务管理的作用。在基础数据方面，已完成与病历、HIS、考勤、工资、固资、物资、财务等接口，并完成数据整理、核实、校验；在 DRG 方面，完成医院历史病案数据质控，就分组结果与绩效情况出具报告；在科室成本方面，重新梳理科室分摊系数，根据医生出勤信息调整门诊和住院人力成本，并就调整后数据重新测算科室成本、项目成本和 DRG 成本。DRG 病组成本核算从战略规划角度、运营管理角度、财务管理角度为医院未来发展提供了重要参考作用。

# 五、主要困难和存在的不足

标准的统一与对接是推进此项改革的关键，需要按照国家标准清理历史数据，人力投入较大并且需建立一支稳定的标准维护队伍以及专家队伍。同时，需要建设基于 DRG 的医药卫生决策支持系统，对实施 DRG 可能产生问题及措施进行研究，发现潜在的制度缺陷、监管漏洞。

目前，国家 C-DRG 分组器和分组规则尚未公开，对部分未入组病例无法明确未入组原因，通过医保结算病例发现部分专业分组权重存在不合理现象。市 DRG 综合管理应用平台尚未开放分组查询，医院无法主动开展分析和整改工作。相关主管部门的数据报表不匹配，医院重新进行筛选、匹配的工作难度加大。医保不同类型偿付标准如日间手术、住院极端值病例、康复病例等与既往按项目收费之间存在较大差异，需要结合实际进行完善和修订。

**案例二**　深圳市龙华区人民医院：跨省即时结算报销，信息化助力异地就医

## 一、项目背景

近年来，以互联网为代表的信息技术快速发展，在各领域广泛影响了社会进步和人民生活改善。信息化、大数据、物联网的应用搭建起了高效的智慧医疗服务平台，为预约挂号、分级诊疗、远程会诊、家庭医生、移动支付等医疗改革插上了创新的翅膀。在推进深化医药卫生体制改革的进程中，互联网技术为医疗行业的发展提供了前所未有的创新活力。"互联网+医疗"带来的变革，为患者看病就医提供了极大的便利，有力推动了医疗事业高质量发展。

作为推行"互联网+医疗"先锋城市里的一所三级公立综合医院，深圳市龙华区人民医院从2015年开始就积极推进"互联网+"行动。2016年起，该院把应用互联网技术构建现代化医疗服务体系纳入了优先发展战略，从了解居民健康需求到医院信息化建设顶层设计，从单一设备投入到多个业务系统全面上线，从临床应用到覆盖医疗、护理和质量管理的方方面面，积极探索"互联网+"与医疗深度融合在改善医疗服务模式中的应用，对传统医疗服务模式进行创新，在优化就医流程、改善就医体验、提升群众就医获得感等方面取得了良好成效。2015年通过国家卫生计生委电子病历四级评定，2016年荣获"深圳市卫生计生信息化先进单位"，2017年荣获全国"进一步改善医疗服务优秀组织奖"，2018年荣获全国"改善医疗服务示范医院""智慧医疗创新大赛二等奖"；先后3次在全国大会上交流经验，2次荣登中央电视台专题报道。

## 二、主要做法与成效

### （一）跨省异地就医即时结算报销

建成新农合跨省异地就医联网即时结算报销系统，以及广东省内、跨省异地医保住院费用直接结算报销系统，实现农村患者异地就医实时结算。同时实现医院平台与省平台、国家平台之间的互通，大大缩短医保结算报销的时间。HIS与腾讯微信支付系统对接，上线全国首个微信支付新农合系统，出院结算更加便利，还可在病床边直接进行移动结算支付。

截至2019年3月底，深圳市龙华区人民医院微信支付新农合系统累计完成新农合跨省异地就医联网结算报销237人次。

（二）建设"信用医院"，先诊疗后付费

以健康龙华 App 为平台，以精准实名认证为基础，实施预约、转诊、诊疗全程信用管理；覆盖医保、自费就医全人群；可提供支付宝、微信、医保等多种支付融合应用平台；还能够对就诊费用按照医保、商保、新农合及自费自动分类，一次性结算；医院和患者拥有长期信用积累和支付宝信用体系芝麻分双重信用保障。该服务系统支持芝麻信用 650 分及以上者，不带钱、不排队即可挂号、问诊、做检验检查和拿药，回家之后再付费；如果资金紧张，还可获得花呗提供的 1000 元额外授信就医额度。

（三）建设信息化就诊系统，提升就诊效率

建成信息化就诊系统，打造全号源、全流程、全渠道、高精准的预约及转诊平台，落实分级诊疗；按照院内外一体化流程设计，完成首诊、复诊、转诊、转检、上转、下转、转科、转院等流程整合，实现医院与上级医院、医院与社康、社康与社康、全科与专科之间的无缝对接，减少排队跑腿，极大提升患者就诊效率，患者就医时间节省 60%。

（四）上线深圳市首个平安商业医疗保险在线快赔系统

深圳市龙华区人民医院于 2017 年 11 月正式上线深圳市首个平安商业医疗保险在线快赔系统，完成深圳市第一例商业医疗保险用户的医疗费用在线快赔服务。平安商保在线快赔系统以互联网、大数据和云计算为技术依托，在医院与保险公司数据对接的基础上实现了医疗场景下的社保+商保统一支付。即院内信息系统通过平安医疗社商平台与平安人寿核心系统直接连通，患者的诊疗信息、费用信息可同步到社商平台及寿险核心系统。患者可在手机端直接查询理赔明细进度，并及时获知赔付信息。这一流程的优化，极大地提高了医院管理运行效率，改善了患者对智慧医疗服务的体验。

## 三、主要创新点与社会影响

（1）新农合异地微信实时结算的实现，让患者及家属少跑路，为其就医带来很大便利，不仅打通了新农合与移动支付的桥梁，而且将各种大数据串联起来，有助于推动医院不断创新服务模式。

（2）建立信用医院，以健康龙华 App 为平台，以精准实名认证为基础，实施预约、转诊、诊疗全程信用管理；覆盖医保、自费就医全人群；对就诊费用按照医保、商保、新农合及自费自动分类，一次性结算。

（3）平安商保在线快赔系统以互联网、大数据和云计算为技术依托，在医院与保险公司数据对接的基础上实现了医疗场景下的社保+商保统一支付，提高了医院运行效率，改善了患者就医体验。

# 第四章　完善药品供应保障管理制度

## 推进药品集团化采购改革，降低公立医院药品采购成本

## 一、改革背景

推行药品集中采购，是深化医改的重大举措，对于降低群众药费负担，规范药品流通秩序，提高群众用药安全等均有重要意义。党中央、国务院提出，要稳妥推进试点工作，探索完善药品集中采购机制和以市场为主导的药价形成机制。20世纪90年代，我国开始探索药品集中采购模式，逐步形成省级药品集中采购模式，在控制药价虚高、遏制医药购销领域商业贿赂等方面取得了明显的效果。但这些行政化的药品集中采购，存在两方面的不足之处：

### （一）招采分离，不利于形成保质量、保供应和降药价的内生动力

政府卫生健康、医保等相关部门组成的省级药品招标机构作为招标主体，但并不承担采购主体责任。他们受医疗机构委托开展药品采购，对保障药品质量、控制药品采购成本的内在动力不足。医院不直接参与议价过程，只能被动接受交易价；部分医药企业串通报价、联合抬高中标价，市场竞争不充分，价格下调难。

### （二）量价脱钩，不利于形成以量控价的谈判优势

当前主流的药品集中采购模式是"省级挂网（入围）＋市级（医联体）议价"，省级挂网后，市级、医联体或者单个医院的议价工作逐渐常态化，议价主体多，议价周期不定，都使得药品集中采购呈现出多元化、分散化的特点。"二次议价"普遍存在，议价主体多、规则多样，使得企业疲于应对，同时也分散了带量采购，使"量价挂钩"难以实现，也不利于肃清医药行业的不正之风。国家医保局成立后，推出"4＋7"城市药品集中采购方案，强化集中带量采购，在采购公告中明确了每个品种的采购量，给药品生产企业明确的预期，使得试点的25个中标药品价格平均降幅达52%，充分展示了联盟采购、带量采购的力量。

为破解省级集中采购中存在的问题，2015年以来，上海、深圳等地开始探索市场化的药品集团采购，即GPO采购。GPO起源于20世纪初的美国，作为一种受医疗机构委托的中介组织，将成员单位的订单整合后再以"团购"方式开展带量采购。GPO代表医院与供

应商进行洽谈，集中各家医院的采购量开展谈判议价，具备较强的议价能力，在保障药品供应和质量的前提下，为医疗机构节省采购成本，更间接为消费者提供了优惠的药品和优质的服务。

# 二、改革做法

总体思路是遴选和培育一家专业化的药品 GPO，由其接受全市公立医院的委托，负责组织开展药品集团化采购。建立"政府定规则、医院提需求、专家评质量、谈判降价格"的药品供应保障新机制。政府负责制定药品集团采购改革方案和系列工作规范。医院负责提出每个采购周期的采购量，实现真正的带量采购、定点采购、定点生产。由各公立医院专家组成的药品集团称采购专家委员会，负责制定采购药品目录、对中标药品的质量进行审核把关，切实保障医院用药的质量需求。GPO 负责建立谈判议价平台，促进市场充分竞争，确定供货药品和中标价格。建设药品采购平台和采购监管平台，推动药品从医院报量到谈判议价、全程配送、费用支付等全过程信息化管理，实现在线监管。通过规范化、透明化、集团化的采购，有效压缩了药品流通环节，降低了药品采购价格，保障了短缺药、低价药、小儿用药的供给，取得了阶段性的改革成效。按照"三医联动"的思路，我们通过降低药品采购费用，为提高诊金等医疗技术服务价格腾出了空间，促进了医疗服务技术劳务价值的合理回归，提高了医院医疗收入的"含金量"，调动了医院和医务人员参与改革的积极性。2018 年 11 月 15 日，广东省副省长张光军到深圳主持召开全省推广药品集团采购工作现场会，总结推广深圳药品集团采购试点经验，全面推进药品集团采购工作。

## （一）推行第三方采购，发挥市场和专业优势

通过政府采购，确定一家药品经营企业作为 GPO，并向其明确药品采购的质量要求和降价目标。充分发挥药企对药品生产、仓储、采购、配送等全链条运营成本和医药市场价格动态变化情况更加熟悉的优势，以及专业的价格谈判能力，为公立医院争取更大的降价空间。

## （二）坚持集中带量采购，实现以量控价

根据全市公立医院临床用药需求和市民的用药习惯，制定采购目录，压缩药品质量层次，整合药品剂型，提高相同通用名药品的集团采购规模。GPO 根据医院的采购需求，实施"带量采购"，通过谈判议价、定点生产、定点采购等方式，尽可能降低药品采购价格，实现"以量控价"。

## （三）建立健全制度规则，规范集团采购行为

制定药品集团采购目录管理办法等规范性文件，以及集团采购药品遴选、剂型整合、质量层次划分等工作规则，明确了药品集团采购各方的责、权、利，使药品集团采购各项工作有"法"可依、有章可循。建立了双专家评审制度，按照"先评质量、再比价格、保障供应"的原则，遴选出质优价廉、满足临床实际需求的药品。

## （四）建设信息管理系统，实现全流程实时动态监管

建立药品采购监管平台，与 GPO 药品采购交易平台、公立医院信息管理系统等对接。平台具备药事服务、药品交易、质量监控、临床用药分析等功能，利用信息化手段和大数据分析，对 GPO 的采购行为和交易信息进行实时监控，实现药品集团采购、配送、使用的信息化管理。

## （五）不断完善规则和模式，促进集团采购公平公正

试点过程中，针对国家、广东省价格监督管理部门提出的问题和意见建议，以及在实施过程中药企和公立医院的合理诉求，明确公立医院可以自主选择在省和市平台采购，调整了药品配送企业的确定方式、GPO 产生规则，对相关文件进行了修订完善，确保改革更有利于维护和促进市场公平竞争。

# 三、改 革 成 效

经过近 2 年的探索、实践和完善，初步建立了市场化的药品集团采购模式，在保供应、降药价、促改革等方面取得了阶段性的成效。

## （一）创新了药品集中采购模式

深化医药购销领域的"放管服"改革，充分发挥市场在资源配置中的决定性作用，率先探索第三方专业化、市场化的药品集团采购模式，初步建立了一套较为完善的药品集团采购运行机制和制度规范。目前，全市 61 家公立医院，以及东莞、肇庆、珠海、河源等市先后加入深圳市 GPO 集团采购，提高了药品采购规模化和集约化水平。

## （二）保障了药品及时供应

对集团采购目录内药品实行分类采购，先后开展了两批集团采购。纳入第一批采购目录的药品，主要是保障用药，包括短缺药、低价药、小儿用药，共 403 种。自 2017 年 1 月上线供应以来，此类药品采购成功率稳定在 95% 以上。

## （三）降低了药品虚高价格

2017 年 5 月，第二批集团采购目录内的药品全部上线供应，该目录主要是重点降价的药品，包括化学药品、生物制品、中成药以及基础输液药物等，共 643 种。根据第三方精准测算，此类药品的综合降幅达到 21.99%，通过集团采购，1 年可节省药品采购费用 15.16 亿元。

## （四）提升了合理用药水平

通过制定集团采购目录、整合药品质量层次和剂型，改变了药名多、剂型多、规格多、价格乱的"三多一乱"现象，大幅减少了公立医院临床奇异剂型和奇异规格药品的使用，

规范了临床合理用药行为。2018 年，全市公立医院药占比为 23.83%，与 2016 年相比下降了 5.36 个百分点。

### （五）调动了医院的积极性

深圳市按照"控总量、腾空间、调结构、保衔接"的"三医联动"改革要求，从压缩出来的 15 亿元药品费用空间中，腾出 8.13 亿元用于调整医疗服务价格，提高了中医类、诊查类、护理类、手术类等 761 项医疗服务项目价格，促进了医疗服务技术劳务价值的合理回归，优化了公立医院收支结构。目前，全市公立医院医疗服务收入占比同比上升 9.64 个百分点，达到 30% 左右。

# 四、改 革 启 示

借鉴深圳市场化的药品集团采购试点经验，以转变政府职能为抓手，深化药品集团采购的"放管服"改革，推广政府引导、市场主导的 GPO 采购模式，形成共同促进医药市场采购规范运作的内生动力，实现药品集团采购的"保质量、保供应、降药价"改革目标。

### （一）转变政府职能，加强药品采购宏观管理

政府部门应从药品集团采购的微观事务管理中脱离出来，加强采购规则制定、采购政策引导、市场监管等工作，明确药品集团采购各方的权责，以及集团采购目录制定、药品选择、合同签订、药品交易等工作程序和规范，使药品集团采购各项工作有"法"可依、有章可循。

### （二）促进权力归位，落实医院采购自主权

在制定药品采购目录、审核中标产品质量时，要充分尊重医院、医疗专家的意见，确保医院在药品采购中的采购主体地位落实到位，保障其采购需求得到充分满足。对公立医院采购药品的平台选择不作强制性限制，允许医院以"同质低价"为原则，根据实际需要、药品价格等因素自主选择委托 GPO 或在广东省平台采购，扩充采购渠道，促进市场竞争。

### （三）坚持市场主导，发挥企业的市场主体地位

强化公立医院、医药企业的市场主体地位，明确政府、医院、专家和 GPO 等各方的权责分工。清晰界定采购主体责任和招标主体责任后，使得 GPO 必须根据医院的临床用药需求和市民的习惯采购药品，保障医院能够采购到临床实用、质量保障、价格实惠的药品。同时，充分发挥药企的信息优势和谈判优势，为公立医院争取更大的降价空间。

### （四）坚持公开透明，实现全流程实时动态监管

利用信息化手段和大数据分析，加强对药品采购、谈判议价、配送全过程的监管，提高药品集团采购的效率，促进药品集团采购工作规范运作。

# 推进"三医联动"改革，"三步走"调整医疗服务价格

2016 年，深圳市按照"控总量、腾空间、调结构、保衔接""三医联动"改革思路，制定了调整优化医疗服务价格"三步走"方案，调整了 2568 项医疗服务价格。2017 年 1 月，实施第一阶段医疗服务价格调整，调降了大型设备检查收费，提高了 4 级手术和综合治疗类项目收费，共 833 项。以降低大型设备检查价格为主，走出了价改第一步。2017 年 12 月 20 日，利用药品集团采购降价空间，启动第二阶段调价，调整诊查、护理、手术和中医类医疗服务项目 761 项，大幅提升了诊查费及护理费。2018 年 12 月 20 日，迈出第三步，全面取消了耗材加成，调整 974 项医疗服务的价格，提高治疗类、护理类、手术类、检查类、床位类、计生类项目价格。通过三轮调价，为患者减轻负担 8.26 亿元，给医院增加收入 7.11 亿元。压缩不合理的药品耗材费用空间 15.37 亿元。通过改革，2018 年，全市公立医院的医疗服务收入（不含药品、耗材、检查、化验收入）占业务收入比重达到 30.5%，药品收入占比下降到 24.49%，医用耗材收入占比下降到 10.91%。主要做法如下：

## 一、深入调查，摸清底数

为摸清全市公立医院耗材采购、使用和管理情况，为改革提供科学准确的数据，深圳市卫生部门全面细致地收集汇总了 58 家公立医院的医用耗材采购数据。经统计，全市 2017 年可收费耗材总金额为 29.6 亿元，其中医用耗材单件购进价 1000 元（含 1000 元）以内的加收 10%，单件购进价 1000 元以上的，实行累进差率，首 1000 元（含 1000 元）部分加收 10%，1000 元以上部分加收 8%，单件加收部分最高不得超过 800 元。据统计，全面取消耗材加成后全市减少耗材收入 2.47 亿元。

## 二、总量控制，优化结构

深圳市卫生、发展改革、社保三部门结合前两次医疗服务价格改革的情况，经过多次沟通磋商和专家论证，最终确定了价格项目调整类别、具体项目及幅度。第三阶段价格调整主要调降了部分化学发光法、干化学法等依靠机器类的 322 项检验项目价格，取消了 7 项超声检查图像记录附加收费项目和 4 项图文报告收费项目；调升了部分体现医务人员劳务价值的治疗类、护理类、手术类、检查类、床位类、计生类和部分以手工为主的检验类的 624 项医疗服务项目的价格，共计调整了 974 项医疗服务价格项目。第三阶段调价延续了前两阶段的思路：逐步调整医院的收入结构，让医务人员靠技术吃饭，不靠设备和材料吃饭，把扭曲的价格"标尺"纠正过来。经测算，调价后总体向社会让利 7200 万元，公立医院耗材占比同比下降 1 个百分点，体现医务人员劳务价值的收入占比同比上升 1.2 个百分点，同时，这次调价还遵循了普适性项目、针对弱势群体项目不调整的原则，总体上不增加患者的负担。

# 三、综合改革，提质增效

作为全国城市公立医院综合改革示范城市，深圳市在调价的同时，着力加大公立医院综合改革力度。对公立医院的政策性亏损，通过调整医疗服务价格结构、内部提质增效降本、提高财政对公立医院的补助标准等 3 个途径解决。在控制医院不合理成本支出方面，着力推进药品集团采购改革，降低采购成本，探索 DRG 收付费制度改革，4 家医院实现按 DRG 医保支付。在香港大学深圳医院试点推行按人头"打包收费"，让医院形成控制服务成本内在动力。加大财政补助方面，将医院的财政补助收入与人员编制脱钩，与医院完成的工作量、工作质量和群众满意度挂钩，实现"量增财增、质增费增"，2018 年，财政补助收入占公立医院总支出的比例达到30%以上。

下一步，深圳市将持续加大"三医联动"改革力度，着力推进医用耗材集团采购改革，基本理顺医疗服务比价关系，逐步建立以成本和收入结构变化为基础的价格动态调整机制，建立健全"维护公益性、调动积极性、保障可持续"的公立医院运行新机制。

# 第五章　完善医疗卫生行业综合监管制度

## 以立法引领推动深圳市卫生健康事业发展

### 一、项目背景

习近平总书记在党的十九大报告中提出了坚持全面依法治国，并要求深化依法治国实践，推进科学立法、民主立法、依法立法，以良法促进发展、保障善治。深圳市卫生计生委一直高度重视立法工作，对卫生计生工作中遇到的缺乏法律法规依据，或法律法规的有些规定已不适应现实需要以及操作性不强、不够完善等问题，先后共颁布了8部特区卫生计生法规（7部现行有效，1部已废止，已废止的未列出），以及1部政府规章，分别为《深圳经济特区人体器官捐献移植条例》《深圳经济特区中医药条例》《深圳经济特区心理卫生条例》《深圳经济特区无偿献血条例》《深圳经济特区医疗条例》《深圳经济特区医疗急救条例》《深圳经济特区控制吸烟条例》以及《深圳市计划生育若干规定》。尤其是自2010年以来，以每年制定或修订一部法规的速度，不断完善我市卫生计生法规体系，以法治思维和法治方式深化改革、推动发展，引领、推动和保障我市卫生计生事业健康可持续发展。

### 二、主 要 做 法

（一）建立和完善立法工作机制

市卫生健康委自2009年机构改革设立政策法规处以来，加强了对法治建设工作尤其是立法工作的领导和协调，将立法项目的推进作为重点工作来抓。为规范市卫生健康委立法工作，提高立法工作效率，市卫生健康委专门制定了《深圳市卫生和计划生育委员会立法工作规定》，明确立法每一环节、程序中各业务处室和政策法规处的职责分工及任务，建立和完善了委立法工作分工明确、互相协作、统筹推进的良好工作机制。

（二）制定和组织实施立法计划

坚持立法以问题为导向的原则，深入分析实际工作中所遇到的困难和问题，梳理需通过立法重点解决的问题和规范的行为，在充分研究立法的必要性和紧迫性的基础上，每年年底提出市卫生健康委下一年的立法计划，并根据紧迫程度和法规文本内容及主要制度框架的成熟程度，将立法项目分为审议、预备和调研三类，递进式推进各立法项目，并确保重点完成审议项目的立法工作。将立法纳入市卫生健康委年度重点工作，明确责任起草处室和协作处室以及工作进度安排，并每季度汇报工作进展，未能按计划完成任务的，需说明原因，从而加强立法计划的执行性。

（三）全面开展调研和广征民意

为能更准确地了解和把握需立法解决的实际问题，使立法更具前瞻性、现实性和可操作性，更好地集中民智、体现民意、符合民心，市卫生健康委始终坚持科学立法、民主立法，对每一立法项目的必要性、可行性及主要制度框架都进行充分的调研论证，公开向社会征求意见，对市民关注度高的立法项目，举行听证会或开展民意调查，广泛听取社会公众、行政管理对象、行业协会和专家的意见，使制度设计能更好地统筹社会力量、平衡社会利益、调节社会关系，规范社会行为。如制定《深圳经济特区中医药条例》时共形成调研报告 8 份；制定《深圳经济特区控制吸烟条例》《深圳经济特区无偿献血条例》《深圳经济特区医疗急救条例》时召开了立法听证会；制定《深圳经济特区医疗条例》时召开了 20 场以上的调研座谈会，开展万人立法民意调查，前往台湾、香港、浙江等境内外先进城市或地区考察学习等；制定《深圳经济特区医疗急救条例》时举办了立法辩论赛以及沙龙等。

（四）组织专家参与立法和论证

为提高立法质量、加快立法进程，在立法调研起草阶段，市卫生健康委即邀请相关医疗卫生计生机构的专业人员和大学院校、研究机构的专家学者，以及市司法局、市人大教科文卫工委和法工委有关立法专家参与调研起草、对文本内容进行专家论证。在立法过程中不仅收集更广泛、更专业、更全面的立法背景资料，拓宽立法视野，更是高度注重专家参与，紧密与各相关专业机构合作，对文本内容、主要制度设计等进行研究讨论，反复论证，确保立法的科学性。这种做法提高起草质量的同时，也大大加快了立法进程。

（五）高度重视配套文件的制定

为保障出台的法规得到贯彻落实，在法规颁布前市卫生健康委即开始研究起草相关配套文件，待法规颁布实施后及时发布执行。如《深圳经济特区中医药条例》在全国率先增设了"中医馆"和"中医坐堂医诊所"两项医疗机构的类别，条例实施后市卫生健康委随即印发了《深圳市中医馆和中医坐堂医诊所的基本标准》；为确保《深圳经济特区医疗条例》的实施，市卫生健康委已经印发了《深圳市医疗机构执业登记办法（试行）》《深圳市诊所设置标准（试行）》《深圳市医疗机构陪护人员管理办法（试行）》《深圳市家庭医生服务管理办法（试行）》等 10 个配套文件，并还将继续制定和陆续出台其他配套文件。

（六）加强立法后的实施评估

在立法的同时，市卫生健康委也高度重视法规颁布施行后的效果评估，定期就法规的实施情况进行全面梳理、总结和评估，根据评估情况及时修订条例。如《深圳经济特区中医药条例》经过连续几年的评估，市卫生健康委认为达到了当初法规设计的预期目标，有力推动了中医药事业的发展，但同时法规也有些内容操作性不强，实际执行效果不佳，有待完善，市卫生健康委现已启动条例修订工作。连续 5 年每年组织开展《深圳经济特区控制吸烟条例》执行效果评估并根据评估结果启动条例修改，2019 年 6 月 26 日深圳市第六届人大常委会第三十四次会议通过修订后的《深圳经济特区控制吸烟条例》，并于 2019 年 10 月 1 日起施行。2018 年，市卫生健康委委托中国医学科学院医学信息研究所开展《深圳经济特区医疗条例》在推进行业自律管理和促进社会办医方面的专项实施情况评估，根据评估结果进一步完善各项制度，保障其对我市医改工作的促进作用。

# 三、主要成效

## （一）制定中医药条例，促进中医药事业发展

2010 年出台《深圳经济特区中医药条例》，这是新医改实施后我国的第一部地方性中医药法规，条例施行后，我市中医资源配置有了较大改善，中医医疗服务能力明显增强，中医预防保健体系初步建成，中医药继承与创新成绩突出，条例从立法层面有力促进了我市中医药事业的快速发展。

## （二）制定心理卫生条例，立法规范心理卫生市场

2012 年开始施行的《深圳经济特区心理卫生条例》对我市心理健康教育和促进，心理咨询，精神障碍的预防、诊断、治疗、康复和科学研究等心理卫生各项工作均作了规定，并在全国率先对市场上较为混乱的心理咨询服务从机构、人员、执业行为等方面进行规范，还就保障精神障碍患者权益方面作了十分细化、可操作的规定。

## （三）全面修改无偿献血条例，保证临床用血安全

我市 1995 年就出台了《深圳经济特区公民无偿献血及血液管理条例》，2014 年对该条例进行了全面修订，修订后法规名称改为《深圳经济特区无偿献血条例》，进一步推动了我市无偿献血事业发展，实现并持续保持临床用血 100%由无偿献血保障，保证我市临床用血安全。

## （四）修订控烟条例，创建社会共治模式

2013 年修改《深圳经济特区控制吸烟条例》（以下简称《控烟条例》），针对原条例实施过程中遇到的问题，明确了控烟工作实行政府主导、分类管理、场所负责、公众参与、社会监督的原则，扩大禁烟场所范围，与《世界卫生组织烟草控制框架公约》接轨，建立多部门执法模式，加强控烟宣传教育等。通过立法保障控烟工作有效推进和落实，对提高城市文明水平具有重要意义，并获得世界卫生组织和国家卫生健康委的高度评价和肯定，在第 6 届世界卫生组织健康城市联盟大会上荣获"2014 年度健康城市最佳实践奖"，并入选"2014 年度深圳十大法治事件"。2019 年，我市再次修改《控烟条例》，扩大禁烟范围、将电子烟纳入监管、完善相关法律责任等，进一步减少与防止烟草烟雾的危害，更好地保障公众健康。

## （五）创新出台医疗条例，以法治护航深圳医改

2017 年 1 月 1 日起施行的《深圳经济特区医疗条例》（以下简称《医疗条例》）是全国首

部地方性医疗基本法规，是我市充分利用特区立法优势，对现行法律法规中不适应当前医疗卫生事业发展需要的内容进行变通、创新和完善的实践，同时对我市医疗卫生体制改革的重要举措予以固化，使之于法有据，并发挥立法的引领作用，为医改提供法律保障和支持。该条例对我市医疗资源配置与保障、医疗机构登记、医疗执业管理、医疗秩序与纠纷处理、医疗监督管理以及行业自律管理等方面作了全面、系统的规范，对进一步完善医疗卫生服务体系、深化医疗卫生体制改革、保障居民健康权益、推进医疗卫生事业发展具有重要意义。

### （六）制定医疗急救条例，建立全民急救体系

《深圳经济特区医疗急救条例》于 2018 年 6 月 27 日经市第六届人大常委会会议三审审议通过，自 2018 年 10 月 1 日起施行，用法治方式促进我市医疗急救事业发展，健全医疗急救服务体系，规范医疗急救行为，提高医疗急救能力和水平。

# 完善体系创新方式强化支撑，建立健全全行业综合监管新格局

建立严格有效的医药卫生监管体制是医改五项制度之一，要强化医疗卫生、服务行为和质量、医疗保障、药品等的监管，建立信息公开、社会多方参与的监管制度。2018 年，国家制定《关于改革完善医疗卫生行业综合监管制度的指导意见》，要求加强党的领导、强化政府主导责任、落实医疗卫生机构自我管理主体责任、发挥行业组织自律作用、加强社会监督，推动形成机构自治、行业自律、政府监管、社会监督相结合的多元治理格局。改革以来，各地区尤其各试点省份着力加强综合监管体系建设，深化"放管服"改革，完善综合监管"双随机一公开"机制，利用信息化手段，不断提升综合监管能力。

综合监管制度既是基本医疗卫生制度的组成部分，又是其他四项制度的支撑和保障。近年来，深圳市在深化医改中以推动权责清单制度和公立医院"管办分开"改革为切入点，加快转变政府职能，不断完善多元化监管体系，积极创新监管方式，加强支撑保障，加快构建医疗卫生全行业综合监管新格局。2017 年 6 月，国务院医改办发布 35 项医改重大典型经验，深圳市卫生综合监管制度建设经验入选；2017 年 8 月，深圳市被国务院医改办确定为公立医院综合改革首批国家级示范城市。

## 一、健全"三个主体"监管体系

### （一）强化政府监管

推进医疗卫生领域"放管服"，建立卫生行政审批事项清单制度并向社会公示，注重加强事中事后监管。处理好政府和医院的关系，成立公立医院管理机构，代表市政府履行办医职能。管办分开后，政府重在加强宏观管理，把主要精力放在管方向、管政策、管引导、管规划上来，建立公立医院运营管理绩效考核制度，保障其发展定位和公益性。

## （二）强化社会监督

加大信息公开和宣传力度，拓宽公众参与监督渠道，主动接受社会监督。对医疗卫生机构的执业行为、医疗质量评估情况、行业满意度调查、卫生监督执法结果等事项，通过传统媒体和新媒体及时向社会公开。建立非法行医、非法采供血、"两非"违法行为举报奖励制度。严格落实《中华人民共和国政府信息公开条例》和院务公开制度，督促医疗机构全面公开机构职责、发展规划、服务项目、收费价格等信息。

## （三）强化行业自律

大力培育和发展行业社会组织，推动行业组织建立健全行业管理规范和准则，健全行业自律机制。鼓励具备资质的行业社会组织承担政府职能转移事项。明确"业必归会"以及医师协会等行业社会组织在执业注册、医师考核等方面的职责。引入第三方评审评价机构，推动医疗卫生机构医疗质量控制、医学科技水平等方面考核评价由政府主导逐步转向独立第三方评价，提高行业评价公信力。

# 二、创新"三化"监管方式

## （一）标准化

标准先行，质量引领制定医疗卫生领域行政处罚自由裁量规则和裁量标准，规范执法行为。制定了中医馆、中医坐堂医诊所、远程会诊中心、家庭医生服务、医养融合等"深圳标准"，推动卫生与健康服务模式创新。发布《深圳经济特区中医药系列标准与规范》，建立中药溯源体系和编码系统，实现"一品一码"。深圳编制的13项中药标准中，7项获得国际标准化组织（ISO）标准立项、3项发布为国家标准。鼓励医疗卫生机构参与和实施医疗质量国际标准评审认证，香港大学深圳医院成为内地首家通过澳大利亚医疗服务标准委员会（ACHS）全机构认证的医院。建立了医疗服务、公共卫生服务质量评价标准及评估办法，持续开展服务质量评估和整改提升。

## （二）信息化

加强医疗、医药、医保领域信息化建设和信息共享，利用信息化手段实现对医疗机构诊疗行为、费用控制、医疗广告等行为的全程监控和智能审核。建立全市统一的卫生监管信息平台，实现卫生监督执法信息互联共享和现场执法记录的实时传输。建立了公立医院"1+4"信息化监管平台（即数据中心和综合监管平台、远程医学平台、市民健康服务平台和电子政务协同平台）和"五权"监管系统（即决策、人事、财务、采购、设备），实现对公立医院的实时监测和常态化考核。开发了执业管理信息系统和数据库，实现对医务人员执业的全程电子化动态监管。

## （三）常态化

建立健全事中事后监管的长效机制，提高监管效能。完善市场主体登记和许可准入衔接机制，市场监管部门商事登记与卫生、药品等行业主管部门监管系统信息互联互通，实现从商事登记到执业许可、日常监督的全流程监管。建立健全医药卫生行业诚信体系，实施医疗机构、医师不良执业行为记分管理制度，建立医药卫生行业"黑名单"制度，推行基于风险度管理的量化分级监管模式，提高监管对象诚信守法意识和自身管理水平。

# 三、强化"三大支撑"

## （一）加强法律支撑

加强特区立法，颁布实施《深圳经济特区医疗条例》，同时先后颁布实施了《深圳经济特区人体器官捐献移植条例》《深圳经济特区中医药条例》《深圳经济特区心理卫生条例》《深圳经济特区人口与计划生育条例》《深圳经济特区控制吸烟条例》《深圳经济特区无偿献血条例》等 6 部卫生计生法律法规，提高依法行政水平。加快推进健康促进、院前医疗急救、公立医院管理等方面的立法调研论证工作，充分利用经济特区立法权优势，以立法保障医疗卫生事业改革发展、巩固基本医疗卫生制度建设成果、护航医改挺进"深水区"。

## （二）加强制度支撑

建立健全公立医院绩效、人事、财务、质量、资产管理等核心制度，强化内涵管理，推动公立医院依法规范运作。制定实施 13 项基本医疗服务核心制度，提高医疗质量安全水平。严格落实处方点评制度，落实阳光用药信息登记报告制度，全面推广"打包收费"制度，建立医疗费用定期通报制度，综合施策遏制"大处方""大检查"行为，2018 年全市公立医院药占比降至 23.83%（不含中药饮片）。加强基本医保基金管理制度建设，完善医疗保险对医疗服务行为的监控机制。试点建立医保基金"总额控制、结余奖励"制度，推动医疗机构从"治疗疾病"向"健康管理"转变，主动规范诊疗、控制成本。

## （三）加强执法支撑

执法必严、违法必究，树立卫生监督执法权威。加强卫生综合监督执法体系建设，推动执法重心下移和"网格化"监管。在卫生监督执法中全面推行"双随机"制度，大力推进卫生监督执法全过程记录试点工作，加大违法违规行为查处力度。加大媒体宣传和违法违规行为曝光力度，打造了"深圳卫监直击"执法品牌。

# 深圳市卫生健康质量标准推动高质量发展

# 一、主 要 做 法

## （一）推动卫生与健康服务标准建设

### 1. 完善医疗服务标准

一是发布《家庭医生服务规范》（SZDB/Z 286—2018），明确家庭医生服务团队落实承担基本公卫、全科诊疗、双向转诊、医保控费等四项责任，让家庭医生真正承担居民健康"守门人"和医保费用"守门人"责任。二是制定《医养融合服务规范》（SZDB/Z 231—2017），界定医养融合服务全过程，推动医疗与养老资源的有机融合，促进医养服务快速发展。三是鼓励医疗卫生机构参与和实施医疗质量国际标准评审认证，提升国际化服务能力和水平，香港大学深圳医院成为中国首家获澳大利亚医疗服务标准委员会、国内"三甲"双认证医院。

**2. 推进中医药标准化建设**

一是围绕中药编码、中药方剂编码、中药供应链管理编码等系统，牵头编制 13 项中药标准，其中 7 项获得 ISO 标准立项、3 项成为国家标准。建立中药溯源体系和编码系统，实现中药材、中药方剂等"一品一码"，便利中药产品质量溯源与监督。二是发布《智慧中药房》（SZDB/Z 283—2017），对智慧中药房组织体系、设施设备、技术参数和电子处方进行规范。推动智慧中药房、中药材电子与现货交易平台发展。

### （二）支持健康服务新业态发展

**1. 推动医生集团健康发展**

医生集团指由多个医生或医生团队以"利益共享、风险共担"为原则组成的团体组织，是英美等发达国家医生执业高度自由、医疗市场体系高度发达的环境下产生的医生执业模式。按照我国企业集团登记管理暂行规定，医生集团在工商登记中的首要障碍是商事主体登记名称问题，名称中出现"集团"字样，应参照"集团公司"企业登记注册的资本、规模等进行商事登记。鉴于医生集团实质是医生团体执业的一种方式，而非企业机构的一种类型。2016 年 3 月，市卫生计生委协同市市场监督管理局，在医生集团商事登记上进行创新突破，准许在商事主体登记注册时使用"医生集团"字样，颁发了国内首张医生集团营业执照。目前，深圳已逐渐成为医生集团等健康服务新业态的聚集地。

**2. 规范医生集团登记流程**

深圳市卫生计生委联合市市场监督管理局印发医生集团商事登记规范文件，明确医生集团商事登记规则。一是明确名称。规定在企业名称中，行业内可以有"医生集团"字样。二是明确经营范围。主营业务可以直接表述为"提供医疗卫生人力资源管理服务；从事其他与医疗机构及诊疗活动，医疗器械等相关许可经营项目的，在经营范围后面加上应该取得相关审批文件后方可开展经营活动"。三是明确后置许可部门。按照先照后证的原则，企业在取得营业执照后，需要取得卫生行政部门、人力资源管理部门的相关审批许可证，方可依法开展医疗卫生、人力资源中介等正常的业务经营。四是明确规则。规则出台以前已经成立了医生集团企业，不强制要求按新的规则进行调整。规则出台后，取消医生集团设立先要卫生行政部门出具证明函的模式，在全市范围内全部放开使用"医生集团"字样进行商事登记。

## 二、其他创新突破举措

### （一）构建优质高效整合型医疗服务体系

规划布局以 23 家区域医疗中心和 20 家基层医疗集团为主体的"顶天立地"整合型优

质高效医疗服务体系。全面推广罗湖医改经验，在社康中心"院办院管"的基础上，推动区属医疗卫生机构集团化改革，推动医院与社康机构融合发展、医疗与预防融合发展、全科与专科融合发展。在医保支付、财政补助、职业发展、薪酬待遇等方面出台 22 项"强基层、促健康"激励引导措施，在基层医疗集团内部推行医保统筹基金"总额管理、结余留用"改革，推动基层医疗集团成为履行政府"保基本"职能的服务共同体、责任共同体、利益共同体、管理共同体。2018 年，全市基层医疗集团诊疗量占全市比重上升至 74% 左右。罗湖医改模式获得世界卫生组织的通报推荐。

## （二）建立家庭医生健康"守门人"制度

出台家庭医生、基本公共卫生等制度规范，推进健康管理清单化、社区健康服务网格化、家庭医生签约服务契约化、基本医疗卫生服务标准化。制定家庭医生财政补助制度，将人均基本公共卫生服务经费提高到 120 元/人。推动全科专科协同服务，在医院与社康机构之间实施双向转诊"四优先"（优先挂号、优先接诊、优先检查、优先住院）政策。建立全市家庭医生服务呼叫平台和智慧社康微信小程序，促进家庭医生服务从线下向线上延伸。全市社康机构组建 2296 个家庭医生服务团队，337 万居民签约家庭医生，10 类重点人群签约率为 67%，以基层医疗集团为主体的基层医疗服务体系承担了全市门诊总量的 75%。

## （三）深入实施"医疗卫生三名工程"工作

推动引进高层次医学团队工作，完成第五批引进高层次医学团队工作，2019 年新引进高层次医学团队 20 个，截至目前已共引进国内外 245 个高层次医学团队。推进"名医诊疗中心"工作，2019 年新建设挂牌 2 家名中医诊疗中心（深圳固生堂罗湖湖润名中医诊疗中心和北京中医药大学坪山国医堂名中医诊疗中心）。目前全市已挂牌成立 10 家名医诊疗中心（名诊所），其中有名中医诊疗中心 7 家。推进重点学科建设，出台了《深圳市医学重点学科建设管理办法》，制定市级医学重点学科建设类别和申报目录，组织开展市级医学重点学科申报工作，计划 2019 年年底前完成 80 个市级医学重点学科评审工作，全市有 24 个专科纳入省高水平临床重点专科建设，由市财政按照每个 3000 万元给予配套支持。

## （四）推动社会办医高质量发展

出台推动社会办医加快发展系列文件，全面取消社会办医选址距离、数量方面的限制，率先实行医师多点执业网上备案制度，建立了政府购买基本医疗服务机制，社会办医疗机构在设置准入、基本医疗和基本公共卫生服务补助、重点学科建设补贴等方面与公立医疗机构享受同等待遇；贯彻实施《深圳经济特区医疗条例》，率先取消医疗机构设置审批，突破诊所举办主体、诊疗科目设置的限制，鼓励社会力量办医往社康机构、全科诊所等基层医疗服务体系发展，往高端化、国际化、品牌化高水平医疗服务平台发展。2018 年，全市社会办医疗机构总数为 3668 家，占全市医疗机构总数的 84%；其中，社会办医院 85 家，占全市医院总数的 54%；社会办医床位数、总诊疗量占全市的比例约为 20%。

## 案　例　市卫生监督局、坪山区卫生监督所：智慧卫监及卫生监督执法全过程记录

### 一、项目背景

近年来，党和国家提出了网络强国、数字中国、智慧社会的战略部署，以及建设法治国家、法治政府和法治社会的工作目标。2016 年 2 月，国家卫生计生委在全国范围开展卫生计生监督执法全过程记录试点工作，将深圳市卫生监督局确定为全国首批 4 家国家级试点单位之一；3 月，广东省卫生计生委将深圳市坪山新区卫生监督所确定为全省唯一区县级试点单位；9 月，深圳市法制办将深圳市卫生监督局确定为全市试点单位。三年来，深圳市卫生监督局将国家与省级试点相结合，以坪山为基地先行先试，创新构建了"双随机 + 执法全过程记录"新模式并常态化运行，并以全市"一盘棋""一体化"建设为原则，全力创新打造了"智慧卫监"这一新型卫生健康综合监管信息平台，深圳智慧卫监及执法全过程记录得到了国家卫生健康委及各省市执法系统的充分肯定。

### 二、主要做法

智慧卫监方面：2017 年市卫生监督局便将"智慧卫监"建设列入年度重点探索任务，明确了项目建设目标和原则。2018 年 2 月正式启动项目建设，制定印发了《深圳市智慧卫监建设工作方案》，成立领导小组以及 5 个工作专班，全力构建"1+10+N"智慧卫监综合监管指挥体系，截至 2019 年 10 月，已建成并投入使用 1 个市级指挥中心、9 个区级分中心和 7 个街道级分中心。其中，市级综合监管平台提供全市卫生健康执法数据总体性和靶向性分析，区级及街道卫生监督机构分中心配备本辖区大数据分析平台，市、区、街道三级指挥中心数据互联互通和业务信息共享，形成了统一化、综合化、智慧化的综合监管指挥体系。"智慧卫监"综合监管信息平台作为一个开放的信息平台，具备可扩展性和可兼容性。目前，已接入市区多个卫生监督机构试点建设的生活饮用水、游泳场所水质、医疗废物、放射卫生、餐饮具集中消毒和酒店客房清洁可视化监管系统等 6 大在线监测信息系统。另外在坪山区试点建设的医疗监管智能"鹰眼"系统，利用人工智能（AI）识别技术与 4G 高清执法记录仪结合，在注册医务人员动态监管、打击无证行医等工作中，对现场医师、护士进行人脸识别，实时对比，实现对现场从业人员作业资格的精准识别和严格审查，大力提升了执法效率和精准度。该项目荣获 2019 年深圳两建十大先行示范工作荣誉。

执法全过程记录方面：2016 年，在市卫生监督局的统筹指导和坪山区卫生监督所的探索运作下，制定了卫生监督执法全过程记录"1+1+3+N"制度体系（即 1 个纲领、1 个指南、3 个规范、N 个制度），开发建设了"卫生监督执法规范管理信息系统"。同时，市卫生监督局采取试点探索、先行先试的方式，2016 年在公共卫生领域试点开展随机抽查监督

执法，覆盖检查各类公共场所 1000 余家，2017 年，又在医疗卫生领域采用跨区交叉"双随机抽查"监管模式对市属公立医院进行专项监督检查，两次实践探索，为全面实施"双随机"执法检查打下了坚实基础。

2016 年 11 月 2 日，市卫生监督局在坪山召开了卫生计生监督执法全过程记录全国现场会；2017 年 6 月 22 日，市法制办、市卫生计生委联合召开深圳市行政执法全过程记录暨卫生计生"双随机"执法模式启动大会。"双随机+执法全过程记录"新模式得到了国家、省、市上级部门和全国各地卫生监督机构同行的肯定和赞扬，先后荣获深圳市两建"2017 年十大最具影响力工作提名奖""深圳市 2017 年度'十大法治事件'"和"深圳消费维权 2018 年度十大事件"等殊荣。

目前，"双随机+执法全过程记录"新模式已常态化实施，并不断深化完善，保障卫生监督执法工作更加公开、公平、公正。截至 2019 年 10 月 31 日，全市以"双随机"形式开展卫生监督执法共计 14 172 单，完结率为 100%，其中国家监督抽检任务 9723 单，处罚率为 4.1%；市抽任务 734 单，处罚率为 22.7%；区抽任务 3725 单，处罚率为 7.6%；全市卫生监督系统投入使用智能执法记录终端 546 套，开展全过程记录数为 61 166 个，音视频文件 241 387 个，执法图片 47 277 张，总数据量超过 21.69T。

## 三、主要成效与创新

### （一）成效

"智慧卫监"综合监管信息平台有机融合了日常监管、应急调度、数据分析、便民查询、规范培训、绩效考核等 6 大功能，初步实现了对执法人员、执法行为、管理相对人、经营（执业）行为等的全程信息化、动态化、智慧化监管，有效缓解了卫生监督机构人员严重短缺和不足的困境，提高了监管精准度，增强了执法威慑，强化了执法成效。"智慧卫监"建设项目自 2017 年开始立项，2018 年动工建设，2019 年全面推开以来，全市各级卫生监督机构执法力度和市民满意度明显提升。在执法力度方面：2018 年全市共办理卫生行政执法案件 5590 宗，人均办理案件 11.77 宗，罚没款金额达到 2476.55 万元，使用案由数 187 个，分别比 2017 年的 3835 宗、8.43 宗、1814.42 万元和 153 个同比增长 45.76%、39.62%、36.49% 和 22.22%。截至 2019 年 10 月 31 日，全市共办理处罚案件 4940 宗，比 2018 年同期增长 16.23%。罚没款 3465.16 万元，比 2018 年同期增长 61.65%。在市民满意度方面："智慧卫监"建设项目充分利用现代信息技术的高效便捷和"互联网+监管"手段，提高了监管精准度，增强了执法威慑，促进了医疗服务质量和市民满意度的提升。2018 年度全市医疗服务质量评价和监测结果显示，全市参评的公立综合医院、非公立三级医院和非公立二级医院平均得分为 74.98 分、83.31 分和 81.14 分，分别比 2017 年提高 2.51 分、1.68 分和 7.02 分。另外，全市医疗行业服务公众满意度调查监测情况显示，2018 年度深圳市医院患者总体满意度得分为 85.92 分，满意率为 94.1%，高于 2017 年患者满意度（83.47 分），其中，公立医院满意度（86.89 分）和社会办医院满意度（81.79 分）与上一年度相比，分别提高了 2.50 分和 1.89 分。2019 年第二季度和第一季度，深圳市医院患者总体满意度分别为 88.00 分和

87.85 分，环比提高 0.15 分和 1.47 分，其中，公立医院满意度（88.76 分和 88.62 分）和社会办医院满意度（84.46 分和 84.20 分）分别环比提高 0.14 分、1.20 分和 0.26 分、2.11 分，市民群众就医的满意度和安全感实现持续提升。

"双随机+执法全过程记录"新模式有力提升了深圳市卫生监督队伍业务素质和办案主动性、扩大了监督执法的广度和深度，并取得了"四避免、四提升"的工作实效。

**1. 避免人情执法，提升了执法规范**

率先采用了"跨区域交叉检查模式"，通过全面梳理执法过程瑕疵，健全执法规范机制，构建执法信息平台，增加了执法检查人员库抽取范围，打破了区域执法限制，使行政执法全程留痕，责任可溯，大大避免了人情执法产生的知而不查、查而不报、报而不罚的连锁弊端，提升了执法行为的规范性。

**2. 避免随性执法，提升了执法质量**

以跨区域交叉检查方式开展卫生监督工作，通过缩短通知时间、扩大检查范围、降低检查重复率的形式，全面摸排监管情况，及时发现存在问题，严肃查处违法行为，达到了全市卫生监督执法底数清、情况明的目的。同时，狠抓问题率和处罚率两项指标追踪，避免工作流于形式、走过场，大大提升了队伍能力和办案质量。

**3. 避免运动执法，提升了执法效果**

深圳市坚持不懈开展"双随机一公开"的"国-市-区"三级抽查工作，并按月在公众媒体和新媒体平台上公示抽查结果，真正做到了"认真检查一批、严格查处一批、及时公示一批"，实现了"双随机一公开"工作的常态化。通过驰而不息、久久为功的努力，有效避免了运动式执法的弊端，切实提升了卫生监督执法效果。

**4. 避免冲突执法，提升了执法文明**

在"双随机一公开"工作中，通过对经营主体异常名录的细化监测，全面促进了卫生监督执法的公开、透明、高效。同时，通过以全流程记录的模式，促进了执法主体文明执法、执法对象文明配合执法，有效缓和了执法过程中的矛盾冲突，营造了执法主体依法履职、执法对象依法配合的良性氛围。

（二）创新

**1. 系统创新**

"智慧卫监"不是一个单纯利用科技手段建设的数据存储平台，而是一个智能化的开放生态，其始终以开放和兼容的姿态，狠抓数据治理，努力融合卫生健康领域执法监管当前正在使用的各类信息系统和海量执法数据，建立数据治理长效机制，逐步消灭"数据孤岛"，形成智能化、实时化、动态化、一体化、可视化的卫生健康执法监督综合监管信息平台，其中，市级"智慧卫监"综合监管信息平台统筹全市海量卫生监督执法数据，融合执法全过程记录信息管理系统、综合业务管理信息系统等 15 个子系统，有 12 个分析模块和 25 个大数据分析界面，涉及 263 个分析图表和 3056 项具体数据。区级和街道级分中心则融合 13 个子系统，有 6 个分析模块和 22 个大数据分析界面，涉及 170 个分析图表和 1269 项具体数据，初步实现了"一图全面感知""一体运行联动"和"一屏综合监管"的目标。

**2. 理念创新**

"智慧卫监"项目建设牢固树立"以人民为中心"的理念，强化跨部门、跨层级的数据共享和业务协同，大力推动执法信息公示和卫生行政许可公开，真正做到让数据"多跑腿"，让办事群众"少跑腿"，切实提升市民群众的幸福感和满意度。"智慧卫监"综合监管指挥中心为来访市民配备便民查询智能终端设备，市民可一站式查询全市公共卫生场所、医疗机构等监管对象行政处罚信息、不良执业行为记分情况、从业人员信息、监督管理等情况；同时还积极升级"深圳卫生监督"微信公众号，实现微信公众号与"智慧卫监"终端数据互通共享，市民只需通过关注官方微信公众号，足不出户，便可一键了解全市卫生健康综合执法监督信息和卫生行政许可情况，有效维护市民群众对卫生健康执法监督工作的知情权和监督权。深圳市卫生监督局将"双随机一公开"与执法全过程记录相结合，在跨区交叉检查"双随机"工作中全程使用执法记录仪记录，并实现智能化备案、存储，实现执法数据资料动态云存储、实时可追溯，在规范执法行为、提升执法质量的同时，促进了执法主体文明执法、执法对象文明配合执法。

**3. 制度创新**

深圳市卫生监督局承担国家卫生健康委卫生健康监督中心委托的"执法全过程记录标准化研究"项目课题，制定了《深圳市卫生计生行政执法全过程记录管理办法》及其配套文件，创造性地构筑了"1+1+3+N"的执法全过程记录制度框架，即1个纲领、1个指南、3个规范、N个制度。该课题项目不仅顺利通过了验收，还获得了国家卫生健康委卫生健康监督中心领导与各省市兄弟单位的高度认可，为全国执法全过程记录工作提供了通用模板。

**4. 内容创新**

一是创建双随机"三库一单"。立足实效、深入探索，在检查对象名录库、执法检查人员名录库"两库"的基础上新增经营异常主体名录库，对列入异常经营主体名录库的检查对象，增加抽查频次，加大检查力度，构建了"分类随机检查"与"重点定向督查"有机结合的工作机制，使有限的监管资源得到合理配置，提高了卫生监督执法的精准度。二是建立了执法规范管理信息系统，通过运用信息化等技术手段，确保执法透明公正。执法人员配备执法记录仪，许可现场审查、日常监督检查和专项监督检查、违法案件调查处理全过程等环节，必须使用执法记录仪记录执法过程，原始声像资料必须在2个工作日内上传指定平台，不得私下保存、删减、修改、复制、传播与泄露，保证数据的安全，实现全程透明、公开。

# 第六章　构建多元化办医体系

## 以"放管服"推动发展方式转变，加快构建多元化的办医体系

近年来，深圳市坚持基本医疗卫生事业公益性，在基本医疗卫生服务领域坚持政府主导并适当引入竞争机制，在非基本医疗卫生服务领域激化市场活力，鼓励和引导社会资本办医，扩大医疗服务供给、提升医疗服务质量、推动社会力量办医规范发展，满足市民多样化、差异化、个性化健康需求，形成多层次多样化医疗服务新格局。

至 2018 年年底，全市社会办医疗机构总数为 3668 家，占全市医疗机构总数的 84%；其中，社会办医院 85 家，占全市医院总数的 54%；社会办医床位数、总诊疗量占全市的比例约为 20%。

## 一、主　要　做　法

深化医疗卫生领域"放管服"改革，制定出台了系列政策和措施，促进社会办医健康持续发展。

### （一）立法保障社会办医发展

2016 年 8 月，深圳市颁布《深圳经济特区医疗条例》（以下简称《条例》），为全国首部地方性医疗基本法规，于 2017 年 1 月 1 日起正式实施。《条例》将深圳市近年来在鼓励支持社会力量办医的一些探索和实践进行固化，以法律来保障社会办医疗机构在审批准入、社保定点、等级评审、学科建设、政府购买基本医疗服务等方面享有与公立医疗机构平等的权利。

### （二）全面放开医疗市场

一是社会办医不受医疗机构设置规划的限制，取消社会力量办医的机构数量、等级、床位规模、选址距离的限制和医保定点机构的数量限制。二是公民、法人或者其他组织均可在深圳市申请设立医疗机构。首次在全国突破诊所只能由医师本人申办的规定，不是医师也可以申办诊所，同时突破诊所只能设置 1 个诊疗科目的规定，允许诊所可设置 1～4 个诊疗科目。

### （三）优化审批流程

一是制定出台《深圳市医疗机构执业登记办法（试行）》，进一步简化审批流程，取消

医疗机构设置审批环节，医疗机构取得主体资格后，直接申请执业登记。二是全面放开医师执业注册地点的限制，实行医师执业区域网上注册和多点执业报备制度，医师执业注册备案由卫生计生行政部门转移至市医师协会办理，实行医师"业必归会"。

### （四）建立政府购买基本医疗卫生服务机制

2013 年以来，深圳市先后下发了《深圳市人民政府批转市发展改革委等部门关于鼓励社会资本举办三级医院若干规定的通知》《深圳市人民政府办公厅关于印发深圳市推动社会办医加快发展若干政策措施的通知》，2017 年深圳市又出台《深圳市社会办医财政扶持政策实施细则（试行）》，共梳理了 13 项政策：基本医疗服务补贴、基本公共卫生服务补贴、基本医疗床位奖励、医院等级评审奖励、卫生强市共建临床医学院补贴、上缴所得税财政奖励、市级医学重点学科和中医特色专科（专病）建设补贴、"医疗卫生三名工程"专项经费资助、市级科研项目资助、院前医疗急救奖励、疾病应急救助补贴、家庭医生服务补贴、其他卫生项目专项补贴。

如凡纳入社会医疗保险协议管理的社会办医疗机构，其纳入社会医疗保险支付范围的门急诊服务和住院服务，均可享受基本医疗服务补贴，三级医院标准为门急诊 20 元/人次、住院 60 元/床日等。社会办三级医院提供的基本医疗床位按照每床 10 万元标准奖励。取得三级甲等或者三级乙等资质并提供不低于 50%基本医疗服务的社会办医院，分别一次性给予 2000 万元或者 1000 万元奖励，取得二级甲等资质的一次性给予 500 万元奖励等。目前已支付社会办医疗机构各类财政补贴奖励经费共 23 897 万元，其中基本医疗服务补贴 13 284 万元，三甲医院奖励 4000 万元。

### （五）改革基本公共卫生服务提供机制

2019 年 3 月，深圳市卫生健康委、深圳市财政局印发《深圳市基本公共卫生服务管理办法》，7 月 1 日起实施。对提供基本公共卫生服务的基层医疗机构实行协议定点机构管理，建立政府购买基本公共卫生服务机制，推行以"工分制"为核心的绩效考核，鼓励社会办基层医疗机构提供基本公共卫生服务，制定社会力量举办社康机构服务办事指南。

### （六）强化事中事后监管

改变原来"重审批、轻监管"的状态，采取"宽进严管"措施，依法加强医疗机构的事中事后监管，指导和规范合法行医，强化医疗机构的主体责任，提高医疗服务质量。一是建立"1+8"长效医疗监管机制。将医疗机构审批、监管和校验相结合，在建立严格准入制度的基础上，还建立了八项长效医疗监管机制：医疗机构不良执业行为记分制、医师不良执业行为记分制、医疗机构负责人约谈制、通报公示制、全面巡查制、校验现场审查制、退出机制、扶持引导机制。二是推进"双随机一公开"和执法全过程记录的监管模式。在监管过程中随机抽取检查对象，随机选派执法检查人员，抽查情况及查处结果及时向社会公开。用动态随机执法避免"熟人"执法，通过推广随机抽查规范医疗机构的事中事后监管。

## 二、取 得 成 效

### （一）构建多元化办医格局

通过优化政策和营商环境，深圳市吸引了大量的社会资本、医生集团和国内外名医来深开办医疗机构和行医。构建多元化办医格局，有效补充医疗资源。

### （二）增加居民就医选择

社会办医疗机构在提供基本医疗服务的同时，还开展了多元化的特需医疗服务，满足了不同需要、不同消费层次人群对医疗服务的需求。

### （三）促进医疗机构规模发展

深圳市涌现出一批专科特色明显、技术水平较高、在国内具有较高知名度的社会办医院。目前全市已有 6 家社会办医院发展成三级医院，其中深圳龙城医院为全省首家三甲康复医院。有 4 家社会办医院入选中国民营医院百强，有 1 家社会办医院入选中国医院竞争力康复医院 50 强（排名第 10），深圳华侨医院手外科获批国家级重点临床专科。

### （四）促进医疗质量持续提升

自 2002 年起社会办医疗机构和公立医疗机构统一纳入医疗服务质量整体评估管理，采用统一标准进行评估，通过连续 16 年开展医疗服务质量整体管理和质量控制评估，社会办医疗机构的医疗服务质量水平和医院顾客满意度显著提升。

# 探索医生集团建设新路径，支持卫生健康新业态发展

# 一、项 目 背 景

深圳市于 2015 年率先改革医生执业管理方式，推行医生执业区域注册、"业必归会"，促进国内外优秀医疗人才向深圳汇聚。之前，医生需要在卫生行政部门注册，执业地点只能为一家医疗机构。改革后，市医师协会负责医生执业注册或多点执业备案管理。取得执业许可证的市内外医生，只要在市医师协会进行执业注册或多点执业备案，可在深圳市任何一家取得医疗执业许可证的医疗机构依法开展诊疗服务。同时，全方位开放社会力量办医，支持名医开办专科诊所、全科诊所。这些举措，有效推动了医疗机构用人方式的改革，从过去固定用人、全职用人逐渐转为合同用人、合作用人等多种方式。医生多点执业已经形成大气候，医疗机构特别是社会办医疗机构逐步向平台化发展，医生将逐步走向自由执业。

随着我国医生执业管理方式的逐步放开，社会办医、"互联网+医疗"加快发展，一部

分极具魄力和前瞻性的医生率先跳出了体制，组建医师团体组织。组织体制内医生多点执业，或与互联网平台、投资管理公司展开合作，催生了医生集团的发展，也为深圳市卫生健康事业发展提供了契机。

## 二、主要做法

医生执业方式的改革，推动了医生集团的发展。2014 年 7 月，国内著名血管外科专家张强作为自由执业医生创办了全国首家医生集团——张强医生集团。但是，在进行商事主体登记注册时，按照企业集团登记管理暂行规定，不允许直接使用"医生集团"字样进行名称登记。因此，各地的商事登记管理部门以不符合"集团公司"企业登记注册的有关规定和条件，建议他们更改注册名称。如张强医生集团在上海注册的名称为"上海张强医疗科技股份有限公司"。

为鼓励医生新业态的发展，2016 年 3 月，深圳市卫生计生委与深圳市市场监督管理局经商议，在医生集团商事登记注册名称上进行了试点改革和突破，颁发了国内首张含有"医生集团"字样的营业执照。医生集团的本质是医生团体执业的一种方式，是对自由执业或多点执业医生团队的一种习惯称谓，并非企业机构的一种类型，与普通意义上的"集团公司"有本质的区别。考虑医生集团这一新业态、新模式的发展历程和现状，深圳市在现行政策规定方面做出探索创新，准许在商事主体登记注册时使用"医生集团"字样，这有助于深化医药卫生体制改革，推进现代医疗服务业发展。2016 年 3 月 8 日，国内首张医生集团营业执照——"深圳博德嘉联医生集团医疗有限公司"经深圳市市场监督管理局批准正式诞生。随后，由国内多名知名医疗专家发起的医生集团在深圳市注册成立。

为规范医生集团注册，深圳市卫生计生委与深圳市市场监督管理局开展了专题研究，并于 2018 年 3 月 23 日印发规范医生集团商事登记的文件，明确了医生集团商事登记的规则。

（1）明确名称。规定在企业名称中，行业内可以有"医生集团"字样，比如深圳某某医生集团有限公司。

（2）明确了经营范围。主营业务可以直接表述为"提供医疗卫生人力资源管理服务；从事其他与医疗机构及诊疗活动，医疗器械等相关许可经营项目的，在经营范围后面加上应该取得相关审批文件后方可开展经营活动"。

（3）明确后置许可部门。按照先照后证的原则，企业在取得营业执照后，需要取得卫生行政部门、人力资源管理部门的相关审批许可证，方可依法开展医疗卫生、人力资源中介等正常的业务经营。

（4）明确规则。规则出台以前已经成立了医生集团企业，不强制要求按新的规则进行调整。规则出台后，取消了每一家医生集团设立的时候都先要卫生行政部门出具证明函的模式，在全市范围内全部放开使用"医生集团"字样进行商事登记，吸引更多企业或者医生在深圳市注册成立医生集团，努力将深圳市打造成品牌医生集团的原产地和集聚地，建立医生集团总部经济模式。

在深圳市全面放开医生集团登记后，医生集团的组织机构数量剧增。截至 2019 年 3 月 30 日，在深圳市经营商事登记注册的医生集团一共有 426 家，医生集团已经成为全国医疗健康服务新业态的重要组成部分。陕西、河北、河南、四川等省份借鉴深圳市的做法支持医生集团公司注册成立。

## 三、医生集团的未来发展

目前，深圳市注册的医生集团发展不平衡，经营的模式差异大，按其业务范围，服务模式可分为三类：一是平台型，这类企业的业务主要是搭建平台，借助移动互联网技术进行信息匹配和链接，为医患双方提供咨询与需求的对接服务，本身并不介入医疗服务的过程。二是经济型，这类企业本身不涉及医疗机构，主要集聚医生资源，为医生提供服务，以企业或者机构的名义与具备执业资质的医疗机构开展医疗卫生服务协作，以劳务派遣等方式组织医生到医疗机构开展执业活动。三是实体型，这类企业自身设有医疗机构，以所属的医疗机构作为承担医疗质量监管和医疗法律责任的主体，使其在医生执业注册、人才培养、医疗质量安全和风险管控与分担等方面，形成较为完整的组织管理体系。

目前，深圳市注册的医生集团主要提供转诊服务、交流平台等中介服务，真正符合深圳市深化医改初衷的为数不多。下一步，深圳市卫生健康委将与深圳市市场监督管理局进一步研究医生集团的分类，实行分类登记注册，重点鼓励发展实体型的医生集团。

（1）鼓励其更好地服务医生：主要为名医自由执业提供一体化服务，为其开展执业登记、对接医疗健康服务需求、承担医疗健康风险管控提供专业化服务，让名医安心、放心、省心地执业，通过市场化机制提高自身的职业价值。

（2）鼓励专业化发展：支持专科医生集团、家庭医生集团的发展。

（3）支持举办医院：支持发展名医诊疗中心，提供名医主刀平台。

（4）支持开展健康管理：支持医生集团参与基层医疗卫生服务体系的建设与发展、家庭医生服务，为市民提供更高质量更多层次的健康管理。

**案例一 市医师协会：医师执业方式改革与管理创新**

## 一、项 目 背 景

行业协会是我国经济建设和社会发展的重要力量，是加强和改善行业管理的重要支撑，是联系政府和社会之间的桥梁。深圳市医师协会成立于 2011 年 12 月，是一个比较年轻的协会。本着"服务、协调、自律、维权、监督、管理"的宗旨，团结、带领深圳执业医师和医疗机构不断加强医德医风建设、自觉遵守执业规范，在恪守以人为本、救死扶伤的职业操守的前提下，提高医疗服务质量，营造和谐的医患关系，为广大人民群众提供良好的医疗健康服务，并在约束医师和医疗机构执业行为的同时，维护医师合法权益。

协会成立 8 年来，不断践行协会的宗旨，完善协会的职能，得到了广大医师团体的支持和认可，会员入会更加积极客观，由被动变为主动，入会率持续增高，截至 2016 年 12 月 31 日，协会已经注册单位会员 454 家，个人会员 17 409 人。

## 二、主 要 做 法

### （一）承担医师定期考核的事务性工作

2014 年协会受深圳市卫生计生委委托，组织实施深圳市医师定期考核工作，秘书处制定了《深圳市执业医师定期考核工作方案》，同年 3 月，协会启动了全市第一周期医师定期考核，对符合第一周期（2012—2013 年度）考核条件的 24 374 名医师进行了考核，于 2014 年 10 月 26 日对 6205 名符合一般考核程序的执业医师进行了业务水平测试，合格率为 99.25%。2016 年 8 月启动了第二周期（2014—2015 年度）的执业医师定期考核工作，符合本周期考核条件的执业医师有 27 105 名，考核总合格人数为 27 058 人，不合格人数为 47 人，总合格率为 99.82%。2017 年出台的《条例》正式授权协会组织实施医师定期考核工作，2019 年 6 月协会已经完成了第三周期（2016—2017 年度）的考核工作，符合本周期考核条件的执业医师有 32 157 名，3 次考核共考核执业医师 83 636 人次。

### （二）组织医师注册和备案

自 2017 年 1 月 1 日正式承接医师执业注册起，协会及时组织有关人员在市卫生计生委医政处的指导下开展承接医师执业注册的前期准备工作，包括人员培训、窗口设置、修订医师注册指南、注册流程以及做好与市区有关部门的交接，以确保新接手的工作万无一失。至 2019 年 6 月 1 日共完成各类执业医师注册 48 265 人次，市外医师来深多点执业备案 2646 人次，市内医师多点执业备案 5848 人次，港澳医师短期来深执业注册 412 人次，台湾医师短期来深执业注册 37 人次，外国医师短期来深执业注册 255 人次。

### （三）组织医师资格考试

自《深圳经济特区医疗条例》正式实施以来协会正式承接了医师资格考试的组织与事务性工作。医师资格考试是一项国家医师执业资格认证管理的重要工作，协会承接后严格按照国家卫生计生委和省、市卫生计生委的要求，做好考前、考中、考后的管理和服务。这项工作政策性强，协会于 2016 年 5 月开始安排专职工作人员跟班学习、全程参与，了解医师资格考试的全过程。

根据国家和广东省的安排，协会在市卫生计生委医政处的指导下，2017 年、2018 年共完成 5598 名考生的实践技能和综合笔试执业医师资格考试的各项事务性工作，2019 年已完成 3408 名考生的实践技能考试。

### （四）承担过度医疗和医疗欺诈行为认定工作

《深圳市医师不良执业行为记分管理办法（试行）》第十四条明确规定：医师涉嫌存在过度医疗或者医疗欺诈行为的，卫生监督机构可以移交市医师协会进行专业认定。市医师协会作出的专业认定意见可以作为卫生监督机构的处理依据。

为此，协会组织有关专家制定了《深圳市医师过度医疗和医疗欺诈行为认定办法（试行）》，经过反复讨论和征求意见，先后五次修改最终定稿，并建立了专家库。根据投诉和受市、区卫生监督部门委托，协会组织相关专业的专家，自 2017 年起，对 89 宗涉嫌过度医疗和医疗欺诈的投诉案件进行了认定。34 宗被认定为过度医疗；25 宗存在过度医疗和医疗欺诈行为；30 宗不构成过度医疗和医疗欺诈行为。对被投诉的医师或医疗机构负责人进行了约谈，并将认定结果移交给了相应的委托机构，由卫生监督部门分别给予行政处罚或记分。有效地惩戒了不良执业行为，保护了医师的执业权益，维护了医师队伍的职业形象。

### （五）推进行业自律

根据 2018 年 3 月 29 日市纪委、市两新组织党工委、市民政局召开的深圳市行业自律试点工作总结推进会精神，和市两新组织纪工委、市社会组织党委《关于确定深圳市律师协会等 25 家协会为行业自律试点单位的通知》（深社会组织党〔2018〕100 号），协会被列入 2018 年行业自律试点单位，现就落实市纪委、市两新组织党工委、市民政局《关于加强党的领导推进行业自律拓展预防腐败工作领域的实施意见》（深纪发〔2018〕1 号）文件精神，进一步加强党的领导，发挥行业协会自律作用，拓展预防腐败工作领域，制定《深圳市医师协会加强党的领导推进行业自律预防腐败的实施方案》。

**1. 设立行业自律机构**

由协会党组织主导，推动修改协会章程，成立行业自律机构——深圳市医师协会自律委员会，负责推进行业诚信建设和行业自律。自律委员会为协会理事会的二级机构，日常工作由协会秘书处指定专人负责。

**2.明确自律职能**

自律委员会在协会党组织领导下，结合实际开展自律工作，履行如下职能：①建立健全行业自律规约。以国家、省、市现行法律法规为蓝本，按照社会主义核心价值观要求，研究制定医师执业道德准则、行业自律规约，编辑出版《深圳医师执业手册》，每年定期或不定期开展行业自律教育，规范医师执业行为，全面提高医师的思想道德素质，培育执业医师的职业道德和职业精神，营造诚信执业良好氛围，引导医师依法执业，自我约束，自觉维护医务人员在市民中的良好形象。②开展反腐倡廉教育。充分发挥教育的基础性作用，结合行业特点，组织开展寓教于乐、丰富多彩的廉政文化活动。充分调动社会各界支持和参与廉政文化活动的积极性、主动性和创造性，让廉政文化活动持之以恒，产生润物细无声的作用。针对行业腐败易发多发的重点领域，组织开展岗位廉政风险防控教育培训，增强教育培训工作的针对性和有效性。③负责行业执纪工作。对违反行业自律规约或行业职业道德准则的单位会员或个人，按照情节轻重，实行警告、行业内通报批评、聆讯、谴责、向有关部门通报等行业惩戒措施。④建立行业反贿赂管理体系。根据深圳市标准化指导性技术文件《反贿赂管理体系》，结合行业发展实际，建立健全行业反贿赂管理体系，建立科学、系统的贿赂风险评估、分析、识别和处置程序，明确反贿赂的目标和任务。

（六）推动建立守信联合激励和失信联合惩戒机制

**1.推进医师诚信体系建设**

运用大数据，开展医师信用评价工作，建立和畅通医师征信、采信、用信渠道，健全医师信用档案和对社会公开行业自律信息平台。建立医师信用承诺制度，组织医师面向社会做出公开信用承诺，若有违法违规失信行为将自愿接受惩戒和制约。

**2.加强信用信息公开共享**

通过协会网站、微信公众号等渠道及时向社会公开行业标准、行规行约以及医师信用承诺、信用评价、行业奖惩等行业自律信息。

**3.建立诚信"红黑名单"制度**

在医师执业注册、多点执业备案等服务过程中，对有失信行为的单位会员和个人会员，严格依法依规实施行业性约束和惩戒措施，大幅提高失信成本。

# 三、主要成效与创新点、社会影响

由于多年来坚持对会员进行自律教育，广大会员的自律意识有了明显提高，加之法律法规的进一步落实，近年来医闹和伤医事件明显减少。同时，各专科医师分会在举办学习班或学术会议时，也将学习国家有关医疗卫生政策、法规和《深圳经济特区医疗条例》以及医疗卫生行风建设"九不准"、《医疗机构从业人员道德规范》《中国医师道德准则》《中国医师宣言》《深圳医师自律公约》等内容。并且，医师队伍的人文医学素质不断提高，医学人文精神得以弘扬，强化了"以病人为中心"的服务理念，规范了医师执业行为，增强了医师的法律思维以及构建和谐医患关系的能力，使得其保障市民身心健康服务的能力有了很大提高。另外，医师协会通过改革医师的执业方式和管理模式，大大提高了医师队伍的凝聚力和向心力，为全民大健康的建设做出了一定的贡献。

### （一）创新点

一是由行业协会承接政府职能，政府权力下放，协会从广大医师的立场出发，为医师提供更好的服务。二是根据行业特点，以宣传教育为主，引导会员加强自律意识。三是以制度作保障，弘扬先进典型，惩戒不遵守规约的个别个人会员和单位会员。四是建立医师执业诚信系统，利用现代信息技术手段，对会员的诚信情况进行监督。五是推动医师执业责任保险，以自律和制度相结合，为医师创造良好的执业环境。

### （二）成效与影响

协会推动运用大数据建立守信联合激励和失信联合惩戒机制，开展医师信用评价，建立和畅通医师征信、采信、用信渠道，健全医师信用档案和对社会公开行业自律信息平台，推进医师诚信体系建设。

在医师诚信系统中建立诚信"红黑名单"制度，在医师执业注册、多点执业备案等服务过程中，对有失信行为的单位会员和个人会员，严格依法依规实施行业性约束和惩戒措施，大幅提高失信成本。医师遵从行业规范来执业，大大降低患者就医的医疗风险，为市民的健康保驾护航。同时，"红黑名单"制度的建立也有利于广大群众详尽了解医师执业情况，方便群众就医时能够合理选择适合自己的接诊医师；另外，该制度的建立将提高卫生监管部门工作效率，卫生行政部门可利用大数据便捷地对医师执业过程进行监督管理。

## 四、主要困难和不足

医师诚信体系涵盖医师执业生涯的方方面面，体系建设并非一朝一夕能够完成的，并且需要强大的人力物力。目前该体系建设处于测试调试环节，体系建成后，如何推广运用，如何让每一位医师都能够自愿地去使用这个系统是协会面临的一大难题，该体系可能会在某种程度上制约行业自律实施的成效。

## 案例二 市医师协会：建立和推行医师执业责任保险

### 一、项目背景

医疗风险是医师执业过程中必然面对的风险，包括医疗技术风险、执业机构管理风险、法律风险、患者风险等。近年来，医生与患者之间的关系日趋紧张，医患纠纷较多、伤医事件时有发生，建立和推出医师责任险，有助于分担执业风险。国际上，医师执业责任保险是医师执业的主要险种，我国一直在探索。目前我国尚无统一的医师执业责任保险条款，也无组织实施这项工作，只有个别保险公司散在推销，无规模效应，无风险保障。国务院《"十三五"深化医药卫生体制改革规划》、国家卫生计生委等五部委《关于印发推进和规范医师多点执业的若干意见的通知》、《深圳经济特区医疗条例》等文件均提出"加快发展医疗责任保险、医疗意外保险，探索发展多种形式的医疗执业保险"。随着医改推进，医师多点执业、自由执业等增加，执业医师对医师责任保险的需求更加强烈，有组织有规模有保障地推出医师执业责任保险，有助于解决医疗机构内部追责对医师产生的经济压力，解决医师对医患纠纷赔偿的后顾之忧，建立更加合理、有效的医疗风险管控体系，有利于增强对医师、医院的保障，更好地维护医患双方合法权益。

## 二、主 要 做 法

2017 年初，深圳医师执业责任保险项目在深圳市卫生计生委领导下，由深圳市医师协会牵头主导推出。保险方案经过会员代表大会、理事会、常务理事会、会长办公会多次充分讨论，形成定稿。

2017 年 6 月，深圳市医师协会挂网公开招标保险经纪人，引进保险经纪公司。招标有医疗纠纷理赔服务经验的保险经纪公司，为医师执业责任保险设计方案，设计保险理赔服务方案。

2017 年 8 月，经过政府授权的招标公司公开招标，江泰保险经纪股份有限公司中标，并签订保险经纪顾问协议。保险经纪的引进，增加了医院、个人与保险公司竞争抗衡的优势，进一步实现保险的"大数法则"，降低保费，提高保额，实现零免赔额。

2017 年 9 月，深圳市医师协会召开第二届第二次常务理事（扩大）会，研究讨论深圳医师执业责任保险方案和条款。11 月，协会召开第二届第三次常务理事（扩大）会，通过深圳医师执业责任保险方案和条款。并挂网公开招标保险公司，14 家保险公司应标。

2017 年 12 月，中国平安、中国太平洋、中国人寿、永诚财险、中华联合财险 5 家保险公司组成共保体。中国平安为主承保公司，中国太平洋为副承保公司。

2018 年 1 月，搭建线上深圳医师执业责任保险管理服务平台。2 月，协会与江泰保险经纪股份有限公司共同组建医师责任险调解理赔处理中心，搭建统一保险投保服务平台、统一保险理赔服务平台，做好宣传服务工作。

2018 年 3 月，深圳市医师执业责任保险项目正式启动，深圳市中医院普外科医师赵江宁签订了第一张保单，线下投保正式开始。到 2018 年年底深圳市医师执业责任保险投保人数达到 212 人。

2019 年 2 月，深圳医师执业责任保险完成线上投保系统审批工作，开始线上与线下同时投保（2018 年项目启动时，银行保险监督管理系统改革，完成审批较晚）。现已有多家医疗机构拟为本机构医师整体投保，目前该项工作正在进行中。

截至 2019 年 3 月 25 日，线上线下投保数据显示总投保人数达到 420 人。

## 三、保 险 方 案

### （一）医师执业责任保险项目的组织形式

该保险项目由市医师协会牵头，搭建深圳医师执业责任保险服务平台，实行五统一。

①统一保险条款和保险格式；②统一保险费率计算和调整标准；③统一投保平台，形成规模效应，降低保费、实现保险"大数法则"；④统一理赔服务平台，与江泰保险经纪股份有限公司共同组建深圳医师执业责任保险理赔处理中心；⑤统一承保，保险公司组成共保体，增强抵御风险能力，承保方式为期内发生制。

（二）保险费来源

一是该保险非强制险，二是医师自愿、自费购买，三是医师可根据执业范围、特点、风险程度选择相应的保费标准购买。

（三）该项目保险方案的特点

一是基本达到医疗风险全覆盖（错误、过失、疏忽行为或者失职），二是医院内执业责任追责赔偿可以赔付，三是建立了公平原则，四是实行期内发生制，五是不设免赔额，六是保费根据执业范围、风险程度分层设置，有四种保费方案可供选择，法律费用单列，方案四可供院内追责的医师选择购买，七是拥有经验丰富的理赔服务团队。

## 四、主要成效、创新点与社会影响

医师执业责任保险启动仪式当日，深圳市卫生健康委、深圳市公立医院管理中心、深圳市社会组织管理局、中国医师协会、广东省医师协会领导出席会议，中国日报、深圳电视台、南方日报、南方都市报、北京晚报、深圳特区报、深圳都市报、深圳商报、晶报、深圳晚报、香港商报、中山日报等21家新闻媒体到会采访，发布了医师执业责任保险的相关新闻。相关研究（2018年6月中国医学科学院信息研究所对深圳市各级各类医院抽样调查）显示，50.41%的被调查医师知道深圳医师执业责任保险，87.11%的被调查医师愿意购买医师执业责任保险，12.89%的被调查者表示不愿意购买医师执业责任保险。表明医疗机构和医师的认知度、购买意愿很高。深圳医师执业责任保险助推医师多点执业、自由执业，让有限的优质医疗资源更好地发挥作用。

（1）该保险项目由深圳市医师协会主导，实行五统一。目前我国缺少统一的执业医师保险条款和组织，所以由深圳市医师协会牵头来组织开展医师执业责任保险项目的实施，实现五统一（统一保险条款、费率调整、投保平台、服务团队、共保体），以此来保证该保险项目的可行性和持续发展。

（2）公开招标有经验、有实力的保险经纪公司。保险经纪公司为医师协会设计保险方案，提供保险咨询、理赔服务等专业性工作。

（3）医疗执业责任保险方案经过严格论证，符合相关程序。该方案经过深圳市医师协会会员代表大会、理事会、常务理事会、会长办公会等多次会议征求意见、修改，并向市卫生计生委及上级有关部门汇报、请示及沟通协调。深圳市医师协会于2017年11月9日第二届第三次常务理事（扩大）会通过保险方案。

（4）公开招标保险公司组成共保体承保。2017年12月14日，中国平安、中国太平洋、中国人寿、永诚财险、中华联合财险5家保险公司中标，组成共保体，中国平安为主承保公司,太平洋为副承保公司。

(5)实行期内发生制。保险方案期内发生制符合医疗行业的特点,目前国内零散的保险方案均为期内索赔制。

(6)组建深圳医师执业责任保险理赔服务中心。由深圳市医师协会和江泰保险经纪股份有限公司共同组建该理赔服务中心,解决了医师和医院买保险易、理赔难的后顾之忧和保险公司怕引火烧身不愿承保医疗保险的顾虑。

(7)医疗执业责任保险理赔服务流程简便。医疗执业责任保险理赔程序分为简易程序、标准程序和法定程序,医疗损害发生后,患者可根据意愿选择相应的理赔程序,理赔服务中心会依照医疗损害程度及患者意愿引导患者进入对应程序进行理赔服务。

(8)医师协会组织建立专家库。医师协会将组织、遴选、培养医疗损害评估专家参与理赔服务与医疗损害评估。

(9)与医患纠纷人民调解中心无缝对接。医师执业责任保险理赔服务中心对于人民调解的医疗纠纷实行无缝对接,积极进行理赔。对于医疗纠纷仲裁院、法院的判决直接进行理赔服务。

(10)推动医师多点执业、自由执业,助推健康产业。促进民营医院、基层医疗机构发展,努力构建多元化办医体系、用人机制,形成医改新格局。

(11)推动医师诚信执业制度建设。利用保险理赔大数据,构建医师技能评价、风险评价制度,有利于医师诚信执业制度的建设。

(12)保险方案对于医疗风险覆盖范围广,同时增加院内追责赔偿和公平补偿责任赔偿。除医疗过错、过失、疏忽、失职等行为导致医疗损害可以赔付外,因诊疗活动导致医疗损害赔偿而被医院追责,需要医师个人承担医疗损害赔偿金,保险亦可赔偿;公平补偿责任赔偿即医患双方均无过错,诊疗行为与医疗损害存在事实上的因果关系,基于公平原则,在保险限额内可获赔偿。

(13)深圳医师执业责任保险保费较低,保障限额高,实行零免赔。实行五统一,经过招投标,达到提限降费的目的。

(14)发挥深圳医师执业"业必归会"和医师执业区域注册等先行先试政策优势,集聚国内外优秀医师到深圳执业、打造人才高地。

## 五、主要困难与存在的问题

一是投保覆盖面较小,投保人数不够理想,医师责任险线上投保系统上线时间短,医院管理层和医生正在学习、讨论中,需要进一步加强宣传。二是风险管控体系尚未形成闭环系统,需要进一步制定风险管控制度,建立管控数据库并进行风险点分析,针对风险点进行管理、研究、防范。三是针对医疗纠纷处理需要加强综合治理,使政府、医院、个人等多方共同努力,形成齐抓共管局面。

# 第七章 打造"健康中国"深圳样板

## 深化公共卫生体系改革，推动服务提质增效升级，奋力推进健康中国先行区建设

2016年以来，深圳市深入贯彻落实全国卫生与健康大会精神，牢固树立"大卫生、大健康"理念，把推进公共卫生体系改革与发展作为实施健康中国战略的重要工作，融入深化医药卫生体制改革大局之中，推动了公共卫生服务体系提质增效升级，提高了市民健康服务水平。

## 一、主 要 做 法

### （一）推动构建"大卫生、大健康"发展格局

**1. 坚持整体推进、规划引领、协调各方**

突出预防为主、防治结合，以《健康深圳行动计划（2017—2020年）》《深圳市公共卫生服务强化行动方案》为总领，以实施《深圳市贯彻落实国家和省遏制与防治艾滋病"十三五"行动计划实施方案》《"十三五"深圳市结核病防治工作规划》《深圳市防治慢性病中长期规划（2018—2025年）》《深圳市国民营养工作计划（2018—2030年）》和《深圳市精神卫生工作规划（2018—2020年）》等专项规划为抓手，加强部门之间、医疗机构和专业公共卫生机构之间的协作联动，着力把有关各方的思想和行动统一到"大卫生、大健康"发展理念上来。

**2. 坚持健教先行、慢病优先、从小抓起**

围绕普及健康生活，积极倡导"每个人是自己健康第一责任人"的全民健康教育与健康促进新理念，印发《深圳市市民健康素养提升工程实施方案》，全面提升市民健康素养水平。同时，一手抓重点人群慢性病防治管一体化，一手抓儿童青少年良好生活行为习惯养成，深圳市出台了《关于完善重点慢性病"防治管"一体化服务模式的实施方案》《市卫生计生委市教育局关于加强和改进学校卫生工作的通知》《深圳市卫生健康委深圳市教育局关于实施健康校园行动计划的通知》等政策。

**3. 坚持医防融合、医养融合、体医融合**

落实以预防为主、将健康融入所有政策的新时代卫生健康工作总方针，努力实践卫生健康与相关领域融合发展的疾病防控新模式，制定《深圳市医疗机构公共卫生服务责任清单和工作指南》《深圳市基层高血压医防融合试点工作方案》，印发《市卫生计生委市民政局市人力资源保障局关于印发深圳市医养结合试点工作方案的通知》深圳市卫生健康委员会深圳市文化广电旅游体育局深圳市教育局《关于实施体医融合行动计划的通知》。

（二）促进公共卫生服务体系转型升级

**1. 加快高水平公共卫生创新平台建设**

国家感染性疾病（结核病）临床医学研究中心挂靠市第三人民医院。依托中国医学科学院阜外医院深圳医院建设国家心血管病中心南方基地、国家心血管疾病临床医学研究中心•深圳。依托中国医学科学院肿瘤医院深圳医院推进国家癌症中心南方基地建设。围绕重大疾病防治攻关，完善公共卫生科研体系和创新机制，引进了公共卫生领域"三名工程"高层次学科团队 18 个。

**2. 推动部分公立医院向防治中心转变**

坚持"防治管"相结合，在市妇幼保健院加挂市妇幼卫生中心牌子，在市康宁医院加挂市精神卫生中心牌子，在市中医院加挂市中医治未病指导中心牌子。在市第三人民医院建设传染病区域医疗中心，在市眼科医院设立市眼病防治中心、市近视防控中心，在市第二人民医院设立市青少年脊柱侧弯防控中心。推进深圳市口腔医院、南方医科大学深圳口腔医院建设，完善本市口腔疾病防治体系。

**3. 推动慢性病防治与老年健康管理相结合**

推动市慢性病防治中心承担全市高血压、糖尿病、老年人健康管理、结核病等基本公共卫生服务项目业务指导、质量控制、统计分析和监督评价管理任务，加强"老高糖"健康管理，完善老年病防治体系，推动医养融合发展，推进老年人口腔保健计划，试点"健康口腔，幸福老年"项目，为全市约 300 名老年人提供了镶牙及补贴服务。准备启动"8020 计划"。

**4. 完善公共卫生服务考核评价**

出台《深圳市公共卫生机构运营管理绩效评价指导意见》和市级专业公共卫生机构运营管理绩效评价指标体系，建立健全以公益性为导向，涵盖职责履行、功能定位、公共服务、社会效益、综合管理等要素的公共卫生绩效考核机制。

（三）实施降低传染病疫情攻坚行动

**1. 着力加强重点传染病防控**

根据深圳市民疾病谱和重大疾病防治专项规划，制定季节性疾病专项防控方案，加强性病、艾滋病、乙肝和结核病等疾病防治。启动实施校园艾滋病、结核病防控项目。启动淋病和生殖道沙眼衣原体感染综合防治项目。将肺结核（包括耐多药肺结核）专科门诊治疗纳入医疗保险门诊大病范畴。坚持联防联控、群防群控，整合埃博拉出血热、登革热、人感染 H7N9 禽流感等疾病防控相关协作机制，建立市防治重大疾病工作联席会议制度，强化统一领导、部门协同、市区联动，加强季节性传染病、新发传染病、境外输入传染病的管理，目前流行性感冒、登革热等防控效果良好。综合运用公共卫生大数据监测网络，创新发布流感指数、登革热指数、感染性腹泻易感指数及手足口病指数等公共卫生服务"产品"，促进市民落实"健康第一责任人"责任，主动做好疾病防控和预防保健。

**2. 加强重点人群传染病防治**

在学校及托幼机构进行传染病防控月活动。新增适龄儿童水痘疫苗免费接种、水痘疫苗应急免费接种和在校中小学生流感疫苗免费接种项目。实施老年人流感和肺炎疫苗免费接种项目。

（四）集中精力加强慢性病防治

**1. 推动高血压医防融合试点**

制定了《慢性病系统化全流程管理工作手册》，改造社区健康服务信息系统，推行慢性病系统化全流程管理，在社康机构重构"以健康为中心"的服务流程，使全科医生在诊疗疾病的同时完成健康随访工作。加强社康信息化建设，推进社康机构与医院、社康机构与公共卫生机构、社康机构与手机 App 信息"三协同"，推进电子病历与居民健康档案数据对接，逐步实现市民在各级各类医疗机构的就诊信息全部向居民电子健康档案汇集。制定《关于推进社康机构举办医院上下融合发展促进双向转诊若干措施》，推进医院与社康机构融合发展（医院-社康融合发展），推动举办医院与社康机构的人财物资源统一配置、财务统一管理、人员统一调配、业务协同管理、绩效统一考核、薪酬一体分配。强化举办医院的社区健康服务职能，协同院本部各科室与所属社康机构共同落实基本医疗和基本公共卫生工作任务，拓展家庭医生、家庭病床服务，促进医养融合发展。允许基本公共卫生服务经费、家庭医生服务财政补助经费由举办医院统一管理，该经费可用于医院、社康机构开展基本公共卫生服务、家庭医生服务。

**2. 加强出生缺陷干预与癌症早诊早治**

实施免费婚前和孕前优生健康检查，将高通量基因检测 21 三体综合征、13 三体综合征、18-三体综合征产前筛查，珠蛋白生成障碍性贫血预防控制，新生儿遗传代谢病筛查，新生儿听力筛查（初筛）等纳入重大公共卫生服务项目。将适龄妇女宫颈癌人乳头瘤病毒（HPV）筛查、适龄妇女乳腺癌筛查等纳入重大公共卫生服务项目，开展免费大肠癌筛查试点，重点癌症早诊早治项目荣获国家癌症中心颁发的"癌症早诊早治工作影响力奖"。

（五）致力改革健康促进新模式

**1. 建立全民健康促进机制**

开展了居民健康水平综合评价研究，编制了个人健康评价指标。开展了市民健康积分制度研究，以社区健康服务为试点，制定了《深圳市社区健康服务积分标准》，建立了积分兑现奖励机制，动员市民主动参与社区首诊和参加基本公共卫生服务。探索"家-校-卫"联动学校健康教育新模式试点，组建班、校、区、市四级"健康家委会"，将学校健康教育课程授课者角色由校医换成家委会中有医学背景的家长，针对近视、龋齿、肥胖、脊柱侧弯、流行性感冒、腹泻等学生常见病开展健康知识技能课堂，荣获第十六届深圳关爱行动十佳创意项目。

### 2. 推进"健康细胞"示范工程建设

推进健康校园建设，社康机构与中小学校建立了一对一的卫生对口协作机制，支持全科医生、社康站进校园，加强学校卫生技术力量配置。在宝安、龙华、福田等区试点，由街道办事处、社区工作站牵头，成立健康社区工作行动委员会，推进健康社区、健康单位、健康学校等建设。深圳市正在编制健康城区指标体系，以评促建，指导各区开展健康城区建设。深圳市正在研究制定《深圳市智慧健康社区建设规范》，推动智能健康监测、体质测评、应急救护、智慧药房、智慧健身房等向社区、家庭延伸。

### （六）加强严重精神障碍患者管理

### 1. 开展精神卫生综合管理试点

提高严重精神障碍患者监护补助标准，推行患者监护责任补偿保险，加强非深户籍精神障碍患者社区康复，加强流浪精神障碍患者救治救助，落实患者送治护送人员费用并解决精神卫生专业资源缺乏的问题。出台严重精神障碍患者送治工作补贴政策，规定补贴费用总额最高不超过2000元/（患者·次），相关护送人员不超过200元/人次。

### 2. 开展全国社会心理服务体系建设试点

计划在50%以上一类社康机构设置心理咨询室，提供心理咨询服务。发挥精神卫生社会组织作用，加强心理健康促进和心理咨询专业队伍建设。

### （七）着力加强基本公共卫生管理

### 1. 加强基本公共卫生服务项目管理

在9家基层医疗集团实施了医保基金"总额管理、结余留用"制度，通过医保基金激励约束机制，促进基层医疗集团主动加强社区公共卫生工作。推动建立专业公共卫生机构专家定期下基层"驻点"制度，与社区医务人员共同做好基本公共卫生服务。整合公共卫生服务项目，向市民发布《深圳市民健康手册》，提高公共服务的知晓率。出台《深圳市基本公共卫生服务管理办法》，推行实名制建档、一人一档、联网运营。要求所有居民必须选定一家社康机构作为自己的电子健康档案的管理责任机构（一年可更换一次）。对提供基本公共卫生服务的机构实行协议定点管理，按"工分"（工作当量总数及绩效考核系数）核算财政补助。在全市所有社康机构使用统一的网络版社区健康服务管理系统。

### 2. 新增一批公共卫生服务项目

在国家14项基本公共卫生服务项目、19项重大公共卫生服务项目的基础上，结合地方疾病防控需要，新增了32项公共卫生服务项目。2018年，新增青少年近视防控项目、青少年脊柱侧弯防控项目、疫苗智能冷链安全监控项目。

### （八）统筹抓好其他公共卫生工作

### 1. 创建"无烟城市"

出台《深圳市创建"无烟城市"实施方案（2018～2020年）》，参与世界卫生组织非感染性疾病和伤害全球大使50城倡议行动。在坪山区马峦山街道试点开展控烟执法社会共治项目,创建"无烟街道"。连续实施控烟执法车轮战。违法吸烟率由 2016～2017 年度的 31.8%下降至 2017～2018 年度的 23.2%。

**2. 推动公共卫生信息化平台建设**

推进实施多病种、多因素统一监测、公共卫生服务项目统一管理、疾病与健康监测信息统一发布。

# 二、主 要 成 效

## (一)公共卫生体系持续完善

建立了较为完善的市、区两级疾病预防控制,慢性病防治,妇幼保健,精神卫生,职业卫生,健康教育,卫生监督,采供血,医疗急救,卫生应急,信息化等专业卫生服务体系。推动市第二人民医院、市中医院、市第三人民医院、妇幼保健院、康宁医院、眼科医院等承担重大疾病防治体系建设任务,建设专科专病防治中心,对重大疾病实行"防治管"一体化,卫生健康事业发展方式从"以治病为中心"向"以健康为中心"转变。

## (二)公共卫生服务能力持续增强

市级主要公共卫生机构的服务能力进入国内前列,建立了国家感染性疾病临床医学研究中心及心血管、肿瘤、糖尿病等 8 个国家临床医学研究中心深圳分中心。成功应对了严重急性呼吸综合征、人禽流感、甲流、登革热、麻疹、人感染猪链球菌等一系列重大疫情的挑战,实现了严重急性呼吸综合征患者救治零死亡。消除了疟疾这一城市建设之初最大的顽疾。

## (三)公共卫生管理水平持续提升

2018 年,全市乙类传染病报告例数同比下降 5.3%,突发公共卫生事件报告起数同比下降 62.1%。在精神卫生、艾滋病防治、卫生应急、医防融合、医养结合等 7 个方面承担了国家试验区或示范区的建设任务,实现公共场所全面禁烟,获得国家精神卫生综合监管试点国家考评一等奖,南山区被评为全国慢性病综合防控优秀示范区第一名,龙华区成为国家健康促进区。

## (四)市民健康水平持续提升

2018 年,居民健康素养水平达到 24.27%,提前 2 年实现健康深圳行动计划目标。市民人均期望寿命为 81.25 岁,比 2009 年提高了近 3 岁;孕产妇死亡率、常住 5 岁以下儿童死亡率、婴儿死亡率分别为 5.30/10 万、1.87‰、1.60‰,持续稳定在先进发达国家和地区水平。

# 推进精神卫生综合管理试点，完善公共卫生防治管理模式

## 一、改革背景

2015 年深圳市纳入首批全国精神卫生综合管理试点城市，卫生、综治、公安、民政、残联、人力资源保障等部门密切合作，依托精神卫生工作联席会议平台，积极完善多部门综合管理机制，探索创新非户籍流动人口精神障碍管理和服务，重点落实贫困患者救治救助，实施患者家属监护补助制度，逐步形成"院前预防—院中诊疗—院后康复和管理"的深圳特色服务模式。自试点以来，深圳市有关工作指标显著提升，报告患病率（检出率）由 1.84‰增长至 3.61‰；管理率由 68.1%增长至 93.8%；服药率由 62.7%增长至 76.3%。

## 二、主要做法

（一）协调会议破难题

**1. 市区联席会议**

2014 年，深圳市建立由卫生、综治、公安、民政、残联等 19 个部门及各区政府参与的精神卫生工作联席会议制度，市委常委、政法委书记担任总召集人，分管副市长为召集人。随之，各区政府相继建立联席会议制度。联席会议作为综合管理领导小组，全面统筹、协调和推动试点创建工作。市、区召开多部门联席会议和协调会议 102 次，各部门累计出台政策文件 60 余项，以问题为导向，落实解决机构建设、社会工作者配置及患者救治救助和出院安置等难题。

**2. 街道社区综合管理小组**

全市 74 个街道均建立精神卫生综合管理小组，由街道综治、公安、卫生、民政、残联等部门人员组成，负责协调解决基层精神卫生工作。648 个社区均建立关爱帮扶小组，由社区工作站专干、社区民警、精防医生、民政/残联专干及患者家属组成，为患者提供家庭随访、转诊联络、应急处置、救治救助、资源链接等服务。市、区、街道和社区建立微信工作群 730 余个，及时掌握患者动态。

**3. 多部门工作专班**

2016 年 6 月，市综治、卫生和公安部门联合成立"预防精神障碍患者肇事肇祸"工作专班，办公室设在市综治办，统筹协调落实各项工作举措，进一步推动形成部门齐抓共管工作格局。

（二）综合培训增能力

**1. 基层培训**

按照分层分类原则，市、区精防机构每年针对精神卫生防治人员及综合医院医务人员，开展工作规范、患者管理治疗、法律法规等专项培训，近 3 年累计培训 80 余场。

**2. 深度培训**

本市与澳大利亚墨尔本大学、美国纽约大学社工学院、加拿大多伦多大学西奈山医院等合作，开展暴力事件预防和应急处置、精神卫生医务社工和主动式社区治疗（ACT）项目培训。

**3. 综合培训**

对综治专干、公安民警、残联专干等开展精神卫生专业培训，2017～2019年累计培训40余场。

**4. 社工培训**

按照2017年市联席会议要求，全市按照每服务50名患者配置1名专职精神卫生社工；卫生部门制定专职精神卫生社工培训方案，为新上岗社工提供16天的全日制岗前培训，至2019年已举办6期培训班，培训学员375人。

**5. 转岗培训**

2016年9月启动精神科医师转岗培训，两年来累计培训217人。

（三）患者管理一体化

**1. 排查和发现报告**

由公安部门牵头，卫生部门配合，开展患者排查和预防肇事肇祸专项行动，查找失联失访患者。2017～2019年，市、区公安部门牵头开展患者排查39次。开展严重精神障碍患者线索调查与筛查诊断项目，2017～2019年全市报告新发病例2万人。

**2. 分类管理**

为普通患者提供基本公共卫生服务项目，从发现、报病、建档、随访、转诊医院-社区一体化；为重点患者实施个案管理项目，注重风险评估和控制；为特殊患者开展主动式社区治疗项目。2017～2019年，精神专科门诊随访2万余人次，社区随访患者54万余人次。

**3. 高风险患者管控**

探索建立了高风险患者"风险评估-紧急救治-信息共享-联合随访-家属监护"全程管理工作机制。在专科门诊和社区随访时发现危险性评估为3级及以上的患者，及时予以应急处置和收住入院；针对贫困高风险患者给予免费住院治疗。患者出院后及时将信息下转社区，由关爱帮扶小组协作提供上门随访服务，落实患者监护。同时，将高风险患者信息报送公安部门。针对在深务工且家属不在深圳的高风险患者，建立了跨地区跨部门联防联控机制。2017～2019年成功将30余名患者返回原籍安置治疗。2018年，市联席会议办公室等8个部门出台发放严重精神障碍患者送治工作补贴的意见，每护送一名高风险患者补贴不超过2000元，护送人员每人次不超过200元。

**4. 患者康复**

深圳市康宁医院设立家属学校和打造"心晴医患家属联谊会"品牌活动，为患者及家属提供全程康复指导。2017～2019年开展活动250余期，参与者达1万余人次。根据患者康复需求，深圳市74家康复机构为居家患者提供多元化的康复服务，患者社区康复参与率达77.99%。

**5. 患者应急处置**

深圳市卫生、公安等部门联合组建突发事件应急处置队伍，对出现伤人、自伤、病情复发及严重药物不良反应或躯体疾病的患者进行应急处置。2017～2019 年共处置 2304 人次，有效防范了肇事肇祸事件的发生。

### （四）救治救助均福利

#### 1. 医疗保险政策

2016 年 4 月，深圳市人力资源保障局将六类严重精神障碍纳入门诊大病医保范围，最高报销比例达 90%，不设起付线，取消报销封顶，已服务患者 1627 人。患者住院费用报销比例医保一档二档为 90%，医保三档为 75%；精神障碍患者住院医保额度为 15 478 元/人次。批设精神分裂症患者长期医保住院名额 70 人，每人每年 12.85 万元。在医疗保险报销外个人支付费用累计超过 1 万元以上部分，由重特大疾病补充医疗保险支付 70%。市、区精神卫生专业机构实行一站式结算，并开通异地转诊结算服务。深圳市参保严重精神障碍患者门诊和住院自付比例平均为 10%；贫困患者包括非户籍患者基本实行全免费，门诊和住院自付比例低于 10%。

#### 2. 救治救助政策

针对有需求的常住患者，每月至少提供药品费 300 元/人，半年免费体检一次。2017～2019 年全市服药补助患者 8305 人，其中为本市户籍患者 3415 人，非本市户籍患者 4890 人。对需紧急住院的贫困高风险患者进行免费收治，2017～2019 年累计救治 579 人次。自 2009 年始，由市政府统一支付，保障流浪乞讨精神障碍患者的救治，2017～2019 年救治 4606 人次。深圳市康宁医院作为强制医疗定点单位，专设强制医疗病区，公安部门特聘 10 名专业保安负责病区安全保障，2017～2019 年共收治患者 49 人。

### （五）以奖代补强监护

2016 年 7 月，深圳市综治牵头出台严重精神障碍患者监护补助政策。针对深圳常住患者，对病情稳定患者的监护人每人每年补助 2000 元；对高风险患者的监护人和协助监护人，每人每年分别补助 5000 元和 1000 元。目前全市落实监护补助 20 735 人（占在册患者 52.4%），其中，高风险患者 1459 人（占在册高风险患者 84.8%）。提高患者监护补贴标准，病情稳定患者的监护人提高至每人每年 2800 元，高风险患者的监护人提高至每人每年 6400 元；按照广东省综治委关于购买患者监护责任补偿保险文件要求，深圳市患者监护责任补偿保险投保档次为每人每年 400 元。

### （六）心理服务提素养

#### 1. 精神卫生进社区、进企业和进学校

深化建设"七好"示范社康中心，即组织管理好、健康教育好、患者管理好、双向转诊好、社区康复好、预防控制好、心理咨询好，共培育示范社康中心 182 家。协助企业建立精神卫生服务体系，设置心理咨询室，培训心理服务队伍，建立心理援助及心理行为干预机制，提供心理健康教育、心理咨询、转诊等服务，提高企业员工心理健康水平，目前覆盖大型企业 31 家。建立中小学生心理危机"预防-预警-干预"的"三预"工作机制，提高中小学生的心理健康水平，目前覆盖中小学校 100 余家。

**2. 心理健康服务**

深圳市、区精防机构成立心理健康宣教专家团队，通过电台、电视台、报纸等主流媒体和新媒体，开展心理健康知识宣传，2017～2019年开展媒体宣传300余次；创办百场心理讲座进职场、共筑美丽心灵、幸福人生大讲堂、精神卫生周等品牌公益宣传活动，2017～2019年开展公益宣传活动1000余场。市、区开展患者家属教育，编写《社区精神疾病防治康复家属读本》。

**3. 心理危机干预**

印发《深圳市突发事件心理危机干预应急预案》，成立市、区应急医疗救援指挥组、专家组和心理危机干预组。成立心理危机干预中心，建立60余人心理危机干预队伍，每年举办心理危机干预培训和演练。近年来，成功应对深圳机场"3·1"交通事故、光明"12·20"安全生产事故、宝安西乡街道沃尔玛超市砍人事件等多起公共场所突发事件心理救援。

**4. 心理援助热线**

深圳市开通心理危机干预热线11条，免费为市民提供热线咨询和心理帮助，建立心理热线制度和处置流程，定期对心理热线人员进行高危来电案例督导和小组讨论培训，提升心理热线服务水平。市区年接听心理咨询来电近6000个，其中高危来电200余个。

# 三、主 要 成 效

**（一）综合机制齐聚力**

试点工作中，深圳市逐步形成了市委市政府统筹主导，以精神卫生联席会议为平台，各部门协调联动的精神卫生综合管理机制。通过联合督导、部门考核、检查通报、问责追责等系列举措，确保各项工作有序有力有效推进。各部门积极研究出台政策文件40余项，着力加强组织领导、能力建设、患者管理、康复服务、救治救助及监护责任等"六大保障"，切实解决精神卫生工作难题。

**（二）服务体系强支撑**

市政府统筹谋划，健全精神卫生防治服务、医疗服务、康复服务、救治救助和肇事肇祸管控五大服务体系，相互有机衔接，完善精神疾病院前预防-院中诊疗-院后康复和管理服务模式。"市-区-社区"推行网格化管理，点对点技术支持。组建街道精神卫生综合管理小组和社区关爱帮扶小组，夯实服务网底。推动医联体建设，建立精神专科联盟和心理咨询工作联盟，促进专科医疗服务下沉社区。

**（三）流动人口破难题**

深圳市流动人口多，非户籍贫困患者救治救助是工作中的"老大难"。各级政府将此项工作列入重要议事日程，突破现有管理机制，建立流动人口严重精神障碍监测预警机制，定期信息交换，落实属地管理；建立高风险患者跨地区（省、市）跨部门联防联控，成功将30余名高风险患者送回乡安置治疗；突破现有政策约束，出台非户籍贫困严重精神障碍患者社区服药、住院救治、健康体检等一系列保障措施，建立非本市户籍患者救治救助长效工作机制。

### （四）社工服务领先行

在深圳市政府强有力的推动下，全市精神卫生社会工作者队伍快速扩张，2018年到岗529人，2019年年底达到800人。社工是多学科团队的核心成员，也是社区关爱帮扶小组的纽带，将社会下沉到街道各社区，可为患者提供家庭随访、社会功能评估、康复指导、复诊联络、贫困救助等全方位服务，大大提升个案管理服务质量。

### （五）信息互通提效率

深圳市研发应用了精神卫生防治信息管理系统，并与深圳市康宁医院临床信息系统（CIS）、国家严重精神障碍信息系统建立了数据接口，对严重精神障碍患者的诊断治疗、社区随访、风险评估、服药依从性及社会功能康复等服务情况进行全程跟进和动态监测，实现医院-社区无缝衔接。卫生与综治、公安、残联等部门实现信息数据共享，大大提高工作效率。

## 四、主要困难和存在的不足

### （一）精神卫生医疗服务资源不足

全市精神科床位共830张，配置为7.0张/10万人，仅为广东省配置水平的1/3；精神科医师共256人，配置为2.2人/10万人。

### （二）非户籍患者报告患病率低

深圳户籍和非户籍人口比例倒挂严重，人口流动性大，目前深圳非户籍患者报告患病率远未达到国家4‰要求。

### （三）精神康复及安置机构不足

深圳街道社康中心主要是为六类残疾人提供康复服务，且为非独立设置的精神康复场所，主要面向户籍患者开放。

### （四）精神卫生社工队伍不稳定

目前深圳精神卫生社工专业背景组成多元，工作经验缺乏，加之社工待遇较低，影响其人员稳定性。

## 五、下一步计划

### （一）推行综合管理长效机制

强化党委政府主导，建立卫生、综治、公安、民政、残联等多部门协调合作的常态化精神卫生综合管理机制。加强街道精神卫生综合管理小组统筹指导作用，重点夯实社区关爱帮扶小组基础。

### （二）健全精神卫生服务体系

完善和健全精神卫生服务体系，加强精神卫生机构和康复机构建设。做好深圳市康宁医院坪山院区搬迁工作；继续推进二级以上综合医院开设精神科（临床心理专业）门诊；推动各街道建有精神障碍社区康复机构。

### （三）实施人才战略外引内联

加大精神卫生人才引进培养力度，继续将精神科医师列入人才紧缺岗位和特殊岗位目录，对精神卫生人才引进培养给予政策支持。加强转岗注册的精神科医师岗位管理和培训。继续通过政府购买服务方式，大力引入和培育社会工作者参与精神卫生工作。

### （四）推进心理健康服务试点

继续深化精神卫生进社区、进企业、进学校等项目，不断拓展心理健康服务覆盖面。紧紧围绕10月10日世界精神卫生日及精神卫生宣传周宣传活动主题，加大精神卫生宣传教育力度。开展心理危机干预及心理救援工作，加强培训和应急演练，积极应对突发公共事件。

# 确保母婴安全，严防出生缺陷，全力提升妇幼健康服务能力

孕产妇死亡率、婴儿死亡率是衡量国民健康水平的重要指标，出生缺陷发生率是关系出生人口素质的重要指标，也是社会经济文化综合协调发展的敏感指标，妇幼健康工作的水平和质量对上述指标有着重要的影响作用。医改十年来，在市政府的正确领导下，我委认真落实深圳市妇女儿童发展规划，强力推进深圳市妇幼安康工程，加强妇幼健康服务体系建设和妇幼健康机构内涵建设，强化母婴保健技术服务日常管理与监督，推进妇幼健康制度建设和规范管理，全力提升妇幼健康服务能力，推广实施降消项目和出生缺陷防控项目，较好地控制了孕产妇死亡率和婴儿死亡率，降低了出生缺陷发生率，在母婴安全保障和出生缺陷防控方面主要指标逐年向好。

## 一、母婴安全保障

### （一）基本情况

深圳市作为中国改革开放的前沿城市，经济增长迅速，每年吸引大量的外来人口，年出生人口也逐渐增加，2009年活产数157 244人，2018年则达到207 353人，比2009年增长了31.9%，2009～2018年深圳市的活产总数达到2 015 121人，母婴安全保障压力逐年攀升。在市政府的大力支持下，我委在医疗保健方面做了大量扎实的工作，促使母婴安全形

势持续向好。具体指标如下：

**1. 孕产妇死亡率**

在分娩量逐年剧增背景下，深圳市全人口母婴妊娠结局得到了保证，孕产妇死亡率逐年下降，2018 年深圳市全人口孕产妇死亡率为 5.30/10 万，比 2009 年 19.72/10 万下降了73.1%，远大于全省降幅，持续稳定在先进发达国家和地区水平（图 7-1）。

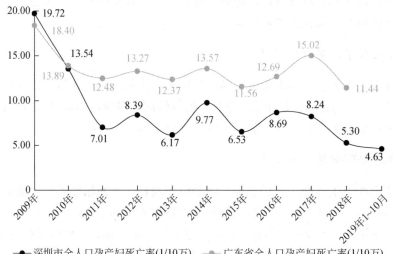

图 7-1　2009～2018 年深圳市全人口孕产妇死亡率

**2. 围产儿死亡率**

2009～2018 年深圳市共分娩 2 024 382 例围产儿，2018 年深圳市全人口围产儿死亡率达 5.32‰，比 2009 年 6.75‰下降了 1.43 个千分点（图 7-2）。

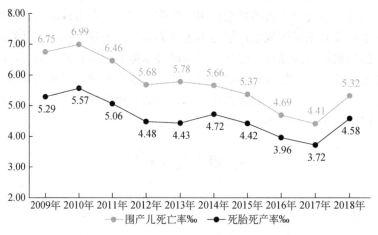

图 7-2　2009～2018 年深圳市全人口围产儿死亡率

**3. 婴儿死亡率**

2018 年深圳市全人口婴儿死亡率达 1.60‰，比 2009 年 2.70‰下降了 1.10 个千分点（图 7-3）。

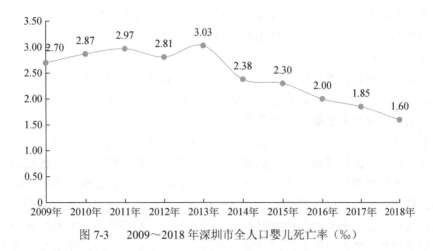

图 7-3　2009～2018 年深圳市全人口婴儿死亡率（‰）

### 4. 5 岁以下儿童死亡率

2018 年深圳市 5 岁以下儿童死亡率为 2.25‰，比 2009 年 3.69‰下降了 1.44 个千分点（图 7-4）。

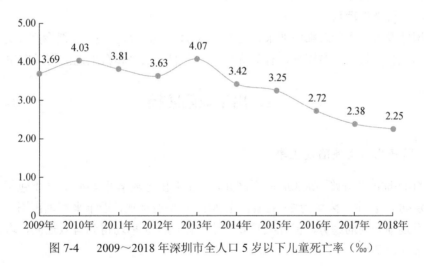

图 7-4　2009～2018 年深圳市全人口 5 岁以下儿童死亡率（‰）

（二）主要做法及成效

**1. 健全妇幼健康服务体系，提高服务能力**

（1）加快妇幼保健机构建设。十年来，市、区妇幼保健机构搬迁、扩建及新建，均设置了专科妇幼保健院；全市新增市属公立医院如南方医科大学深圳医院、中山大学附属第七医院、深圳大学总医院，社会办机构如深圳美中宜和妇产科医院、深圳爱维艾夫妇科医院等开设产科，至 2018 年年底，市、区妇幼保健机构 11 家，助产机构 82 家，其中公立47 家（三级 18 家，二级 24 家，一级 5 家），民营 35 家，全市产科床位 4044 张，儿科和新生儿科床位 2024 张，产科医生 1787 人，助产士 1408 人，有效缓解了"全面二孩"政策实施后产儿科的需求。

（2）推进妇幼保健和计生技术服务资源整合。全市 9 个行政区已完成整合，各项妇幼健康公共卫生服务项目及免费计生技术服务项目落实到位，呈现基层服务队伍稳定、财政支出合理等多赢目标。

（3）建立学科联盟，推进妇幼优质资源共享。市妇幼保健院、龙岗区分别成立了妇幼健康学科联盟，集中人才技术优势服务于重症孕产妇新生儿救治，确保母婴平安。

### 2. 注重妇幼健康内涵发展，提升服务质量

增强重症孕产妇、新生儿救治能力。一是加大了市区两级重症孕产妇、新生儿救治中心建设力度，全市各区均建成了本级重症孕产妇、新生儿救治中心，市人民医院、市妇幼保健院被省卫生健康委评为"省级重症孕产妇救治中心"和"省级重症新生儿救治中心"。二是开展急危重症救治、产儿科医师培训等，举办第九届职工技术创新运动会——新生儿复苏技术竞赛项目等，不断提高产儿科技术人员水平。三是落实孕产妇高危评分与分级管理，建立危重孕产妇转诊绿色通道；开展孕产妇危重症及死亡评审、新生儿及 5 岁以下儿童死亡评审，密切监测、诊疗孕产妇妊娠合并症和并发症，制定《深圳市高危儿管理项目实施方案》，完善高危儿管理体系，对高危儿及时干预。四是通过"三名工程"引进产儿科知名带头人，加强公立医院产儿科人员配置，扩大产儿科优质资源。

### 3. 落实"降消"项目

根据国家及省卫生行政部门要求，我市于 2004 年起开始实施"降低孕产妇死亡、消除新生儿破伤风"项目，十多年来，有效降低了孕产妇死亡率和新生儿破伤风发生率。

## 二、出生缺陷防控

### （一）围产儿出生缺陷发生率

2018 年深圳市共分娩 208 308 例围产儿，围生期出生缺陷儿 4442 例（不包括先天性遗传代谢性疾病），出生缺陷率为 21.32‰，比 2017 年略有增加，近年来深圳市围产儿出生缺陷发生率有逐渐升高的趋势，但几类重要出生缺陷的发生率均得到有效控制，取得了较好的防控效果（图 7-5）。

### （二）围产儿各类出生缺陷发生率

### 1. 神经管缺陷

神经管缺陷包括无脑畸形、脊柱裂、脑膨出等，在健康宣教、叶酸免费发放等出生缺陷一级预防措施干预下，深圳市全人口神经管畸形发生率从 2009 年的 11.20/万下降到 2018 年的 6.50/万，同时随着产前筛查、产前诊断等二级干预措施的加强，在孕早期就能及时检出神经管缺陷并终止妊娠，其活产率也从 2009 年的 4.14/万下降到 2018 年的 0.43/万（图 7-6）。

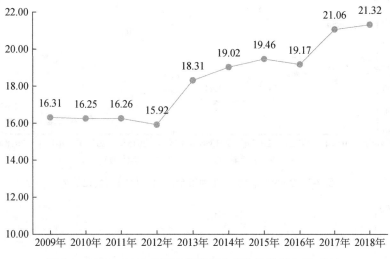

图 7-5 2009～2018 年深圳市围产儿出生缺陷发生率（‰）

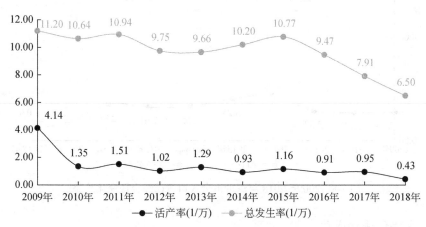

图 7-6 2009～2018 年深圳市围产儿神经管缺陷变化趋势

**2. 肢体短缩畸形**

深圳市全人口肢体短缩发生率从 2009 年的 5.35/万下降到 2018 年的 3.46/万，下降了 1.89 个万分点；肢体短缩活产率也从 2009 年的 2.86/万下降到 2018 年的 0.63/万（图 7-7）。

**3. 唐氏综合征**

随着推迟生育产妇比例日益增加，高龄产妇日益增多，胎儿唐氏综合征等染色体病发生的风险增加，十年来从孕早期或中期唐氏血清学、超声联合筛查到无创产前基因测序技术的普及应用，深圳市唐氏综合征患儿检出率也不断提高，深圳市对唐氏综合征的监测和诊断水平也好于全省、全国。全人群监测数据表明，深圳市唐氏综合征发生率从 2009 年的 3.65/万上升到 2018 年的 13.47/万，而唐氏综合征活产率从 2009 年的 2.23/万下降到 2018 年的 0.96/万。该数据提示通过产前筛查大部分唐氏综合征患儿在孕早期能得到及时发现并使孕妇终止妊娠（图 7-8）。

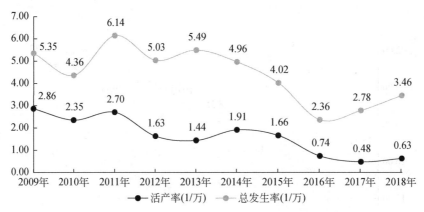

图 7-7　2009～2018 年深圳市全人口肢体短缩变化趋势

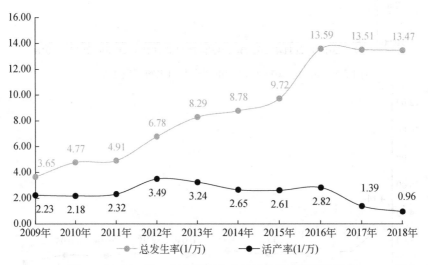

图 7-8　2009～2018 年深圳市全人口唐氏综合征变化趋势

### （三）主要做法和成效

为降低出生缺陷发生率，提高出生人口素质，深圳市采取了多项措施加快出生缺陷防控体系建设，加强出生缺陷三级预防和干预工作，主要有以下几个方面：

**1. 加快市区出生缺陷综合干预中心建设**

截至 2018 年年底，经各区自评和市级验收，全市 9 个行政区已全部建成区级出生缺陷综合干预中心。市第二人民医院、香港大学深圳医院、南山区妇幼保健院、罗湖区人民医院产前诊断中心经筹建试运行及省级专家评审，获批正式运行，至此，我市共有 9 家产前诊断中心正式运行。产前诊断中心及市区出生缺陷综合干预中心的建成，为出生缺陷防控提供了坚实基础。

**2. 提高出生缺陷三级预防服务可及性**

（1）做好出生缺陷一级预防。一是实施免费婚前及孕前优生健康检查项目，2018 年全市约 5.6 万对夫妇参加检查，财政投入经费 3800 余万元；二是自 2017 年起将免费地中海贫血预防控制项目纳入惠民项目，共 29 万孕妇参加了珠蛋白生成障碍性贫血筛查。

（2）做好出生缺陷二级预防。一是开展产前筛查和产前诊断，2018年产前筛查胎儿317 031例，全市围产儿出生缺陷发生率为21.19‰，严重致残的出生缺陷发生率为6.85/万，其中重症珠蛋白生成障碍性贫血发生率达0.29/万，重度先天性心脏病发生率为4.73/万，唐氏综合征发生率为0.87/万，四项指标均提前达到两个规划2020年目标。二是开展预防艾滋病、梅毒、乙肝母婴传播项目，2018年为34万孕产妇提供免费检测与咨询，检测率为97.80%，对阳性孕产妇和新生儿进行了免费干预与追踪。三是2017年起新增实施高通量基因检测21三体综合征、13三体综合征、18三体综合征产前筛查项目，2018年筛查近21万孕妇。

（3）做好出生缺陷三级预防。一是实行新生儿遗传代谢性疾病筛查财政补助80%，2018年筛查率达98.19%，阳性患儿及时给予了追踪治疗。二是实施新生儿听力筛查财政补助80%，2018年新生儿听力筛查率达96.04%，新生儿听力障碍得以尽早发现，及时矫治。三是将对具有本市户籍或在深圳出生并持有居住证的非本市户籍常住人口中的0～18岁苯丙酮尿症孩子进行定点治疗，并将其所需特殊食品费用予以保障，至2018年年底已有21名患儿家长免费领取了特殊食品。

**3. 广泛持久开展社会宣传和健康教育**

将国家提高出生人口素质的方针政策、出生缺陷的严重危害和预防措施作为社会宣传和健康教育的重点，唤起全社会特别是广大育龄妇女及其家庭的重视。在各种妇幼健康及出生缺陷宣传日，以互联网视听、微信、各医院App等新媒体形式，大力宣传出生缺陷防控项目相关政策并提供出生缺陷防控服务的程序、方法。依托各级妇幼健康服务机构的"新婚学校""孕妇学校"，以育龄人群、婚前、孕前、孕期保健人群为重点人群，将出生缺陷防控宣教工作与常规婚前、孕前、孕期、优生优育等保健宣教相结合，提高宣教工作效率和可及性，提升群众自觉接受出生缺陷防控服务的意识。

**4. 加强出生缺陷防控网络建设和技术人员考核培训**

在建立出生缺陷防控网络的基础上，通过提供优质规范的技术服务，进行科学合理的管理，逐级推广简单易行的干预技术，如婚检、增补叶酸等。对婚前保健、产前诊断和遗传病诊断、新生儿疾病筛查等母婴保健专项技术，根据《婚前保健工作规范》《产前诊断技术管理办法》《新生儿疾病筛查管理办法》的要求，对开展母婴保健专项技术的人员组织统一培训，培训考核后方能持证上岗，逐步打造一支技术过硬的出生缺陷防控队伍。

# 开展临床医师技术等级评价制度改革，完善人才评价机制

## 一、改革背景

当前医疗领域的职称评审和聘任制度，过于注重科研和论著，无法准确反映其技术水平，难以引导临床医生集中精力提升临床技能。很多临床医生在谋划自己的职业生涯上，注重做"职称科研""职称论文"，导致学术上不良风气出现。同时，深化公立医院改革特别是人事分配制度改革，也要求建立一套体现岗位责任、技术含量、责任风险、工作质量和强度等要素的绩效考核和薪酬分配体系。因此，需要对医务人员（包括临床、护理、医技、药剂、影

像等专业）的职业价值进行专业化评定，建立更加客观、公正的医疗人才评价机制。

# 二、主要内容和特点

我市从 2013 年开始，在参考美国医保管理中心、美国医师行政学院、国际医疗卫生机构认证联合委员会（JCI）等国际权威机构对医生能力评价、医生工作量核定和风险衡量方法的基础上，结合实际，提出了全新的临床医生技术等级评价框架。

（一）建立临床医生职业价值的评分体系

临床医生职业价值的评分体系主要由临床技术水平、加分项目和扣分项目三大部分组成。临床技术水平主要考察医生完成诊疗项目（手术/操作）的数量、难度和质量，是对临床医生的职业价值进行评价的核心部分。加分项目主要考察医生的科研能力、教学能力、学习能力、专业影响力等与整体技术水平密切相关的因素，这是医生能力的重要体现。扣分项目主要考察医生在医患沟通中是否被有效投诉、医疗行为是否有失范之处、是否产生过医疗赔付，以及继续教育是否达标等因素。对每一个临床医生，一般以 3 年为一个周期对其重新评定技术等级。

（二）明确临床医生技术等级的分层分级原则

将临床医生分为 4 层 9 级进行管理，并根据每一个临床医生的技术等级评分结果，对比门槛分数，确定其所达到的层级。门槛分数是指每一级医生必须完成的最低手术/操作数量的标化形式，对于手术科室，除了临床实际得分要大于本级医生门槛分数外，还要主刀完成本级及以上难度系数的手术达到一定数量。对于非手术临床科室，则根据以下因素进行评定：一是对病例的评估和管理，包括其既往从事门诊、住院和会诊的经验积累，如参与疑难病种、罕少见病种诊疗的例数。二是专业技术操作能力，包括其完成的门诊、住院、技术操作，以及参与会诊的工作量、工作质量和难度系数等。三是同行评议，即同行采用循证手段（翻阅病历等）对其既往诊疗常见疾病、救治疑难危重病例的能力进行评价。

（三）注重与现有职称评价制度相衔接

在制定临床医师技术等级评价制度时，建立新的技术等级评价体系与现有的职称级别之间的对应关系。基本层 1～2 级相当于低年资住院医师，3 级相当于高年资住院医师；骨干层 4 级相当于主治医师，5 级相当于低年资副主任医师，6 级相当于高年资副主任医师；核心层 7 级相当于低年资主任医师，8 级相当于高年资主任医师，最高层 9 级达到国内同专业领先水平。

# 三、改 革 成 效

（一）初步建立了临床医生技术等级评价指标体系

目前，已完成了心内科、神经外科、肾内科、内分泌科、肝胆胰外科、胸外科、骨科、妇产科、口腔科、耳鼻咽喉科、眼科、胃肠外科、泌尿外科、麻醉科、放射科、甲乳外科 16 个学科的临床医生技术等级评价指标体系制定工作，并在市人民医院肝胆胰外科、心胸外科，以及市第二人民医院的耳鼻喉科、骨科、神经外科试点了新的指标体系。

（二）促进了医院管理水平提升

试点评价结果真实反映了科室技术水平发展差距及服务管理中存在的实际问题，树立了人才评价的正确导向，激励了医务人员加强业务培训，提高自身价值水平，有力推动了我市整体医疗技术水平的提升。

（三）支持了医改工作

新的评价体系有力推动了市眼科医院等公立医院改革试点单位的改革工作，使其内部岗位设置、人才招聘、内部绩效分配制度更加科学合理。同时，新评价体系运用于"医疗卫生三名工程"国内外高层次人才和学术团队的引进，提升了引进人才的工作质量。

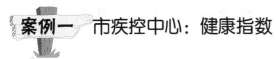

### 案例一 市疾控中心：健康指数

## 一、项目背景

深圳市人口密度大且流动人口多，流动人口的经济条件、卫生状况、防病意识及卫生资源配置都相对较差；各种传染病流行因素广泛存在，极易发生突发公共卫生事件和传染病暴发疫情。在新的形势下，如何做好传染病防控、健康危害因素监测干预和健康教育工作，已成为深圳市新的公共卫生问题。自 2003 年暴发严重急性呼吸综合征之后，深圳市按照上级要求先后制定并实施了近 20 种重点传染病及健康危害因素监测方案，包括流感/人禽流感、感染性腹泻、手足口病、艾滋病、不明原因肺炎及麻疹等重点传染病监测，以及食品安全风险、食源性疾病、学生常见病和空气污染等健康危害因素监测，为深圳市的传染病防控和健康危害因素监测与干预工作奠定了重要基础。

然而，疾病监测是"长期地、连续地收集、核对、分析疾病的动态分布及其影响因素的资料，将信息及时传达给一切应当知道的人，以便采取干预措施"。深圳市虽然已建立覆盖疾病控制、慢性病防治和职业卫生等方面的公共卫生监测网络，积累了有一定价值的监测数据，尝试开展了一些预测预警研究，取得了一定成效。但是在数据的分析和挖掘方面仍存在严重不足，监测数据不能得到有效应用，更没有将监测数据有效地转换为通俗易懂的公共卫生产品来服务市民，疾病防控工作成效受到制约。有鉴于此，在深圳市卫生计生委领导下，深圳市疾病预防控制中心锐意创新，组织专家系统研究，于 2015 年 3 月制定和发布了深圳市"流感指数"，这是国内首次在政府主导下的一种创新探索，把复杂的流感监测数据转换为浅显易懂的风险等级模式，每周通过门户网站公开发布，不仅有效地宣传了健康知识，而且促进了培养市民的健康行为，起到了良好的健康教育作用。其后又陆续发布了登革热指数、感染性腹泻易感指数、手足口病风险指数及高温健康风险指数等一系列健康指数。

## 二、主要目的

一是通过开展健康指数的设计与发布，提高深圳市民的健康素养，降低目标疾病的发病率。二是探索新时代重点传染病健康教育宣传的新形式与新方法，动员全社会共同预防传染病。

## 三、主要做法

（一）研制和发布健康指数

2015 年，在市卫生计生委的领导下，市疾病预防控制中心通过对约 10 种重点传染病近十年监测数据的筛选与挖掘，选定流感监测系统作为发布健康指数的首选对象。经过相关专家的共同努力，终于在 2015 年 3 月，在国内首创性地面向市民群众发布流感指数。其后陆续推出登革热指数、感染性腹泻易感指数、手足口病风险指数及高温健康风险指数，为市民提供了一个又一个优质的公共卫生产品，打通了为民服务的最后一公里。

为进一步扩大受众的范围，五大健康指数不仅在单位门户网站发布，还在气象平台和市疾控中心的微信公众号发布（表 7-1）。

**表 7-1　五大健康指数发布情况一览表**

| 指数名称 | 首发日期 | 频次 | 发布渠道 |
| --- | --- | --- | --- |
| 流感指数 | 2015 年 3 月 | 按周 | 气象平台、网站、公众号 |
| 登革热指数 | 2015 年 6 月 | 按月 | 网站、公众号 |
| 感染性腹泻易感指数 | 2016 年 5 月 | 按月 | 网站、公众号 |
| 手足口病风险指数 | 2017 年 8 月 | 按周 | 网站、公众号 |
| 高温健康风险指数 | 2017 年 9 月 | 按日 | 网站 |

**（二）五大健康指数的运行评估**

以流感指数为例，2017 年至 2019 年 8 月 27 日，累计发布流感指数 138 期，其中 I 级 4 期（2.9%），II 级 18 期（13.0%），III 级 60 期（43.5%），IV 级 56 期（40.6%），预报级别与实际级别一致的周次有 111 期，预报一致率为 80.4%（111/138），具有良好的预警作用，不一致的周次，预报与实际级别均只相差一级。流感指数 I 级、II 级主要出现在 3～5 月，III 级、IV 级出现在 7～8 月及 11 月～2 月的非流行季节，与全市流感活动基本一致（图 7-9）。

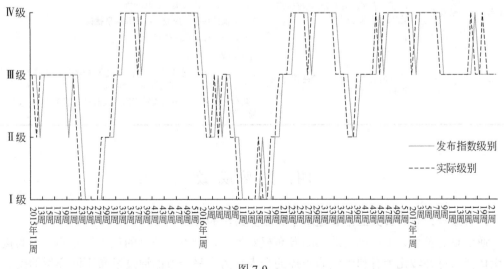

图 7-9

2017 年 9 月，深圳市疾病预防控制中心选取 817 名社区居民开展三类传染病指数的认识情况拦截调查，结果显示流感指数、登革热指数、感染性腹泻易感指数的知晓率分别为

19.6%、20.3%、15.2%，三类指数的知晓率差异具有统计学意义（$\chi^2$=8.4272，$P$=0.0148）。其中至少知道一类指数的有 240 人（29.4%）。240 名知晓指数的受访者中，获取传染病指数信息的途径主要为电视、网站、微信，且 97.1%及 97.9%的受访者表示基本相信指数提供的风险等级及执行指数提供的预防建议。

### （三）针对不同风险等级的预防措施

在目标疾病流行高峰期，在公共交通移动频道、FM106.2 电台等发布健康提示，及时告知市民群众当前疾病的流行等级，并针对性地指导预防措施，降低市民群众罹患目标疾病的风险。

以"流感指数"为例，分为 4 个等级，包括极易发生（Ⅰ级）、易发生（Ⅱ级）、较易发生（Ⅲ级）和较少发生（Ⅳ级），针对不同的风险等级有具体的分级定义及针对性的预防措施，以供公众参考（表 7-2）。

**表 7-2　深圳市流感指数风险等级信息表**

| 分级 | 释义 | 定义 | 向市民的建议 |
|------|------|------|------|
| Ⅳ级 | 较少发生 | 流感患者较少，处于流感非流行期，流感活动强度较低 | 1.保持室内环境卫生，经常开窗通风<br>2.保持健康饮食、适量运动及充足休息<br>3.随温度变化添减衣物，避免着凉 |
| Ⅲ级 | 较易发生 | 流感患者开始增多，流感活动增强，进入流感活跃期 | 1.保持室内环境卫生，经常开窗通风<br>2.保持健康饮食、适量运动及充足休息<br>3.勤洗手，打喷嚏或咳嗽时用手帕或纸巾掩住口鼻<br>4.尽量避免接触流感患者，如须接触应配戴口罩<br>5.建议老人、儿童与基础性疾病患者注射流感疫苗 |
| Ⅱ级 | 易发生 | 流感患者多，流感流行强度较高，进入流感流行期 | 在Ⅲ级的基础上：<br>1.避免前往人群密集的公共场所<br>2.如有流感病征，应戴上口罩并尽早就诊<br>3.建议市民注射流感疫苗 |
| Ⅰ级 | 极易发生 | 流感病例急剧增多，流感流行强度极高 | 在Ⅱ级的基础上：<br>1.集体单位内出现多例流感病例，建议患者停课或停工，病例应配戴口罩，避免接触他人，及时就医<br>2.集体单位内出现多例流感病例，及时做好消毒工作，防止病原扩散 |

# 四、主 要 成 效

**1. 有效提升政府公共卫生管理水平和服务为民的形象**

通过政府及相关公益机构的网站发布权威消息，一方面公众的认可度较高，容易接受健康传播信息并转化为有利于疾病防控的个人行为；另一方面通过发布不同类型的疾病防控信息，有效提高政府的公信力，使公众真实感受到政府为民办事的态度和效率。

**2. 切实提高公众公共卫生知识水平，培养健康行为，尤其是较难管理的流动人口**

通过政府网站或微信公众号等新媒体，定期发布流感指数等公共卫生产品，能有效拓宽公众获取公共卫生防护知识的渠道，使其及时了解传染病的发展趋势和科学的防控意见，提高个人的疾病防控意识，有效降低罹患传染病和相关疾病的风险。

**3. 强化疾控机构的公共卫生监测与干预能力**

目前虽然建立了多个较为完善的公共卫生监测网络，但仅有少部分监测网络建立了预警或预测模型。通过对公共卫生监测数据的挖掘与分析，建立起不同类型的公共卫生监测网络的预警预测方法，全面提高疾控机构的疾病防控能力和水平。

据深圳市接种信息平台数据统计，通过流感指数的发布，有效地提高了市民群众接种流感疫苗的意识。按接种季统计，2017年10月至2018年6月接种季流感疫苗接种剂次为464 362针次，比2016年10月至2017年6月接种季（310 429针次）增加49.6%，相当于减少了15万人左右感染流感病毒，保障了市民群众的生命健康，减少经济损失约6000万元。

## 五、主要创新点和社会影响

健康指数的设计与发布，是国内第一个面向公众发布的公共卫生产品，能有效地提高市民群众的防病意识，促进其培养健康行为，助力健康深圳建设，此举是将健康融入所有政策的有力体现。

（1）深圳市是国内乃至国际上首创发布流感指数等健康指数的城市，此为疾病预防控制新模式，是服务百姓方式的新突破。

（2）其为国内首个将流感监测数据转化为日常公共卫生服务产品，是疾病监测大数据应用的典型范例，适合在县（市）规模范围内推广应用。

（3）建立流感监测评价模型，经数据回代验证，流感指数预报结果科学可靠。

（4）应用网站、微信公众号等新媒体进行传播，面向全体市民，受众广，内容通俗易懂，是新时代下一种全新的健康教育宣传模式。

## 六、主要困难和存在的不足

一是社区居民对三类传染病指数的知晓率不高，2017年社区居民调查的总知晓率仅为29.4%，需根据各辖区人口生活和居住特点，开展针对性健康教育。

二是需要通过多种方式和途径加强宣传，除了电视、网络等媒体，充分利用各类新媒体形式传播健康信息。

## 案例二　市健康教育与促进中心：无烟城市建设

## 一、项目背景

1998年深圳市最早出台地方《深圳经济特区控制吸烟条例》（以下简称"《控烟条例》"），对推动全市控烟工作起到了一定的作用，烟草广告得到有效控制，公共交通工具、博物馆、展览馆等诸多公共场所吸烟现象有所缓解。随着我国控烟履约工作的不断推进，2013 年 10 月深圳市人大通过了新修订的《控烟条例》，并于 2014 年 3 月 1 日开始实施。新《控烟条例》主要特色表现在明确实行政府主导、分类管理、场所负责、公众参与、社会监督的工作原则，强化政府在控烟规划、考核及经费保障方面的责任，明确场所控烟的职责，扩大禁烟场所范围，严格限制烟草销售和烟草广告，设立全市统一控烟投诉电话，处罚额度较高等。

深圳市控烟工作经历了无法可依、有法但执行不力、新法执法效果明显三个阶段。实践证明，明确各部门职责、强化责任意识和动员社会力量是控烟取得成效的重要保障。

为保障控烟条例的有效实施，维护公众健康，深圳市开展了以"无烟城市健康生活"为主题的《控烟条例》实施计划，通过各项有效措施及控烟干预活动，提高《控烟条例》执行力度，提高市民《控烟条例》知晓率，降低市民吸烟率及二手烟暴露率，真正实行公共场所全面禁烟，打造无烟城市、建设无烟深圳。

## 二、主 要 做 法

按照"政府主导、分类管理、场所负责、公众参与、社会监督"的原则，实行"全面宣传、分级培训、严格执法、多方监督、优化服务、加强考核"六位一体干预策略。

### 1. 全方位宣传

《控烟条例》实施以来，通过重要节点的主题宣传、重点人群的教育宣传、重点场所日常宣传、媒体公众号平台强化宣传等多样式多渠道，全方位强化控烟宣传。

### 2. 多层次培训

对各部门控烟负责人、各级执法部门、场所控烟责任人、12345 举报电话接线员、媒体记者等进行培训，使其了解、熟悉和掌握《控烟条例》的内容和执法工作程序。

### 3. 常态化执法

建立全市及各区控烟工作联席会议制度，统筹协调全市控烟工作；各执法部门建立控烟执法长效机制；多部门联合开展控烟执法"车轮战"，提高执法威慑力；利用全国首例向未成年人销售烟草制品处罚等典型案例，助推国家层面禁止向未成年人销售电子烟的政策出台。

### 4. 立体化监督

建立控烟志愿者、公众和媒体等监督机制，重点监督与日常监督相结合，发挥传媒和社团作用，动员全社会参与等方式，监督执法机关履行执法职责，规范执法、文明执法，场所履行控烟职责，公众自觉在公共场所禁烟。

### 5. 全流程服务

通过开展禁烟场所管理者培训，指导各类禁烟场所开展无烟环境建设，积极组织医疗机构、企业、酒店、机关等场所开展无烟单位建设；规范戒烟门诊规范化建设；普及简短戒烟干预服务，实现简短戒烟干预服务在全市社康中心全覆盖；设计实施具有创新思路的戒烟服务，提升公众的戒烟成功率。

### 6. 系统性评估

将控烟工作纳入卫生文明城市创建，使无烟环境的创建与文明城市的创建融为一体；将控烟工作融入全市健康教育、卫生城市与文明城市工作的考核指标，为全市健康教育与健康促进工作整体性发展提供有力的保障。

## 三、主 要 成 效

**1. 无烟环境明显改善**

场所禁烟标志张贴率、公众和场所管理者对全面无烟法规的支持度明显上升，场所违法吸烟率、二手烟暴露率下降。市民二手烟暴露率由2015年75.3%下降到2018年的38.8%。

**2. 吸烟比例稳步下降**

烟民主动戒烟的比例逐年提升。深圳市民吸烟率由2014年的24.71%下降到2017年的20.7%，2018年的19.45%。37.7%的吸烟者表示吸烟量有所减少，15.5%的吸烟者表示吸烟量明显减少，14%的吸烟者正在戒烟。

**3. 控烟工作机制灵活**

初步形成了党委重视、人大牵头、政府负责、部门协作、社会监督、公众参与的运行工作机制，并作为国家卫生城市、文明城市建设的重点工作，形成比较完善的考核评估体系。

**4. 控烟工作特点鲜明**

初步形成了法治引领力大、社会动员面广、执法监督力强、群众参与度高等特点，整合各方力量形成合力，共同推动控烟持续发展。全市已经注册的控烟志愿者数量达到1万多人。

**5. 控烟品牌效应初显**

结合本地实际，打造了"控烟车轮战""过无烟假期，带健康回家""千人控烟督查""送礼不送烟""戒烟旅游大赢家""系列控烟微电影"等控烟品牌，宣传效果明显、大众口碑很好。

## 四、主要创新点和社会影响

新《控烟条例》明确实行政府主导、分类管理、场所负责、公众参与、社会监督的原则，契合健康促进五大领域与三项基本策略，为持续深入开展全面强化控烟的健康促进工作奠定基础；强化政府在控烟规划、考核及经费保障方面的责任。

深圳市从1998年出台《深圳经济特区控制吸烟条例》，并分别于2013年、2018年进行修订，控烟立法创造了多个全国第一，推动了全市无烟草广告城市、无烟城市和国家卫生城市建设，提升了城市文明，保障了市民健康，得到国家、有关国际组织的高度评价。2014年获世界卫生组织西太区健康城市最佳实践奖，2014年和2017年两次受邀在世界卫生组织和约翰霍普金斯大学联合举办的中国控烟领导力培训班上做专题报告，2015年卫生计生委新闻发布会邀请深圳市相关人员介绍控烟工作，2018年世界卫生组织邀请深圳市加入非传染性疾病和伤害全球大使50城倡议行动无烟城市项目。

## 五、主要困难和存在的不足

一是控烟宣传力度有待进一步加强，尤其受人口流动的影响，宣传效果离《控烟条例》要求还有一定差距。控烟宣传工作各辖区不均衡，部分偏远地方宣传力度较弱、宣传死角较多。

二是执法监督工作受多种因素影响，取证难、执法难等问题仍然存在，对禁烟场所的执法督查仍需加强。

三是场所控烟主动性还有待提升，部分场所的控烟职责落实不到位，在控烟制度、控烟监督员配备及控烟培训方面存在欠缺。

四是公众控烟条例知晓率和主动劝阻违法吸烟意愿还不够高。

五是戒烟服务能力有待加强。

## 案例三　市疾控中心：加强学生健康监测，推进建设健康校园

### 一、项 目 背 景

儿童青少年健康是关系国家和民族未来的大事，加强学校卫生工作，是促进儿童青少年健康成长、推进健康深圳建设，建设全国文明城市的重要工作。近年来，在深圳市卫生行政部门的指导和教育部门配合下，市疾病预防控制中心积极贯彻落实《学校卫生工作条例》、《"健康中国 2030"规划纲要》（中发〔2016〕23 号）等法规和文件要求，坚持把学校卫生工作作为全市公共卫生服务体系建设的重要组成部分，加强学校卫生工作的政策措施落实，积极开展对学校卫生工作的指导、监测与监督，通过多年的儿童青少年健康监测和疾病防控，取得了良好的社会效益。

深圳毗邻香港特别行政区，经济的迅猛发展、大量外来移民的涌入和特殊的地理位置，给疾病预防控制工作带来了前所未有的机遇和挑战，儿童青少年健康仍然面临许多问题和挑战。深圳市自 2009 年年底研发运行"深圳市学生健康监测信息系统"，现已成为覆盖全市 96% 中小学校的多功能综合学校卫生信息平台，实现了学校卫生工作统一整合，管理信息化，进一步落实市政府《健康深圳行动计划（2017-2020 年）》，为健康校园建设提供了重要平台保障。

### 二、主 要 目 的

一是更好地落实晨检和出勤综合报告制度，及时准确地掌握学生因病缺课情况。

二是实现学校传染病防治的短期整治和长效治理相结合，完善全市教育系统学生疾病防控网络报告系统建设。

三是按照"三级权限管理、多部门数据流转"的监测模块管理，汇总全市学生健康信息，统一整合，充分挖掘和利用数据，为学生健康和政府决策服务。

### 三、主 要 做 法

（一）系统研发和推广

根据深圳市政府办公厅和教育、卫生行政部门 2009 年联席会议要求，2009 年 5 月"深

圳市学生健康监测信息系统"开始组织研发,旨在完善全市学生疾病防控网络报告系统建设,打造多功能的综合学校卫生信息平台。

2010年4月,该系统正式上线,最初仅4所学校运行;2011年5月,市教育局将系统使用落实推广至全部公立学校。至2011年10月,系统在网学校达266间。目前,系统用户涵盖卫生和教育两个部门,按角色分为学校,市、区疾控,市、区教育局,市、区卫生健康委,市、区卫生监督局(所),各个学生健康体检医院等。

(二)系统功能上线和完善

2012~2017年,系统不断研发上线新的功能模块,已成功覆盖深圳市96%以上中小学校,包括"学生因病缺课""学生疾病症状监测""学生伤害监测""学生健康体检系统""学校卫生环境综合监测管理""学校传染病暴发预警""学校食源性疾病监测"等多功能的综合学校卫生信息平台。此外2017年度实现与"免疫规划系统"对接,校医可从健康监测系统直接进入免疫规划系统实现超登录。

(三)系统升级重构

经过近十年的运行,系统存在代码落后、维护和拓展困难、访问速度下降等问题,难以满足目前快速发展的学校卫生业务需求。为进一步落实市政府《健康深圳行动计划(2017—2020年)》,加强学校卫生工作,2018~2019年系统进入升级重构阶段,2019年年底前,全市完成升级改造学生健康监测系统,开发建设智慧学生健康监测平台,并与社区健康服务信息系统实现信息协同。整合学生因病缺勤、年度健康体检、医疗机构诊疗服务、学生眼健康和眼病监测、学生脊柱健康监测、学生营养干预数据,促进学生健康监测信息集中汇聚,为每一个学生建立动态的健康成长档案。推动智慧健康监测装备、学生可穿戴健康监测设备和智慧卫生健康App在学校卫生工作中的运用,提高校园卫生健康管理、学生健康监测效率,更好地为学生健康和政府决策服务。

# 四、主要成效

根据GB28932-2012《中小学校传染病预防控制工作管理规范》及《学校和托幼机构传染病疫情报告工作规范(试行)》(卫办疾控发[2006]65号)等文件要求,学校应每日开展因病缺勤的监测和上报。在使用信息化系统前,各学校都是采用纸质的登记本,由校医每日进行登记,且无法及时报送给卫生部门,统计也不方便。现使用"深圳市学生健康监测信息系统",校医登录系统网址,基于网页实时上报系统,能更好地落实晨检和出勤综合报告制度,及时准确地掌握学生因病缺课情况。

系统信息化的优势,大大提高了各相关用户的工作效率;同时解决跨部门信息共享问题,教育、卫生等多部门共享数据,便于双方协作做好学校卫生工作,在卫生系统内部也便于不同单位间的工作协作;此外,系统解决了数据汇总和分析问题,利于及时发现监测问题,方便卫生决策制定。

**（一）"深圳市学生健康监测信息系统"服务对象多，覆盖面广**

深圳市学生健康监测信息系统使用学校从 2009 年初建时的 22 所学校覆盖至 2019 年 766 所中小学校，覆盖率从 3.83%升至 95.58%。其中公立学校覆盖率达到 100%。监测学生数 148 万人，因病缺课报告公立学校达标率为 97.90%。积极开发微信端供全市 140 余万名家长查询学生健康体检报告信息及因病缺课登记查阅等。

系统以学生身份证号码为核心，结合多种信息匹配技术，串接并联多来源学生健康数据，实现全市学生健康信息的存录与整合，该系统现已成为深圳市学校卫生工作信息平台顺利开展学校卫生工作的重要工具。

**（二）系统功能丰富，实现学校卫生工作管理信息化**

深圳市学生健康监测信息系统功能包含学生健康体检信息管理、学生因病缺课监测、学生症状监测、短信预警、学生伤害监测、呼吸道疾病监测、学校食源性疾病监测、学校卫生环境综合监测管理、学校信息收集、学校卫生信息发布和交流等，为学校卫生工作提供了技术支持。多部门信息共享，减轻校医的工作压力。

（1）通过系统信息整合，加强全市学生常见疾病的动态监测，获得翔实准确的全市中小学学生常见病（视力不良、龋齿、肥胖、营养不良、贫血、沙眼等）患病率。

（2）系统学校卫生环境综合监测管理模块实现了全市学校教学生活环境监测信息化管理。市疾控机构定期对全市中小学校教学生活环境卫生进行监测，覆盖率已达 100%，走在全国前列。系统充分利用学生健康体检结果，为学生推荐适合课桌椅型号，为全国首创。

（3）依托深圳市学生健康监测信息系统，建立了学生伤害哨点监测模块，为全国首创。

（4）积极开展青少年健康危险行为监测。每 3 年开展一次。2016～2017 学年开展第五次青少年健康危险行为监测工作，结果为政府决策提供依据。

（5）系统落实学生入学预防接种查验证、查漏补种、因病缺课和症状监测及分析预警等，为学校传染病防控提供有力帮助。

（6）学生健康体检信息模块日趋成熟。目前全市 39 家体检医院全部使用市疾控中心开发的学生体检软件。2017～2018 学年，全市 738 所中小学校开展了体检，开展率为 93.53%。体检 1 210 798 名学生。全面掌握全市学生健康现况。

**（三）推进智慧健康校园建设，学校卫生工作信息化服务进一步惠民**

为加强学校卫生工作，提高学生健康素质，防控校园传染病、学生常见病，保障学生身体健康，根据中共深圳市委市政府关于印发《健康深圳行动计划（2017-2020 年）》的通知，2019 年 5 月，市卫生健康委、市教育局联合印发《关于实施健康校园行动计划的通知》。通过推进社区健康服务进校园、加强重点传染病防治、提高学生健康水平、改善校园健康环境等多项举措深入推进健康校园建设。

自 2019 年起，在罗湖区开展学生常见病物联网综合防治试点工作。利用物联网+可穿戴设备技术,结合疾控中心、学校/幼儿园、家长三方,对少年儿童的视力不良、龋齿、肥胖和超重、营养不良等学生常见病进行综合防治,探索解决学生常见病居高不下的难题,同时提高学生因病缺课质量管理,从而全面提升儿童青少年身体素质,实现人人享有健康的目标。

## 五、主要创新点和社会影响

深圳市学生健康监测信息系统的研发应用,实现了学校卫生工作管理信息化,为健康校园建设提供了重要平台保障。信息化共享及高效服务推动"家-校-卫"联动建设智慧校园,助力健康深圳建设,走在全国前列。

**1. 创新性**

全国首创学校信息化建设,是学校卫生和学生疾病预防控制新模式,是服务学校、家长方式的新突破。

**2. 科学性**

系统以身份证号码为核心,结合多种信息匹配技术,串接并联多来源学生健康数据。用户涵盖卫生和教育等多个部门,信息化的优势可提高工作效率;实现跨部门信息共享及数据统一汇总分析,有利于及时发现问题、监测问题,有助于卫生决策制定。

**3. 普及性**

系统覆盖全市 700 余所中小学校,覆盖率达 96%以上,其中公立学校覆盖率达 100%,监测学生数 148 万人,有广泛的用户基础和齐全的学生基础信息,并积极开发微信端供全市 140 余万名学生家长查询学生健康体检报告信息、因病缺课登记查阅及健康素养知识等。其为新时代下全新的学校卫生健康教育宣传模式。

## 六、主要困难和存在的不足

一是动员全社会共同参与,给予政策、制度和经费上的支持。明确部门责任,建立健全督导与评价机制,将学校卫生工作纳入对学校的考核评价体系中,督促学校落实疾病干预措施,确保学校卫生工作的各项措施落到实处。二是中小学校校医配备尤其是民办学校不尽如人意,存在校医配置人数不足、人员流动性大、职称晋升难度大等问题,主要原因在于校医编制有限、收入较低、不受学校重视等。需要完善政策,合理配备校医,提高校医待遇,进一步加强校医队伍建设。三是随着社会的发展,学生的疾病谱也在改变,出现了新的常见疾病,根据实际情况,拓展业务工作,扩大学校卫生监测内容,多渠道扩大宣传效应。对于一些"社会性"疾病如学生近视、肥胖、吸毒、自杀等问题,个人、家庭、学校、社区、政府多方面参与,共同努力促进学生身心健康。四是进一步完善学生健康信息系统,充分利用和整合学校卫生监测信息大数据,及时进行汇总分析和健康风险评估,为做好学校疾病防控等提供科学依据和合理建议。

## 案例四 市急救中心：构建社会急救体系

### 一、项 目 背 景

在美国、欧洲、日本、中国台湾等地，自动除颤设备（AED）的应用已经相当普及，不只是公共场所配备 AED 设备，连大巴车、飞机等公共交通工具都有设置。据有关资料统计，各国和地区每 10 万人配有 AED 的数量：日本 235 台、美国 317 台、澳大利亚 44.5 台、英国 25.6 台、德国 17.6 台。在这些国家和地区，越来越多的公众掌握心肺复苏（CPR）技能，熟练使用 AED。法国 CPR 培训普及率为总人口的 40%，而德国更是高达 80%，在美国仅接受过 CPR 技术培训的人数就超过 7000 万名。

我国每年心脏猝死患者在 60 万人左右，绝大多数是心源性心搏骤停患者，而且 87.7% 以上发生在医院外。这类猝死患者的黄金急救时间只有 5～10 分钟，超过 10 分钟的抢救存活率不到 1%。随着医疗器械技术的发展，心脏性猝死患者已经可以由非医护人员在现场通过 AED 进行抢救，这就是目前在众多发达国家和地区已经实施的"公众电除颤计划"（PAD 计划），即在公众场所配置 AED 产品，以应对心搏骤停患者的现场急救需求，挽救生命。

### 二、主 要 做 法

在"先试先行""敢为人先"的深圳城市精神和建设思路指导下，为全面贯彻落实发展为民、发展惠民、保障和改善民生的新发展理念，2017 年，深圳市委、市政府将"公众电除颤计划"列入政府投资民生项目。分步实施公共场所配置 AED，初期完成"千台万人起步计划"，即"十三五"期间深圳市在公共场所配备 5000 台 AED 及 5 万人普及急救技能培训。利用 5～10 年时间，实现每 10 万服务人口配备 100 台 AED 的目标。

2019 年 1500 台 AED 已安装在深圳的机场、地铁、高铁站、火车站、汽车客运站、出入境口岸、体育场所、养老院等公众场所，并在市民中推广普及急救知识，越来越多的公众第一时间能主动、积极参与到 CPR 的自救互救当中（表 7-3）。

**表 7-3　深圳市公众场所 AED 配备项目安装信息汇总表**

| 序号 | 安装地点 | 一期 | 二期 |
|---|---|---|---|
| | | 安装数量/个 | 安装数量/个 |
| 1 | 地铁沿线各站 | 200 | 362 |
| 2 | 高铁站、火车站 | 20 | 15 |
| 3 | 汽车客运站 | 0 | 32 |
| 4 | 出入境口岸 | 0 | 61 |

续表

| 序号 | 安装地点 | 一期 | 二期 |
|---|---|---|---|
| | | 安装数量/个 | 安装数量/个 |
| 5 | 深圳机场 | 15 | 0 |
| 6 | 养老院 | 51 | 0 |
| 7 | 体育场馆 | 64 | 0 |
| 8 | 公园 | 15 | 4 |
| 9 | 学校 | 71 | 20 |
| 10 | 市区各大派出所、出入境办证大厅 | 38 | 204 |
| 11 | 街道、社区、党群服务中心 | 0 | 163 |
| 12 | 社康中心 | 0 | 105 |
| 13 | 机关单位服务窗口 | 25 | 30 |
| 14 | 备用机 | 1 | 4 |
| | 共计 | 500 | 1000 |

经深圳市人大审议通过，自2018年10月1日起施行的《深圳经济特区医疗急救条例》中第四十六条提出：市卫生行政部门应当制定机场、地铁车站、火车站、汽车客运站、客运码头、口岸等公共场所配置自动体外除颤仪等医疗急救设备和器材规划。市急救中心联合腾讯发布了覆盖全城、一键可查的深圳"AED 地图"，打开"腾讯地图"或者微信小程序，在搜索栏中输入"AED 导航"就会显示距离最近的 AED，根据导航提示即可前往取出。

## 三、主要成效与社会影响

目前，安装在公众场所的近1000台 AED 共参与现场抢救20人次，已成功救治8例。2019年1月18日至1月20日，央视新闻连续3天报道深圳市公众场所 AED 配置项目，高度评价在推动城市急救体系建设上，深圳走在全国前列。随着 AED 在深圳公共场所的大量投放，相关急救知识培训的广泛普及，深圳院前急救成功率和全民急救能力得到有效提升，老百姓安全感、幸福感、满足感越发强烈。

（一）打造深圳生命链急救圈，完善急救体系

随着深圳市公共场所配备 AED 项目的实施和推广，通过第一时间使用 AED 对心搏骤停患者进行现场急救，弥补了专业急救队伍到场前的急救"空窗期"，与现有院前急救业务互相补充，共同打造深圳市生命链急救圈，完善急救体系。

（二）打造"人文深圳、平安深圳"样板

健全和完善院前急救是进一步健全医疗急救体系，提高救治效率的关键，而提高全民健康意识、普及急救知识、在公共场所配置和推广使用 AED、政府主导和立法保障是院前急救体系的核心要素。公众场所配置足够的 AED，遇到突发心源性猝死患者，危急时刻民众出手急救，挽救生命，充分体现深圳市政府对市民生命的尊重和关怀，彰显了深圳民生

工程基础设施投入。

### （三）打造深圳成为国际领先创新型城市

深圳城市定位是"现代化国际化创新型城市"，要成为国际领先的创新型城市。欧美发达国家把公共场所配置足够的 AED 作为一个全民急救象征符号和标志，深圳市公共场所配备 AED 项目的实施和推广是建设现代化国际化创新型城市的"标配"。

## 案例五　市慢性病防治中心：慢性病医防融合模式

## 一、项目背景

以心脑血管疾病、糖尿病、恶性肿瘤、慢性呼吸系统疾病等为代表的慢性非传染性疾病（以下简称"慢性病"）导致的死亡例数占到我国居民总死亡例数的87.2%，慢性病导致疾病负担占总疾病负担的 81.3%，是我国居民健康的首要威胁。加强慢性病防控是维护和增进居民健康的重要内容，也是健康深圳建设的必然要求，对提升全民健康素养、保障和改善民生、创新经济社会发展方式具有重要意义。慢性病医防融合是提升慢性病服务水平、增强居民获得感的需要，也是为患者提供全流程、全周期健康管理的必然要求。

深圳市慢性病防治中心为市卫生健康委直属事业单位，负责全市高血压、糖尿病、恶性肿瘤、口腔疾病、结核病等慢性病防治管工作，作为技术指导机构负责全市慢性病医防融合项目建设相关工作。根据《中国防治慢性病中长期规划（2017—2025 年）》、市卫生计生委印发《关于完善重点慢性病"防治管"一体化服务模式实施方案》的通知（深卫计公卫〔2018〕18 号）等文件精神，在市卫生健康委领导和支持下，以及国家基层高血压管理办公室的技术支持下，深圳市慢性病防治中心积极探索，大胆创新，基于深圳市居民疾病谱、行为生活方式谱和国内外实践经验，在全市各个行政区和功能区推进了慢性病医防融合模式建设。

## 二、主 要 做 法

### （一）以高血压为突破口，聚焦解决最大的健康威胁

高血压是威胁我国居民最重要的危险因素。《2030 年我国主要健康问题与疾病负担预测研究报告》显示，假设在所有相关危险因素不干预的场景下，到2030 年四大类慢性病早死死亡率将达到 392.7/10 万，较 2013 年增长 1.6%。如果所有危险因素在 2030 年均达到控制目标，到 2030 年四大类慢性病早死死亡率将降到 270.2/10 万，比 2030 年不控制危险因素降低 31.2%，比 2013 年降低 30.1%，能够实现世界卫生组织提出的四大类慢性病早死死亡率下降25%的目标。假设仅血压达到控制目标，2030 年早死死亡率预计会降低至 316.7/10 万，比 2030 年不控制危险因素降低 19.3%，比 2013 年降低 18.1%。如果仅控制肥胖、血糖、

血脂和身体活动单一危险因素达到目标，2030 年四大类慢性病的早死死亡率较不控制危险因素时分别降低 5.6%、4.4%、1.7% 和 0.2%，控制肥胖、血糖和血脂较 2013 年则分别降低 4.1%、2.9% 和 0.1%。血压控制对降低四大类慢性病早死死亡率的贡献最大。

与全国和美国等比较高血压防控的效果发现，深圳市血压控制率虽然高于全国平均水平，但是仅为美国的一半左右。进一步比较发现，深圳和美国在知晓人群治疗率方面差异很小，控制率的差异源于知晓率和治疗人群控制率。因此，深圳的高血压防控应该着力提高血压知晓率和患者的规范治疗。

高血压是威胁居民健康最重要的危险因素，是基本公共卫生服务的重要内容之一。高血压的疾病特点决定了基层医疗机构是高血压治疗的主战场。因此，在慢性病医防融合工作中，要以高血压单病种为突破口，首先着手解决最大的健康威胁。2018 年，我市成功申报为国家卫生健康委基层高血压医防融合试点地区，全市将统一推进高血压医防融合试点工作。2019 年 3 月，出台《深圳市基层高血压医防融合试点工作方案》，正式启动试点工作，11 月编制和出台了《深圳市基层高血压医防融合试点工作项目手册（社康版）》，推进了项目的试点工作。

### （二）明确部门职责，共同推进慢性病医防融合

在项目实施过程中，搭建了组织构架，为项目的顺利实施提供了保障。市慢性病防治中心为项目牵头单位，市医学信息中心为信息化支撑单位，各区慢性病防治机构为项目实施单位，各级医疗机构及社康机构为项目执行主体单位。成立基层高血压管理专家组，负责提供高血压诊疗技术指导、患者健康管理指导、人员培训、质量控制、考核评估和适宜技术推广等工作。基层高血压管理办公室设置在市慢性病防治中心，负责制定项目工作指南，承担健康教育与健康促进、信息报告管理、项目督导评估、效果评价、总结分析、项目经费管理等具体工作。在方案实施过程中，卫生健康行政部门负责全市工作的组织领导与协调，为慢性病管理提供必要的经费、政策等保障措施，组织开展效果评估。

明确各部门职责，共同推进项目的实施。

**1. 卫生健康部门**

市卫生健康委负责印发基层高血压医防融合项目方案，协调解决实施过程中遇到的重大问题，组织开展效果评估。各区卫生健康行政部门负责本辖区项目的组织管理工作，落实项目工作经费。

**2. 慢性病防治机构**

市慢性病防治中心负责组建基层高血压管理办公室，负责项目实施和日常管理。各区慢性病防治机构负责本辖区项目的具体组织实施和日常管理工作，开展质量控制和督导评估，协助开展辖区项目执行单位相关专业人员的培训，负责辖区的数据收集、汇总及上报工作。

**3. 市医学信息中心**

负责推动社区健康服务信息系统、医院信息管理系统的改造，按时、按要求完成数据推送工作。

**4. 社康机构**

按照《国家基层高血压防治管理指南》要求对辖区高血压患者提供健康管理服务，包括诊断、治疗、体检、随访、转诊和健康指导。按要求配备经认证的电子血压计和其他必要设备。按要求上报本单位的项目执行进展。

**5. 其他医疗机构**

二级及以上医疗机构负责本单位收治的高血压患者的诊断和治疗。建立医院-社康机构双向转诊制度，保障双向转诊通畅通道，并将相关信息推送给相应社康机构。社康机构举办医院负责落实对社康机构的举办主体责任，加强社康机构的能力建设。

**（三）推进信息平台升级，使信息化成为医防融合支撑**

信息化是当前慢性病管理的基础性工具，要实现医防融合管理流程的改变，必须改造现有的管理信息系统。

**1. 改造社区健康服务信息系统**

基本医疗和基本公共卫生的融合是医防融合的重要组成部分，因此，我们在社康门诊系统中增加基本公共卫生高血压随访中的信息，构建新的高血压首诊和随访管理模块，实现高血压管理的基本公共卫生和基本医疗合二为一。同时，推动社康门诊系统自动接入智能健康监测设备、可穿戴设备、居民自测、诊室测量等的血压测量数据。目前已经实现社康门诊系统血压收集模块的接口开放，部分血压设备已经实现了血压值自动上传。

**2. 升级完善医院信息系统**

将居民电子健康档案通过微服务集成、小程序插件等技术嵌入医院信息管理系统，实现在医生工作台调阅患者的居民电子健康档案，掌握就诊患者的责任管理社康机构、责任家庭医生团队。推进医疗机构的电子病历与社康机构电子健康档案数据对接，实现医疗机构之间及与社康机构之间的高血压诊疗信息共建共享，方便社康机构、家庭医生团队对居民高血压数据的连续跟踪与分析。

**3. 推动居民电子健康档案对个人开放**

通过健康深圳 App、深圳健康网、家庭医生 App 等多种渠道，方便市民查询个人电子健康档案。社康机构和医院平台要通过手机 App、短信或微信等方式向患者推送其诊疗信息，引导患者开展自我管理。

**4. 保护居民个人健康信息**

根据《信息安全技术 个人信息安全规范》（GB/T 35273—2017），建立权责明晰、安全可控的健康信息安全保障体系，加强个人信息收集、保存、使用、共享、公开披露等环节中的管理，防止居民健康信息泄露。

**（四）多项举措并进，提升居民的血压知晓率**

为了提高血压知晓率，让更多的人测血压、知晓自己的血压，个人、政府和社会各尽其责。

**1. 明确健康的第一责任人是个人**

制定深圳市民健康积分管理与积分兑现奖励制度，对居民参与基本公共卫生服务、分级诊疗情况进行积分，并组织医疗卫生机构制定积分优惠政策，促进市民参与社区首诊和健康促进，强化个人健康责任，引导形成自主自律的健康生活方式。

**2. 明确保障居民健康是社会的责任**

近5年高血压日的宣传均是以"知晓您的血压"为主题。我市充分利用医疗卫生机构、学校、社区、企业、公共场所等开展慢性病防控，以健康"四大基石"即合理膳食、适量运动、戒烟限酒和心理平衡为核心，贯彻《中国居民膳食指南》《中国成人身体活动指南》等。利用传统媒体、地铁公交移动频道、电台、互联网新媒体、微信公众号、宣传栏、宣传短片、自制电影、抖音等媒介，向居民传播日常科普慢性病防控知识，倡导健康生活方式，传播健康知识；向全市医疗机构编印下发系列慢性病防控宣传海报、折页，向居民发放健康管理辅助工具。2018年政府支持、企事业单位承担参与并积极支持的健身活动有291场次，参与人数达73万人。立体化、多维度、多渠道的宣传格局，确保慢性病宣传方面做到"七个有"：在电视上有身影、在电台上有声音、在网络上有报道、在宣传栏上有图片、在报纸上有文章、在微信上有动态、在维持健康生活方式上有应用。全市居民重点慢性病核心知识知晓率和健康素养水平得到有效提高。设立自助检测点，建设慢性病管理的支持性环境。

**3. 明确保障居民健康是政府的责任**

目前，市区政府在全市30%的社区和80%的社康设立自助式健康检测点，居民可以测量身高、体重、腰围、血压等。为提高居民和患者的血压知晓率、患者的规范管理提供了有力保障。专业机构开发和推广高血压等常见慢性病风险评估、健康水平测评工具，支持市民开展慢性病风险、健康水平自我评价。在市民中推广"测测你的心脏年龄"活动，在社康信息平台中增加心血管疾病和糖尿病风险评估模块等。

在新的社康服务信息系统中，专门建立了血压筛查模块。规范了血压的测量。对于已建立高血压档案但既往没有高血压随访记录的高血压患者，就诊时须测量血压，对于既往未诊断为高血压者，根据其年龄、既往血压测量记录和既往血压测量距此次就诊时间等条件，为其提供高血压筛查服务。在医防融合工作中，必须有专人测血压，以提高居民和患者对自身血压的知晓率。

**（五）慢性病防治管一体化，为居民提供全流程健康服务**

慢性病的疾病特点决定了此类患者需要终身的防控和治疗，因此，开展全流程的管理，是慢性病防控患者的需求，也是降低疾病负担的需求。慢性病的发生是生命周期危险因素逐渐积累的过程，从正常健康→高风险状态→疾病，具有一定的自然规律。慢性病高风险人群是慢性病患者的后备军。国内外经验显示，采取全人群和高风险人群策略相结合的综合防控措施是降低慢性病负担的有效手段，可使高风险人群转归为正常人，有效降低疾病的发生，节省医疗支出，提高生命质量。

社区健康服务中心和二级及以上医疗机构通过各种途径收集居民健康信息，评估其健康状况。依据评估结果将居民分为一般人群、高危人群、患病人群。对于各类人群，各级医疗卫生机构提供不同的健康管理服务。全市持续开展慢性病早期发现工作，为学生、老年人等重点人群和职工定期开展健康体检及健康指导。持续开展全市692所中小学学生体检工作，年度学生体检率均高于 90%，全市老年人体检率和体检人数持续上升。医疗机构利用日常诊疗、居民健康档案建立等多途径开展慢性病高危人群筛查、确诊、建档和随访干预工作。系统自动为患者开展慢性病健康风险评估，全科医生为居民制订个性化的健康干预措施并指导其进行自我管理和评估。在全市 54 个居民社区和 1 个功能区，创新探索慢性病高风险人群健康管理新模式。积极开展高血压、糖尿病、心脑血管疾病、重点癌症和慢性阻塞性肺疾病早期筛查和诊断工作。

### （六）增强基层服务能力，提升慢性病规范管理水平

为基层医疗机构配备降糖药、降压药，提升全科医生的能力，是提升慢性病规范管理水平的保障。

（1）卫生行政部门出台多项措施，保障慢性病患者在基层医疗机构的用药需求。市卫生计生委关于印发《深圳市社区高血压糖尿病基本药物目录（2015 版）》的通知要求各社区卫生服务机构可根据上级医院处方、辖区居民用药需求，增加《基本目录》以外的高血压、糖尿病药物配备，不受举办医院药物目录的限制。出台市卫生计生委市人力资源保障局《关于在罗湖区社区健康服务中心开展慢性病长处方试点工作》的通知，各社康中心在合理使用基本药物的基础上，适当配备基本药物目录外的深圳市医保药品，且社康中心配备药品的品规数不受举办医院的药品品规数限制，由家庭医生根据实际情况进行选择，以满足慢性病患者的合理用药需求，对签订家庭医生服务协议并且纳入社区慢性病管理的"诊断明确、病情稳定、需要长期服用治疗性药物"的高血压、糖尿病、脑卒中、慢性前列腺疾病、血脂异常和脂蛋白异常血症、慢性阻塞性肺疾病、慢性肾脏疾病、慢性心力衰竭等慢性病患者，每次可开具相关治疗性药物 1～3 个月的常规用量处方。

（2）线上线下培训相结合，提升全科医生能力。全市形成了以市慢性病防治中心为轴心，各区慢性病防治机构为骨干，社康服务中心为网底的三级慢性病防控网络体系。三级慢性病防控网络体系形成了分级培训机制和制度，市、区两级各个慢性病防控机构每年均对全市基层医疗机构组织开展 5 次及以上慢性病防控规范、方案和技能培训，以提升基层医疗机构慢性病防控业务能力。全市二级及以上医院皆设有防保科和社管中心等承担慢性病防控工作的科室，并设置专职公共卫生岗位，二级及以上医院每年组织 2 次对辖区基层医疗机构的慢性病相关专业培训，以提升基层医疗机构慢性病防控工作临床诊疗能力。

全市 2653 位全科医生参加基层高血压管理线上培训和考核，实现认证的全覆盖。举办"雄鹰计划"骨干培训 8 场，参加"雄鹰计划"骨干培训两场，共培训全科医生骨干 174 名，覆盖深圳所有一类社康中心。全科医生高血压相关知识正确率从学习前的 70%提升至学习后的 89%。

（3）编写和出台了《基本公共卫生服务老年人、高血压、2 型糖尿病患者健康管理填写规范》，下发给所有参与老年人、高血压、2 型糖尿病患者健康管理工作的人员，提升了全市慢性病健康管理的标准化和同质化水平。

# 三、主要成效与创新点

## （一）构建了基本公共卫生和基本医疗合二为一的慢性病管理新模式

在基层医疗机构，基本公共卫生和基本医疗长期割裂。对于患者而言，预防和治疗本来就是一个整体，因此这种割裂的局面并不能满足患者对疾病管理的需求；此外，对于医务工作者而言，将有限的精力分成两部分，极大加重了医务工作者的劳动强度。慢性病医防融合工作构建了以信息化为支撑，全科医生团队分工协作、各尽其责，从工作流程上将慢性病的预防和临床治疗合二为一，提升了医务工作者工作效率，减轻了基层负担，实现了更好地为患者服务的目的，为全国慢性病健康管理工作提供了经验。

## （二）慢性病管理数量和质量大幅提升

自2010年后，全市高血压管理人数、规范管理人数、血压控制率分别由103 218名、50 403名和54.66%上升至2019年的311 389名、157 281名和68.42%；糖尿病相应指标分别由34 308名、17 441名和50.36%上升至2019年的121 543名、61 069名和66.88%；居民期望寿命2018年达81.25岁。全市基层医疗机构诊疗占比逐年上升，2018年达到65%。

全省基本公共卫生绩效考核，我市慢性病健康管理项目的知晓率和满意度一直名列前茅，2018年考核居全省第一。

## （三）参加全国大赛，得到专家和同行认可

2019年全国基层高血压防治科普宣教视频大赛，我市提交参赛的两个作品在全国275个作品中脱颖而出，分别荣获全国第一名和优秀奖。

我市全科医生参加2019年全国基层高血压防治管理知识大赛，3名全科医生荣获三等奖。

## （四）基层全科医生能力得到有效提升

2018年组织全市2653名基层全科医生进行高血压在线培训，培训后基层全科医生对高血压的管理水平得到提升（表7-4）。

**表7-4 2018年深圳市基层全科医生在线培训正确率一览表**

| 知识点 | 培训前正确率 | 培训后正确率 |
| --- | --- | --- |
| 无合并症高血压治疗方案 | 41% | 70% |
| 药物启动时机 | 49% | 86% |
| 利尿剂选择及使用 | 54% | 81% |
| 有合并症治疗方案 | 55% | 82% |
| 调整药物原则 | 57% | 85% |
| ACEI/ARB选择及使用 | 59% | 85% |
| 钙拮抗剂选择及使用 | 59% | 84% |
| 药物治疗 | 60% | 86% |
| 药物选择原则 | 61% | 91% |

续表

| 知识点 | 培训前正确率 | 培训后正确率 |
| --- | --- | --- |
| 药物选择与使用 | 62% | 87% |
| 不推荐联合用药方案 | 68% | 90% |
| 高血压急症处理 | 69% | 93% |
| 血压测量 | 69% | 88% |
| 综合干预 | 72% | 94% |
| 治疗原则及降压目标 | 75% | 89% |
| 推荐联合用药方案 | 77% | 89% |
| 生活方式干预 | 79% | 94% |
| 诊断与评估 | 79% | 94% |
| β 受体阻滞剂选择及使用 | 83% | 93% |
| 转诊与随访 | 88% | 97% |

## 四、主要困难和存在的不足

一是慢性病的医防融合不仅要实现基层医疗机构内"医"和"防"的整合，还要逐步建立医院与社康机构之间的"医"和"防"的融合，最终建立社会各部门的"防"与卫生部门的"医"的融合。这些工作需要从法律法规制度上进一步保障，部门职责和协作需要更加细化、深化，这将是一个持续推进的漫长过程。

二是全市慢性病医防融合网络人力不足，区域发展极不平衡，队伍的人力和能力与居民的需求之间存在着较大的差距。工作人员医防割裂的思维存在一定程度的固化，适应医防融合新模式需要一定的时间。

三是为患者提供连续性、个性化的医防融合服务模式尚处于探索阶段，相关的信息化支持、人力储备、技术储备与工作的要求存在一定差距。

## 案例六 龙华区卫生健康局：创建全国健康促进区的实践探索

### 一、项 目 背 景

根据中共中央、国务院印发《"健康中国 2030"规划纲要》，国家卫生计生委等 10 个部门联合发布《关于加强健康促进与教育的指导意见》，国家卫生计生委印发《"十三五"全国健康促进与教育工作规划》等文件精神，国家卫生计生委在全国分批次组织开展健康促进县（区）试点建设，通过县（区）这一平台，推动"将健康融入所有政策"。2015 年 8 月，龙华区被确定为全市首个全国健康促进区试点以来，区委区政府全面贯彻落实健康龙华战略，把创建工作作为补齐医疗短板、改善社会民生的重要抓手，将创建工作列入国民经济和社会发展"十三五"规划，2016 年、2017 年连续两年写入政府工作报告，并将涉及健康促进重点项目、重点工程纳入民生实事或政府投资项目予以强力推进。按照"全国健康促进县（区）"的标准，着眼建立"党委领导、政府主导、部门联动、全民共建共享"的健康促进长效机制，举全区之力，扎实推进各项创建工作。

经过两年的创建工作，2017 年 9 月，龙华区以全国第二、全省第一的优异成绩，从 64 个创建区中脱颖而出，获评为优秀健康促进区。时任国家卫生计生委宣传司司长毛群安亲自率队验收，对龙华区创建工作给予高度评价，要求在全国推广龙华创建经验。2018 年 6 月，在全市卫生与健康大会上，龙华区就创建工作做典型经验发言。2018 年 11 月，卫生健康委宣传司委托《中国县域卫生》杂志社开展"健康促进县区交流传播活动"，人民日报、光明日报等 10 多家国家、省、市媒体记者走进龙华区，聚焦创建工作进行了典型采访。

## 二、创建思路和主要举措

针对创建初期存在的条块分割、力量分散、上热下冷等问题，龙华区委区政府坚持以人民为中心的发展思想，牢树"大卫生、大健康"工作理念，以建立长效机制为驱动力，以健康环境建设为支撑点，以健康主题活动为主抓手，以特色创新项目为突破口，扎实推进创建各项工作，确保顺利实现创建目标。

### （一）创建思路

**1. 主动作为，高位推动协调联动齐推进**

区政府连续两年将创建工作写入政府工作报告，并成立以区长为组长、分管副区长为副组长，辖区 31 个部门和 6 个街道主要负责人为成员的创建领导小组，负责全区创建工作的统筹协调、整体推进、督促落实和考核评价，每季度定期召开工作会议，通报创建进度。2016～2017 年每年安排专项经费 300 万元，为创建工作提供了强有力的保障。为强化对创建工作的智力支持，2017 年 6 月，邀请国内 15 位知名专家，成立了区第一届健康专家委员会，负责重大健康项目调研和决策咨询，使创建工作眼界更高、思路更宽、方向更明。

**2. 建章立制，推动将健康融入所有政策**

区政府出台了龙华区贯彻落实深圳市实施《全民健康素养促进行动规划（2014—2020年）》行动方案，明确了健康促进长远目标和阶段任务。规定各部门在制定政策法规时，第一时间征求卫生健康部门意见，突出健康指标。创建两年时间，全区共出台健康促进政策51 项，"大健康"环境逐步形成，在区委区政府坚强领导下，持续推进"健康促进常态化建设"的工作思路，区卫生健康局印发《龙华区推进全国健康促进区常态化建设工作实施方案（2018—2020 年）》；2018 年 3 月，区委区政府将"推进国家健康促进区试点改革"纳入 2018 年全区改革工作重点；2019 年 6 月，区委区政府印发了《健康龙华行动计划（2019—2020 年）》，稳步推进健康龙华战略目标的实现。

**3. 明确责任，落细落小落实创建任务**

区政府制定了《深圳市龙华区创建全国健康促进区实施方案》，将创建工作分解为 5 大类 35 项，由区政府与各相关单位签订目标责任书，要求主要领导亲自抓，分管领导具体抓，形成一级抓一级，层层抓创建的责任机制。各相关单位将创建工作列入年度工作计划，摆上议事日程，制定具体创建方案，明确完成时限、时间节点、责任领导，并全部分解到具体岗位和具体责任人，以倒逼机制狠抓任务落实。区创建办加强业务指导，开展动态式、清单式督导，确保创建工作全面对标达标。

**4. 夯实基础，健全健康促进工作网络**

充分发挥区健康教育所专业优势，横向构建由 37 个创建成员单位组成的健康教育外网，纵向构建由 383 个单位 430 名专（兼）职人员组成的健康教育内网，形成了涵盖区-街道-工作站-居委会-家庭的"五级多维"健康教育网络，累计开展各类培训 200 多次，实现健康教育人员培训全覆盖，健康促进逐步向网格化、专业化、高效化推进。各医疗卫生单位均设有健康教育科，定期或不定期在机关、学校、社区、企业等场所开展健康教育宣传。

（二）主要举措

按照健康促进区创建标准，将健康与城市环境、居民素养、医疗服务等深度融合，在普及健康生活、优化健康服务、完善健康保障、建设健康环境等方面统筹推进。

**1. 从健康支持性环境入手，提升城市生态宜居水平**

一是推进"健康细胞"工程。完成 36 个健康社区、9 家健康促进医院、44 所健康促进学校、18 个健康促进机关、6 家健康促进企业，以及 170 所健康促进幼儿园的创建任务。成功创建"广东省健康促进示范单位" 226 个、"广东省健康家庭" 199 户。二是打造无烟空间。积极开展无烟单位创建活动，辖区室内公共场所和工作场所实行全面禁烟，开出了全市第一张控烟罚单和公共场所最高金额罚单。多部门联合开展千人控烟督查、无烟骑行等控烟宣传活动，开展了中小学生"拒吸第一支烟，做不吸烟的新一代"签名活动，累计有 3.7 万名中小学生参与。2019 年全区 15 岁以上人群吸烟率为 15.6%，低于《健康中国行动（2019—2030 年）》标准（2022 年低于 24.5%）。三是建设健康环境。在全市率先建成首条健康绿道、健康长廊及首个健康主题公园，健康绿道获评为广东省"流动人口健康促进优秀案例"。建设各类体育设施 1431 处，形成"15 分钟健身圈"。大力实施管理水平和治理能力"双提升"，市容环境跃居全市前列，全区绿化覆盖率从 2015 年的 36.7% 提高到 2019 年的 42.91%。

**2. 从健康知识普及入手，全面提升居民健康素养水平**

一是大力普及健康知识。率先成立区级健康教育宣讲团，开展健康科普进万家活动，深入机关、社区、学校等开展各类讲座 600 余场次，受益人数 7 万余人。结合世界卫生日、世界无烟日等主题日，联合开展大型义诊、健康咨询活动等 1000 余场次，累计发放各类宣传资料和健康处方 30 万份。建设健康教育活动室 122 个，为辖区群众提供卫生政策和健康知识咨询等服务。二是开展健康促进活动。定期举办国际网球公开赛、国际龙舟赛、微型马拉松、龙华区中小学生健康主题书画比赛等品牌赛事。2018 年，组织开展了"体彩杯""全民健身日""健康促进月"等全民健身活动 900 多场，实现"周周有赛事、天天有活动"，惠及辖区群众近 140 万人次。截至 2018 年年底，辖区经常参加体育锻炼人数达 72.85 万人，《国民体质测定标准》总体合格率为 93.7%，高于国家要求 92% 的水平。

**3. 从重点人群健康入手，提供全生命周期健康保障**

一是健全重大疾病预防体系。强化学校、企业等重点场所疫情监测、预警、处置，传染病报告及时率达 100%，辖区连续 5 年未发生重大群体性传染病暴发疫情。制定专项行动计划，切实降低艾滋病、结核病等重大传染病发病率，率先开展结核病分级诊疗、患者视频督导服药等改革试点。消除疟疾工作顺利通过省级验收。数字化门诊实现辖区全覆盖，免疫规划接种率多年保持在95%以上。"国家慢性病综合防控示范区"通过国家验收。二是健全健康干预体系。充分发挥全区65家社康中心网底作用，建立健康干预"前哨"，加强高血压、糖尿病全程管理，加强慢性病筛查和干预。出生缺陷干预、珠蛋白生成障碍性贫血防控、新生儿听力筛查实现常住人口全覆盖，率先将民办学校纳入二年级小学生窝沟封闭范围，建成全市首个"青少年儿童视觉健康中心"。成立6家区域社康中心，设立56个专科医生工作室，组建家庭医生团队283个，常住居民签约63.5万人，设置家庭病床258张。社康中心门诊量占比达59.5%，高出全市30%的平均水平。

**4. 从完善资源供给入手，提高医疗卫生服务质量**

一是加快医疗卫生项目建设。我们坚持"打基础、补短板、强弱项、管长远"的工作思路，区综合医院、区中医院等一批医疗卫生重大项目有序推进，辖区医疗卫生资源总量不断扩充、布局不断优化。区妇幼保健院门诊部、住院部相继投入使用，为辖区妇女儿童健康构筑了坚强屏障。二是加强人才学科建设。制定出台医疗卫生人才引进和培养政策，引进高层次医学团队12个，紧缺医疗卫生人才1105名，全区博士、博士后由5名增加到87名，整体医疗资源更加优质均衡。区人民医院、中心医院纳入市"三甲医院倍增计划"，创建区级重点学科23个、区级重点实验室8个，通过国家胸痛中心、卒中中心认证。

# 三、主 要 成 效

经过两年多的创建，2017年全区居民总健康素养水平达到21.11%，提前3年达到国家要求（2020年达20%）；2019年，全区15岁以上人群吸烟率为15.6%，低于《健康中国行动（2019—2030年）》标准（2022年低于24.5%）；经常参加体育锻炼人口比例由41.9%上升至47.33%。健康环境及健康人群指标均达标。

## （一）健康政策指标情况

打破了"卫生系统唱独角戏"的局面，实现多部门"将健康融入所有政策"。每年专题讲座培训班次数100余次；成立健康专家委员会，健康政策审查10余次；颁布健康政策51项；每年联合教育局、文化广电旅游体育局等部门开展健康促进活动共20余次。

## （二）健康场所指标情况

创建省级健康促进机关18个（创建覆盖率达51.4%）；创建省级健康促进医院9个（创建覆盖率达81%）；创建省级健康促进学校44个（创建覆盖率达59.5%）；创建省级健康促进企业6个（创建覆盖率达30%）；创建省级健康社区数36个（创建覆盖率达72%）。成功创建"广东省健康促进示范单位"226个、"广东省健康家庭"199户。

## （三）健康文化指标情况

开设电视台健康类节目2个，开设广播电台健康类栏目1个，开设报刊健康类栏目1

个（报刊健康栏目总期数 250 期），综合利用网络、电视、报纸、微信等新老媒体，多层次、多形式、全方位开展健康促进区创建宣传。

### （四）健康环境和健康人群指标情况

环境空气质量优良天数比为 87.6%；生活饮用水水质合格率达 100%；食品监督抽检合格率为 98.7%（重点品种食品合格率达 100%）；生活垃圾无害化处理率（建成区）为 100%；生活垃圾集中处理率（农村）为 100%；生活污水集中处理率（建成区）大于 95%；无害化卫生厕所普及率（农村）为 100%；基本养老保险参保率为 92.69%；高中阶段毛入学率为 98.5%；经常参加体育锻炼人口比例为 47.33%，城市人均体育设施用地面积为 $1.14m^2$。

## 四、主要创新点和社会影响

在创建指标全面达标的基础上，龙华区因地制宜，大胆创新，着力打造一批特色亮点项目，努力为全国健康促进区创建工作提供可复制、可推广的经验。

### （一）创新幼儿健康促进新模式

率先在国内实施健苗行动计划，打造生命早期 2000 天健康促进新模式。制定了《深圳市龙华区健苗行动计划（2016—2020 年）》，抓住孕育生命、孩子 0～3 岁、3～6 岁 3 个健康素养培育关键期，分别从出生缺陷、母婴保健、健康行为等 11 个方面进行系统干预。利用 3 年时间自主编印国内首本以学龄前儿童健康教育与促进为基础的《学龄前儿童健康读本》，累计向 13 万在园儿童开展免费教学。作为学龄前健康教育课本，组织编印教案，对幼儿园老师做系统性教育培训，以全面普及推广学龄前健康教育。预期通过 10 年的努力，使 50 万～60 万儿童受惠于"健康育苗"行动计划，以"小手拉大手"的形式，形成辐射数百万父母、长辈、朋友，甚至其未来子女的新型健康教育模式。

### （二）创新"体验式"健康促进新模式

建成全市首家健康体验馆、首家"生态体验式"家庭健康俱乐部，推动区级妇女儿童健康体验馆、健康生活方式主题馆、口腔健康体验馆、职业健康体验馆等建设，以参与体验互动的方式，向居民普及健康素养知识和技能。力争通过 5 年努力，打造一系列主题突出、特色鲜明、功能完善、公众喜爱、参与性强的健康主题场馆和实践基地，真正让市民在家门口就能享受到健康教育与促进的公共卫生服务。

### （三）创新流动人口健康促进新模式

龙华区以流动人口健康促进为突破口，将健康知识融入"阳光家园""乐合社区"等劳务工关爱项目中。指导富士康园区建成"青春健康俱乐部"，成为国家级青春健康教育示范基地。开设首条劳务工心理咨询热线，已帮助数以万计的劳务工走出心灵困境。

龙华区通过健康促进区创建，一是使辖区居民更加关注自身健康，自觉将健康观念融入日常生活，更加注重生活方式和健康行为的养成，实现了由被动接受健康知识向主动积极的健康自我管理转变；二是支持性策略使居民受益，实施"将健康融入所有政策"的策略，有利于引导政府部门在制定相关政策时，充分考虑健康影响因素，向满足群众健康倾斜；三是居民素养与经济增长相得益彰，增强软实力建设，使居民素养与龙华区高速发展的经济增长需求相匹配，进而促进经济增长，提高居民生活水平。

## 案例七　大鹏新区医疗健康集团：社区精神卫生管理新模式

### 一、项目背景

严重精神障碍是指精神症状严重，导致患者社会适应等功能严重损害、对自身健康状况或者客观现实不能完整认识，或者不能处理自身事务的精神障碍，主要包括精神分裂症、分裂情感性精神障碍、偏执型精神病、双相情感障碍、癫痫所致精神障碍、精神发育迟滞伴发精神障碍等。严重精神障碍患者病程较长，尤其是精神分裂症和双向情感障碍，病情容易反复，加上医疗和康复资源不足，可能导致很多患者无法接受有效的治疗和康复服务，给患者、家庭及社会带来沉重的负担。

目前，大鹏新区严重精神障碍患者共有 543 名，不平均分布于新区葵涌、大鹏、南澳办事处。由综治、卫生、公安、民政、残联等部门共同参与的精神卫生管理工作小组和由残联专干、社区专干、社康医生、辖区民警、患者家属组成的"五位一体"社区帮扶小组，对精神障碍患者实行共同管理。实践证明，这种管理存在很多弊病，多部门频繁介入监管，容易引起患者和家属反感，觉得是长期被监管并受到社会歧视。社康精防医生身兼数职，公共卫生任务繁重，对精神障碍患者的管理处于应付式。部分患者仍存在因服药不规律、监管不到位所致病情反复等问题，康复治疗更是缺乏关注。

社区防治管理和康复在重性精神障碍患者的防治过程中起到重要作用。大鹏新区医疗健康集团综合借鉴国内外做法，积极探索社区严重精神障碍患者的居家康复服务模式，成立大鹏新区医疗健康集团社区精神卫生服务管理中心。中心积极调动社区康复资源的充分利用，使精神障碍患者得到积极有效的治疗和康复服务，使患者家庭不因精神障碍患者的存在而丧失对生活的期望，逐步形成具有实践意义的社区精神障碍患者康复新模式。

### 二、主要做法

（一）做好三级联动，保障双向转诊

一是提早预防，早期干预。集团精神卫生中心对全新区在校青少年的心理健康问题进行调查研究，参加测评学校 5 所，完成测评小学生 728 人，初中生 826 人，对有心理问题的人群进行早期干预及治疗，后期进行跟踪随访，打造精神卫生医疗、康复、防治、健康教育为一体的完善的社区精神卫生防治体系。

二是充分发挥市康宁医院专科医院的优势,精神卫生服务管理中心与康宁医院上下联动,做好双向转诊。经社区精神卫生中心诊断病情不稳定的患者将转诊到市康宁医院住院治疗,病情稳定后回转入社区管理进行康复治疗,形成"市级医院-集团精卫中心-社区精卫小组"三级联动体系,完善诊治流程和服务方案。

（二）组建多学科协作团队,提供精准服务新路径

组建社区精神卫生防治小组,成员包括精神科医生、全科医生、全科护士、心理咨询师、精防社工等人员,厘清各个成员的责权。其中,精神科医生主要负责开展专科诊断和治疗、疗效评估、制订专案管理方案、协助随访服务、负责质控;全科医生负责完善档案信息、开展随访服务、健康宣传教育、签约家庭医生服务、躯体疾病的诊治和管理;精防社工负责更新完善档案信息、进行健康宣传教育、开展随访服务、开展个案管理。

（三）服务全社区覆盖

2018年11月,新区按1∶50的比例完成社工配备工作。每个社区配备专职精防社工,其长期驻点在新区各个社康中心,与社康全科医生及精神科医生组成团队,从疾病的防治和康复等专业的角度紧密协作开展工作。按深圳市精防系统规范管理所有在管患者,并为有需要的患者提供个性化服务;关爱患者家庭,协助解决力所能及的困难。

（四）制订个案服务计划

**1. 全面评估,分级管理**

根据《深圳市社区精神疾病患者分级管理标准》对精神疾病患者进行一级/二级/三级划分,全面评估,并严格按照流程执行。

**2. 全周期随访,阶段性总结**

采用随访观察法,团队工作人员对患者病情及社会功能恢复情况进行全周期跟踪,每季度填写《简明精神病评定量表》、《日常生活能力量表》、住院次数、工作时长等,掌握其社会恢复情况。

**3. 效果评估**（采用比较分析法）

工作人员定期针对所有患者以《简明精神病评定量表》、《日常生活能力量表》、病情控制率、服药率、规范管理率等评定其各方面恢复情况以进行数据收集,与患者接受服务之前进行比较分析。对累计躯体疾病发病率、多发病种、能否及时得到治疗等方面进行总结。

开展个案服务管理63名精神障碍患者,主动入户面访共696次,电话访视109次。通过团队的面访,及时发现病情不稳定的患者,联系精神科医生调整用药,及时控制病情发展有22例;发现高风险及不稳定患者需要住院治疗6例,并协助转至康宁医院;通过康复训练有明显成效的有13例;协助患者申请服药补贴和监护补贴的有42例;为患有糖尿病及高血压的患者和家属调整用药,有效控制慢性病发展的有7例。

（五）持续性的照顾

个案管理提倡以社区为基础的长期照顾，是一个有多重服务项目的、能够进行持续照顾的服务体系，目的在于通过整合、协调社会服务资源，确保有一个整体性的服务方案，对高危人群提供专业化、持续化和个别化的照顾。

## 三、主要成效

（一）为精神障碍患者提供精准化服务

大鹏新区医疗健康集团社区精神卫生服务管理中心的成立，在全市率先推出"专职团队服务+家庭管理"的精神卫生个案管理新模式，这是对社区精神卫生工作的试点突破。由精神科医生／护士、社区精防医生、心理咨询师、社工共同组成的多学科管理服务团队，通过定期上门或电话随访的方式，及时掌握精神障碍患者的情况，针对每个患者及家庭量身打造，提供专职化、精细化、规范化的精准社区管理服务，免去了多部门联合监管的烦琐。同时，一支稳定专业的管理团队也有利于患者的康复，避免因接触陌生人而产生抵触心理，影响治疗效果。

（二）开展健康宣教，引导社会正确舆论

团队在帮助患者积极治疗的同时，也对周边社区居民开展健康宣教，引导更多人了解精神疾病，伸出关爱之手，理解、尊重、关心、帮助每一位受心理疾病困扰、受精神障碍折磨的患者，使他们早日回归社会。

（三）为精防工作探索"大鹏经验"

大鹏社区精神卫生服务管理中心组建专业团队，与市康宁医院紧密互动，让精防社工驻点在各个社康中心，和社康全科医生及精神科医生形成团队协作模式，各负其责，从疾病的防治和康复专业的角度紧密协作开展工作，形成"市区联动、上下一体、优势互补、资源共享"的大鹏精神卫生工作新模式。从精神疾病康复的角度对患者进行全方位的管理和引导，并关注患者躯体健康，进而促进患者尽快恢复功能，重返社会。

## 四、主要创新点

根据大鹏新区地广人稀、常住人口相对稳定、医疗资源相对薄弱的特点，新区医疗健康集团创建了"专职团队服务+家庭管理"社区精神卫生管理新模式。

（一）三级联动，上下贯通

联合市康宁医院、社区精神卫生服务管理中心、社区精神卫生小组、社康中心，形成了上下贯通、三级联动的模式。集团联合新区公共卫生中心定期开展医疗质量专项督导，定期请市康宁医院专家到新区进行指导工作，及时发现问题，持续质量改进；及时与市康宁医院启动双向转诊，上转：发现疑似患者或病情不稳定患者，精神卫生中心组织精神科医生进行现场评估，必要时联合五位一体小组转诊至康宁医院治疗；下转：康宁医院下转到新区内的患者，精神卫生中心服务团队无缝连接，及时掌握患者信息，进行持续跟踪管理。

（二）专职服务，协同共管

以精神科和全科医生为主导，社工为主体，通过专业规范化的培训，形成一支稳定的专业的多学科服务团队。团队进入患者的家庭，以关爱为核心，提供力所能及的帮助，协助监管患者规律服药，发现病情不稳定患者，及时调整用药稳定病情，督促体检，及时发现躯体上的疾病，并协助联系家庭医生或专科医生及时诊治，从躯体疾病到精神疾病都能使患者得到真正有效的照护。

（三）关爱家庭，全面管理

团队充分利用家庭支持，帮助患者尽早康复，为患者和家属提供心理疏导等服务，尽力协助解决家庭中出现的困难，并对家庭成员的躯体慢性病进行管理，联系家庭医生，建立慢性病专案，提供持续性的跟踪服务，使患者及其整个家庭得到切实的关爱服务。提高家属和患者治疗的信心、提升整个家庭成员的健康素养、增强家属的配合程度。

（四）社区康复，减负利民

利用有限的家庭资源和社会资源，开展服药训练、生活技能训练、人际沟通训练等，对于恢复社会功能的患者为他们提供工作资源链接，协助他们找到合适的工作。社区康复既减轻了患者的经济负担，又可以让患者不脱离家庭，不脱离社区，不脱离社会，就能得到方便、经济、有效的综合治疗，使患者早日回归社会，实现"康复一人，解放全家人，影响一大片"，同时也能减轻政府和社会的负担，利于构建和谐社区。

（五）全区覆盖，个案管理

全区 21 家社康中心都配有驻点的专职精神卫生社工，管理每个社区的精神病患者及其家庭，定期随访，随时反馈，开展个案服务，及时发现疑似患者。

## 五、主要困难和存在的不足

一是目前社区精神卫生防治资源配置相对不合理，缺乏精神障碍患者康复场所，基层医疗机构缺乏精神专科用药。

二是社区精神卫生专业人员匮乏，目前各部门精神病患者管理工作人员往往身兼数职，由于工作量大、待遇较低等原因，社区精防队伍不稳定。

三是社区精防队伍缺乏社区康复专业培训，精神康复治疗师缺乏、精防社工水平参差不齐，导致个性化管理和服务成效有限。

四是社区精神疾病患者康复形式相对单一。

# 案例八　宝安区卫生健康局：健康社区建设的组织保障体系

## 一、项目背景

为了贯彻落实全国卫生与健康大会精神和《"健康中国 2030"规划纲要》《关于实施健康中国行动的意见》《健康中国行动组织实施和考核方案》《健康中国行动（2019—2030 年）》《"十三五"卫生与健康规划》《国务院关于进一步加强新时期爱国卫生工作的意见》《关于开展健康城市健康村镇建设的指导意见》《全国健康城市评价指标体系（2018 版）》的工作要求，推动卫生健康服务在社区从"以医疗机构为重点"向"以基层社区为重点"转变、从"以治疗为中心"向"以健康为中心"转变，宝安区卫生健康局于 2018 年 4 月起，陆续在福永街道兴围与怀德社区，新安街道海裕、新乐与文汇社区，沙井街道和一社区，西乡街道渔业社区等社区进行探索试点全人群全生命周期的健康社区建设，以期探索符合宝安实际，分别应对城市核心区、快速城市化城区与城中村等人口密集区域健康促进和基本健康服务落地的解决路径，重点依托社区基层治理体系，对健康社区建设的保障机制进行梳理和完善。

## 二、主要做法

宝安区全面联动基层社区"治理核"及社康机构"服务核"，双核驱动促进共建共享全民健康，构建健康共同体。

（一）构建"党委领导、政府主导、部门协同、社会参与、全民动员"的组织领导体系

**1. 完善街道、社区两级健康协调、议事机构**

2018 年 7 月，在福永街道兴围社区建设全市首个社区"全民健康委员会"；2019 年，在新安、西乡、航城、沙井、福永等街道开展 9 个社区试点，并在西乡街道启动健康社区建设示范项目，成立西乡街道健康社区建设行动委员会，由西乡街道办事处主任及宝安区卫生健康局主要领导担任委员会主任，由各社区党委书记牵头成立健康社区工作小组，在街道、社区设立专职工作人员负责辖区健康工作。

**2. 健全基层健康监测及干预网底**

在大型机关、企业、学校、工厂、事业单位等机构设立健康联络员，由社区、社康协同社区党员代表和工作人员，深入一线开展服务，全区先行试点的 7 个社区已于 2019 年初步完成对辖区规上企业的健康联络工作。疫情防控期间，宝安区各社区党组织、社康中心实现对复工复产企业、待复学学校、辖区重点防控楼宇等主体的健康联络全面覆盖。

**3. 激活基层健康服务**

由社区党委牵头，通过社区党建、民生活动，支持居民进社康，参与基本公共卫生和家庭医生服务。依照现在的网格管理体系建立健康服务网格，由网格员上门对每户家庭进行健康诊断和分类管理，配备相应的医护团队成员，落实管理责任制。全面落实市区政策，二三档参保人全部实现社区首诊。2019 年 8 月起，宝安中心医院举办社康在全市率先实现向家庭医生签约慢性病患者免费提供 9 种药品；从 2020 年起，全区实现签约家庭医生的慢性病患者药品最低两折优惠。

**4. 开展社区爱国卫生运动**

开展城中村厕所革命，做好垃圾分类和无害化处理。由公共卫生机构联合社区党委落实爱国卫生运动及虫媒病、传染病等防控。疫情防控期间，各专业公共卫生机构指导社区环卫、执法、巡查等力量，由社区党组织、工作站牵头联络小区物业、工业园区管理处等责任主体，开展对住宅小区、城中村、职工宿舍、饭堂、大型商业综合体等人员密集场所的环境消杀等工作。

（二）建设以"集团-社康-家庭医生"为责任主体的健康守门人制度

**1. 健全社区健康服务体系**

宝安区全面实行社康"院办院管"，促进医院同社康中心融合协同发展。2019 年新改扩建辖区社康机构 16 家，基本实现全区社康机构在社区的全覆盖。逐步推进社康与举办医院药品目录一体化、申领平台一体化，保障社康中心用药需求，确保群众在基层用到药、用好药。

**2. 加强家庭医生队伍建设**

2019 年，全区引进全科医生超过 200 人，其中包括全科博导 1 人、硕导 1 人。在宝安中心医院试点家庭医生闭环管理，推行院本部内分泌科和各社康中心之间的双向转诊闭环，在全市率先实现住院糖尿病病人 100%签订家庭医生服务协议，100%出院时与家庭医生一对一交接，100%出院后有家庭医生随访。

**3. 推进专科力量下基层**

在宝安区中心医院试点下属区域社康中心建设儿科、内分泌科、心血管内科特色专科，形成特色社康中心建设清单。推进专家进社康，开设专家工作室，组建专家团进驻社康带教、坐诊，提高全科医生专科业务能力。

（三）以居民为健康第一责任人的全民健康促进新机制

**1. 推广"社康通"APP 及市民健康积分制度**

全区 138 家社康实现社康通全覆盖，提供线上预约、线上检查结果查询，线上健康档案查看，线上健康教育学习，建立健康积分兑换机制，形成可记录、可追溯、可对比、可激励的居民健康自评体系。

**2. 建设基层急救医疗体系**

在全区全面建设"五大中心"，全区所有基层医疗集团启动建立胸痛、卒中、创伤、危重孕产妇、危重儿童和新生儿救治中心建设。强化社康机构急救能力，为全区 138 个社康中心、超过 200 个公共场所配置 AED 并实行联网管理。培育急救志愿者,在宝安区福永街道试点通过"宝安第一课"等培训课程,依托社区专职工作人员、网格员、出租屋楼栋长的"急救微网格"体系,全面提升突发事件第一见证人的急救水平。

### (四)以互联互通互认为核心的全民健康信息支撑体系

#### 1. 优化社区就诊体验

在宝安人民医院、宝安中心医院推动"三个协同",打通举办医院同社康诊疗信息壁垒,实现就医智慧化,实现就诊就医全程扫码。宝安区中心医院所有社康中心实现全科预约,居民线上预约全科医生就诊,同时开通了基于信息平台的上转"四优先"服务,减少现场排队时间,优化就医秩序,提升患者就诊效率和体验。让数据多跑腿,让居民少跑路。

#### 2. 建设智慧健康社区

在宝安福永、沙井、新桥等街道试点社区推广智能健康装备进社康、进社区工作站、进小区,率先实现试点智能健康装备同居民个人电子健康档案信息互通。

### (五)以四个结合、五个处方为特点的健康中国行动计划落地模式

#### 1. 推进基层体医结合

鼓励以街道、社区为单位,以民生实事为载体,发动辖区机关及企事业单位举办体育运动赛事和专业培训项目,2019 年在西乡、福永、沙井下辖 20 余个社区组织开展社区居民运动会。在宝安区怀德社康试点体育运动及康复门诊,依托社康提供专业体育训练指导。

#### 2. 推进基层教卫联动

全区所有教育机构学生健康体检进社区、进社康,"小手牵大手"带动家庭健康管理。支持全区一类社康中心开展儿童口腔窝沟封闭、脊柱侧弯监测与矫正、青少年近视眼防控等项目,完善基层儿童健康服务项目类型。

#### 3. 推进基层医养结合

制定医养结合服务规范。在宝安新安、福永、西乡、石岩等区域试点推进针对"老弱残重"老人的家庭医生上门服务,推进老年人健康管理"足不出户"。疫情防控期间,健康社区建设试点街道及社区全面推行"防疫+慢病管理"上门服务双结合,为居家隔离、长期卧床等患者提供上门检查、上门送药等服务。在宝安区燕罗街道颐年养老院率先建设"康养合一"、以中医医养结合为特色的社康机构。全区全部 8 家养老机构、45 家老年日间照料中心及长者家园与邻近基层医疗机构签约,为老年人开展健康体检、上门巡诊、健康宣教、慢病管理等基本医疗卫生服务。全区所有社康中心均可提供家庭病床服务,2019 年共建家庭病床 307 张。

#### 4. 推进医防融合

整合多方资源,创新"全人照顾"服务流程,在全区 50%社康中心推广。选取宝安人民医院(集团)一院安乐、假日名居社康和宝安区中心医院九围、颐康园社康 4 家社康率先在全市试点高血压医防融合新模式。宝安区中心医院下辖 32 家社康,在全市率先实现辖区社康基层高血压医防融合全覆盖。经过近 1 年半的"全人照顾"试点和推广,65 个社康中心对就诊患者提供基本公卫服务的比例平均为 86%,最高达 98%,在就诊过程中对患者的

疾病筛查、慢病管理比例显著提高，试点社康中心基本公卫考核成绩在全区名列前茅，试点社区基层"大健康"服务体系初步建成。

**5. 推进"五个处方"进社区**

在有条件的社康试点运动、营养、心理、戒烟门诊，鼓励街道、社区开展运动、营养、心理、戒烟、药物五大处方相关的健康促进活动。成立深圳市宝安区医学会营养专业委员会，在宝安区中心医院建立国际标准化代谢性疾病管理中心，在医院门诊部、区域社康中心均设置了糖尿病教育室、诊室，开设糖尿病训练营，将糖尿病管理与低碳饮食有机紧密结合，为代谢病患者提供更高质量的长期、持久的健康服务。

**6. 促进中医服务下沉基层**

区政府设立 500 万元的社区中医适宜技术专项补助经费，遴选首席全科中医医师，开展"西学中"培训。目前全区所有社康机构均开展中医药服务，凯旋等社康中心将中医药和产后访视、催乳、治未病等有机结合，进社区、进家庭。相关经验得到国家中医药管理局高度认可，在 2019 年国家基层中医药先进单位评审中取得优异成绩。

# 三、主 要 成 效

**1. 搭建健康社区建设基础平台**

在全市率先搭建、完成并推广健康社区建设的组织架构，明确了社区工作站"治理核"和社康机构"服务核"的双核架构，逐步形成标准化的健康社区建设模式和标准。

**2. 形成健康资源下沉社区长效机制**

初步形成资源下沉社区的长效机制，现在已由宝安人民医院（集团）探索建设家庭医生上门服务的标准化流程、绩效考核体系和信息化工具。

**3. 完善全民共享的社区健康促进体系**

初步实现了全社会参与健康服务、改善健康生活方式的良好氛围，将社区健康工作纳入基层党组织、社区工作站的重要工作内容，强化了社康机构对社区健康服务重点人群服务核健康管理的覆盖面，提升群众健康获得感。

# 四、主要创新点和社会影响

（一）创新点

（1）成立了深圳市首个健康街道、健康社区建设的组织协调机构，率先在全区范围内试点开展健康社区建设工作。

（2）探索了"集团-社康-家庭医生"的健康守门人体系同基层党组织、义工、社工联动推进基层社区服务的路径，开展"健康家访"服务，让健康服务由被动接受病人转变为主动上门服务，让健康服务走出社康，走进老百姓家门。

（3）相继标准化各项健康社区组织形式、项目落实、信息建设、绩效分配等重点体制机制，实现长效可复制的落地方案。

（二）社会影响

（1）营造了全民参与健康社区建设、接受健康管理服务、改善健康生活方式的氛围，有力推动了宝安区健康城区建设。

（2）兴围、怀德、文汇、新乐、渔业、合一等社区建设经验得到媒体广泛报道，形成了方便基层借鉴的实践经验和工作路径。

（3）全区社康机构健康服务知晓率、覆盖率和满意率稳步提升，试点社区的相关社康机构的基本医疗及基本公共卫生服务质量大幅度提升，培养和树立了一批广受基层群众认可的家庭医生样板。

# 六、主要困难和存在的不足

（1）社区健康工作缺乏组织协调。各个试点仍然普遍存在社区各组织间缺乏有效沟通，社康中心对社区居民健康状况以及健康需求了解不明确，健康服务开展困难等问题。

（2）流动人口健康管理和服务难度大。原特区外部分街道社区人口密集、人群流动量大且居民文化水平偏低，重点人群规范化管理工作难以开展，加之社康中心人力有限，社区基本公共卫生和医疗服务无法覆盖与流动人口相关的社区重点人群（候鸟老人、儿童群体），出行不便的弱势人群难以获得有效的健康资源。

（3）群众迫切需要专家资源下沉难。宝安医疗资源分布不均匀，群众就医难现象仍然存在，下沉的专家资源和群众需求对接不到位。

（4）智慧健康社区服务的建设尚未纳入医学信息化、智慧化建设相关规划，采集的居民健康信息的应用还需探索高效、可行的路径模式。

## 案例九 市第二人民医院：青少年脊柱健康综合防控

### 一、项目背景

青少年脊柱侧弯是一种表现为脊柱冠状位、矢状位及横断位上的序列异常的疾病，其病因迄今为止尚不明确。我国部分城市的调查结果发现特发性脊柱侧弯的发病率约为2%，10～16岁的青少年脊柱侧弯的发病率最高，女生的发病率显著高于男生，约占80%。

深圳市中小学生脊柱侧弯筛查项目于2013年9月启动，在深圳市教育局与深圳市卫生健康委的支持下，开始在全市在校中小学生范围内开展脊柱侧弯的筛查。筛查中发现，深圳市的青少年脊柱侧弯患病率高于国内某些省市及国外文献报道，深圳市的青少年脊柱侧弯的患病率相比全国平均水平高2%～3%，属于脊柱侧弯疾病的高发城市。随着深圳市第二人民医院的普查推进，发现深圳市脊柱侧弯的患病率表现出逐年增加的趋势，其发展形势不容乐观。

脊柱侧弯的发展若不采取及时的干预及治疗，其侧弯角度会逐渐加重，导致躯干、胸廓变形，严重者甚至导致脊髓和脊神经损伤，同时还会出现呼吸系统及心脏功能障碍，严重影响青少年的身体健康和日常生活。而一旦侧弯度数超过45°，就需要通过手术进行治疗，手术风险系数较高，有可能出现一些并发症，对孩子造成较大影响。

2013年起，深圳市教育局和深圳市卫生健康委一起联合深圳市第二医院对全市中小学生逐步开展脊柱侧弯筛查工作，截至2019年12月，共筛查深圳市中小学生超过130万人次，取得了良好的社会效益。

2018年，在市卫生健康委的支持下，深圳市青少年脊柱健康中心正式成立，中心继续对全市10~17岁的青少年提供免费脊柱侧弯筛查服务，指导适应证患者开展形体矫正。中心挂靠在深圳市第二人民医院，负责建立并运营深圳市青少年脊柱健康的网络与体系。

目前，深圳市中小学生脊柱侧弯免费筛查服务项目成功入选2019年度深圳市公共卫生强化行动项目，同时入选深圳市2019年十大民生实事，开展以"医校结合""医体融合"为主的青少年脊柱健康综合防控协同工作网络，同时，成立了以邱贵兴院士为首的专家委员会，为中心提供学术和技术方面的支持，着力打造惠及深圳市各区中小学生的脊柱侧弯综合防控协同工作网络。

与体育局合作实行医体结合项目，通过医体结合的形式来推广形体干预，从而达到以形体指导来降低患病率的目的。

## 二、主 要 做 法

### （一）开展校园筛查

由青少年脊柱健康中心组建深圳市校园筛查团队，对目标人群每年开展一次脊柱侧弯筛查、评估和诊断。依托深圳市学生健康监测信息系统，建立青少年脊柱健康电子健康档案专案，连续、系统记录年度筛查及就诊随访情况。对疑似学生发放《家长告知书》及防治健康手册，并进行系统的随访。

### （二）实施人群分类干预

根据筛查结果，对青少年人群进行分级评估、分层干预、分类治疗：

（1）Cobb角在10°以下：以加强运动、调整姿势为主，定期随访。根据骨龄成熟度不同，随访期限分为半年及一年。

（2）Cobb角在10°~20°：以形体治疗为主，3~4个月随访一次。

（3）Cobb角在20°~40°：以佩戴支具为主，形体治疗为辅，3~4个月随访一次。

（4）Cobb角在40°以上：考虑手术治疗，术后一年接受术后形体治疗康复训练。术后1年内每3个月随访一次，第2年每半年随访一次，之后每年随访一次，随访至术后5年。

### （三）建立筛查干预平台

建立包括无辐射脊柱B超系统、全身骨骼成像系统、三维脊柱测量姿势评估系统、人工智能体表外观识别系统、形体治疗仪的筛查干预平台，实现青少年脊柱侧弯人群筛查安全化、精准化，以及形体干预的智能化及动态化。

### （四）加强青少年脊柱健康体系建设

以深圳市青少年脊柱健康中心为主体，以市、区两级具备脊柱侧弯筛查与诊疗能力的医疗机构及全市社康为支点，辐射全市中小学校，就近为全市中小学生提供健康教育、筛查干预及形体行为指导。

开展深圳市青少年脊柱健康中心与深圳各区社康相结合的合作模式。在每区选取 1～10 个社康点，初步进行布建，在发展过程中逐步进行扩张，尽可能吸收更多的社康建立合作体系。青少年发现脊柱侧弯后，到医院及时就诊，进行初步诊断后，分散到所在各区合作的相关医疗单位完成进一步的随访和治疗工作，建立起一套完善的体系支撑。

### （五）建立审核机制

（1）组建专家委员会，为深圳市青少年脊柱健康中心提供技术支持和审核机制，对整个筛查过程、形体治疗方法、整体构架和治疗体系的科学性与可操作性给予合理化建议和指导，专家委员会对中心项目书进行集体审议和建议。

（2）组建专家指导委员会，为中心提供组织架构建设方面的建议，协调各部门、各单位的运行和合作，对实际操作过程进行监督、审核和指导。

## 三、主 要 成 效

深圳市中小学生脊柱侧弯筛查项目自 2013 年 9 月启动以来，至 2019 年 7 月总共筛查学校 1174 所次，总筛查人数达 100 万人次，转诊人数约为 5 万人次。目前，筛查出脊柱侧弯阳性患病率约为 5.7%。

项目已和各区具备脊柱侧弯筛查与诊疗能力的社康及定点医疗机构合作，在各区选取了 10 个定点进行布建，对各区社康及定点医疗机构的工作人员进行培训，并完成进一步的随访和治疗工作，建立起一套完善的体系支撑。截至 2019 年 8 月，深圳市青少年脊柱健康中心已完成对深圳市百花小学校医、班主任、教师的宣教，同时完成对百花小学 1～6 年级全体学生的科普宣教工作；完成对深圳市各区合作的社康及各区定点医疗机构社康医生的培训，完成对市级及各区共 11 个体医融合脊柱健康服务点（各区体质测定与运动健身指导站）相关人员的宣教及培训工作。

在深圳市文化广电体育旅游局的支持下，在各区建立了深圳市体育融合脊柱健康服务站，以各区体质测定与运动健身指导站为基点，致力于实行各区中小学生就近参与形体指导。

## 四、主要创新点与社会影响

深圳市中小学生脊柱侧弯筛查项目自启动以来已陆续在市内筛查超过 100 万人次，对深圳市在校青少年脊柱健康的预防、干预及治疗有着重要的现实意义。项目有望逐年降低深圳市青少年脊柱侧弯的发生率，可为有效保障深圳市青少年脊柱健康及减少医疗财政负担提供有力支持，对提高青少年人群的健康寿命年及躯体和心理健康具有重要的影响。项目正在积极进行深圳市青少年脊柱健康标准体系的建立，未来将辐射至粤港澳大湾区，惠及深圳及其周边地区，全面提升华南地区青少年的脊柱健康水平。

一是总筛查人数在国内处于较为领先的地位，是目前唯一坚持每年进行脊柱侧弯筛查的医院，可为深圳市青少年人群的脊柱健康提供二级预防策略。

二是本项目的具体筛查体系在国标的基础上进行了优化，筛查结果的准确性和可靠性较高，误诊及漏诊的人数较少，可为提出更适用于脊柱侧弯校园普查的筛查体系及流程提供科学依据。

三是本项目配备了包括临床医学、公共卫生、康复医学等专业领域人员，可完善项目的人员配置及发挥学科交叉的互补优势。

四是项目建立了一套人工智能数据平台，以平台为基础，利用先进信息化技术，满足脊柱侧弯在筛查、门诊、康复等方面的数据管理、建档管理和报告管理，实现脊柱健康管理工作流程的闭环。同时，把各医疗机构和各分支单位数据进行串联，以实现筛查、复诊和形体指导整个过程的数据连通。

五是在完成青少年脊柱健康体系建设时贯彻"医校结合""医体结合"，以及和社康及各区医疗定点机构相结合，多角度、全方位建立脊柱健康体系。

六是制定深圳市脊柱侧弯预防筛查、干预及治疗标准。从校园筛查、门诊筛查、形体训练治疗、脊柱侧弯矫形器治疗及手术治疗几个方面，以平台为基础，统一进行管理评价和数据收集，着力于形成可复制、可推广的青少年脊柱健康防控工作模式，便于整个体系的建设，并向全国进行复制推广。

七是建立宣教体系，包括建立形体指导及运动处方治疗的体系，以医校结合作为重点，同时医体融合、社康和各区医疗定点机构结合作为辅助，争取对孩子日常生活形成规范，对出现问题的孩子进行指导。运动处方的建立可将中心日常工作和形体治疗的体系规范化，有利于整个标准的推广。

## 五、主要困难和存在的不足

一是对青少年脊柱侧弯的健康宣传力度仍有待加强，宣传经费落实不到位，部分筛查所需的设备仪器到位不及时。二是部分学校、家长、学生个人及绝大部分医疗机构缺乏对青少年脊柱健康问题严重性的必要认识与了解，筛查时发现的可疑病例前来门诊确诊的依从率不高。三是项目进行中涉及个人信息的收集，个别家长对信息的安全性及用途等存在顾虑，影响数据完整性。四是部分获得指导及治疗的孩子由于学业繁忙、离指导机构较远等原因未能坚持治疗，导致无法达到矫正效果。

# 第八章 发展"互联网+医疗健康"

## 加快发展智慧健康，助力健康深圳建设

根据国家和广东省关于促进"互联网+医疗健康"发展的意见和工作部署，以及深圳市委市政府建设国际一流智慧城市和数字政府的目标要求，我们着力完善顶层设计和规划布局，加快发展和完善智慧健康，助力健康深圳建设纵深推进。

## 一、突出顶层设计，构建完善智慧健康服务体系

### 1. 规划先行

制定《深圳市人口健康信息化（"12361工程"）规划纲要》，实施"12361工程"，建设"1个支撑体系、2个保障体系、3大核心数据库、6大应用系统、1个健康云"。2018年以来，按照建设新型智慧城市的总体部署，出台智慧健康服务体系建设方案，搭建健康信息标准规范、健康医疗大数据目录、全民健康信息认证和评价、智慧健康服务四大体系，以及便民惠民健康服务和健康医疗大数据共享服务两大平台，形成了智慧健康服务的整体布局。

### 2. 制度先行

完善涵盖医疗机构、医务人员、病床、设备、医用耗材、药品等健康服务全要素的智慧健康认证和评价制度，以及智慧健康服务体系管理规范和监管制度。建立健全健康医疗大数据共享规范，加快建立健全健康医疗大数据中心管理办法、人口健康信息化安全监管制度、个人隐私保密制度，建立居民实名制电子健康档案制度，以及医疗机构及医务人员电子化注册管理制度，形成智慧健康的制度体系。

### 3. 标准先行

完善数据标准、业务标准、评价标准及互联网新技术应用标准，推动健康医疗数据结构化、编码标准化、接口规范化，破除"信息孤岛""信息壁垒"。先后编制发布《深圳市区域卫生信息平台功能规范》《深圳市区域卫生计生数据交换标准规范》《电子病历接口规范》等17个智慧健康标准规范，形成智慧健康的标准体系。结合实施按C-DRG收付费制度改革国家试点，在试点医院推广"疾病分类与代码（ICD-10）""临床疾病诊断规范术语集""医疗服务操作码"，基本实现"一人一码、一物一码、一病一码、一操作一码"。目前，区域卫生与健康信息平台通过了国家医疗健康信息互联互通标准化成熟度四级甲等评审。

## 二、突出便民惠民，提升健康服务精细化智能化水平

**1. 推行"一站式""一网式"健康服务**

将卫生健康服务管理信息系统整合到全市统一的政务服务平台和数据资源中心，实现实体政务办事大厅与网上政务服务平台融合发展，95%以上服务事项通过手机和自助服务终端办理。持续拓展完善"健康深圳"等多元化的医疗健康服务 App 预约挂号、就诊缴费、健康档案查询、健康科普、办事服务、继教规培、网上医院等功能，加快实现卫生健康服务"掌上服务""指尖办事"。

**2. 加快智慧医院建设**

以"电子健康卡"应用为抓手，推动公立医院信息系统升级改造，提高科学化、精细化、智能化管理水平，切实改善市民看病就医体验。目前，全市 3 家公立医院电子病历系统功能应用水平达到五级，21 家达到四级；2 家医院成为全省首批 9 家智慧医院建设单位，北京大学深圳医院成为国家首批数字化示范医院。7 家医院试点应用电子健康卡，市民可跨机构、跨区域、跨系统扫码预约就诊和获取检验检查结果，下一步拓展扫码建档、预约基本公共卫生服务、家庭医生服务。16 家市属医院全面实现检查结果互联互通共享。48 家医疗机构实现医保移动支付。

**3. 完善卫生综合监管平台**

整合全民健康信息资源，拓展完善卫生统计、价格监测、药品管理、DRG 管理、卫生应急等功能模块，提高管理效率和决策水平。建立覆盖所有医疗机构和执业人员的信息平台，实现对医疗机构和人员的全程动态电子化监管。建立"1+10+N"智慧卫监综合监管平台，初步实现对生活饮用水、游泳场所水质，以及相关机构餐饮具集中消毒、放射卫生管理、医疗废物处理的在线动态、智能监测。

## 三、突出大数据分析应用，助力健康深圳建设

**1. 推动公共卫生大数据挖掘利用**

加强大数据挖掘、分析利用，加大对疾病流行模式研究和干预效果分析力度，推动健康大数据向公共产品转化。利用传染病监测大数据，率先向公众定期发布流感指数、手足口病指数、登革热指数、肠道疾病指数，精准做好季节性流行性疾病等健康风险预警和宣传教育，提高市民自我防控意识和能力。建立区域慢性病卫生统计分析平台，实现对高血压、糖尿病建档管理人群的多系统数据融合和流行病学综合分析，以及对患者个体医疗活动、自我管控的智能化管理。

**2. 推动市民健康管理个性化、智能化**

开发家庭医生服务 App 系统，为家庭医生签约服务提供预约诊疗、在线服务、健康管理、服务评价、绩效考核等信息化支撑。针对高血压、糖尿病等重点人群，开发"家庭医生智能服务包"，开展在线健康状况评估、监测预警、用药指导、跟踪随访、健康管理等服

务。编制"智慧家庭病床规范",推动可穿戴健康设备等个人健康监测数据全面向电子健康卡、电子健康档案汇集,提高居民健康管理的个性化、智能化水平。

**3. 推动智慧健康产业加快发展**

加强与华为、腾讯、平安等企业战略合作,建立健康医疗大数据开发、使用、运营和安全管理等新机制和新模式,拓展智慧医疗服务的广度和深度。搭建健康医疗大数据服务和应用平台,推动医疗和新药创制、医疗器械技术攻关、可穿戴设备研发等有机融合,快速转化应用。大力培育发展网络医疗、智能护理、智慧药房等智慧医疗健康服务新业态、新模式。

## 案例一  市医学信息中心：健康云服务平台——深圳健康网·健康深圳 App

## 一、项 目 背 景

国务院《关于积极推进"互联网+"行动的指导意见》指出，将大力推广在线医疗卫生新模式。发展基于互联网的医疗卫生服务，支持第三方机构构建医学影像、健康档案、检验报告、电子病历等医疗信息共享服务平台，逐步建立跨医院的医疗数据共享交换标准体系。国务院办公厅《关于促进和规范健康医疗大数据应用发展的指导意见》明确将大力推动政府健康医疗信息系统和公众健康医疗数据互联融合、开放共享，消除信息孤岛，积极营造促进健康医疗大数据安全规范、创新应用的发展环境，通过"互联网+医疗健康"探索服务新模式、培育发展新业态。

深圳市医学信息中心主要承担深圳市卫生系统信息化建设、信息统计、科研服务、学术交流等工作。近年来，中心获得了国家科技进步二等奖、卫生部信息化推进奖、广东省云计算应用试点项目单位等荣誉。为了顺应互联网技术的迅猛发展为卫生健康事业发展带来巨大机遇的时代潮流，2015 年深圳健康云平台深圳市医学信息中心、国家超级计算深圳中心及深圳市新开元信息技术发展有限公司三方联合申报了"互联网+诊疗平台关键技术研究"课题，并获得 400 万元专项科研经费资助。合作团队基于前期市区域医疗信息"139"工程建设成果，利用大数据技术，探索构建深圳市健康云平台。该项目以前期工作为基础，建立深圳市健康云信息资源服务和管理平台，通过此平台实现健康信息资源、服务资源、数据资源的统一设计、发布、分配及管理，并在此平台上分别面向居民、医疗机构、卫生主管部门和健康产业链提供所需服务或应用系统，即深圳健康网·健康深圳 App。

## 二、主 要 做 法

建设深圳健康网，综合互联网与移动互联网应用，采用免费服务与增值服务结合的模式，为市民提供了 Web、App、电话呼叫中心等多项综合服务途径，降低政府行业信息化建设投入，同时能支撑政府的行业信息建设需求，助力政府构建"健康深圳"。

（一）面向公众用户提供便民服务

（1）就医优化服务，提供号源服务、移动支付、检验检查报告推送、消息推送、服药提醒、健康咨询、智能导诊等。

（2）健康管理服务，建立居民电子健康档案，丰富健康档案的数据来源，提升健康档案的数据质量，提高健康档案的使用率，不断发挥健康档案的潜在价值。

（3）生育关怀服务，平台整合提供优生优育门诊预约、产检预约、计生药具免费领取指引、计生证明办事指南、计划生育家庭奖励金办理指南及在线查询、儿童计划免疫提醒及预约、儿童入园入学接种信息查验等服务。

（4）我要办事服务，提供许可事项办理指南、社会服务事项办理指南、网上办事大厅、办证进度查询等服务。

（5）信息主动公开服务，提供医疗健康机构服务信息公告，许可信息主动公开，流感指数、登革热指数、感染性腹泻指数发布等服务。

## （二）面向医务工作者提供规培继教及 SaaS 信息服务

向医务工作者提供临床、科研、教学一体应用的信息服务，如临床辅助决策服务、医生学术交流平台、教学信息服务平台、行业资讯、专业期刊信息服务，科研协同服务等，"云诊室"等"互联网+"行业应用，提高医务工作者工作效率，扩大医生服务半径，为医生多点执业提供信息载体。

## （三）面向医疗健康服务机构提供 SaaS 信息服务

向医疗服务机构（包括公立医院、社区诊所、民营医院、民营诊所）提供涵盖医院 HIS、LIS、PACS、EMR、OA 等信息服务，还包括信息互联互通服务、辅助决策信息服务、数据中心服务、成果数据应用服务。使医院信息化建设统一规范、统一标准、统一资源入口，信息共享，且成本低、品质高。

## （四）面向行业监管机构提供 SaaS 信息服务

向行业监管机构提供区域医疗信息化建设系列服务组件，服务涵盖居民健康档案、业务协同系统、数据中心服务等，同时提供"互联网+"行业应用服务，使区域医疗信息化建设统一规范、统一标准、统一资源入口，信息共享，且成本低、品质高，支撑实现行业信息"全覆盖"战略，同时支撑"分级诊疗、首诊下沉"系列医改政策。

## （五）面向产业链第三方机构提供 SaaS 信息服务

向医疗健康产业链除上述机构和人员之外的第三方企业提供信息服务，包括跨行业业务协同、信息互联互通服务，实现跨行业资源整合。例如，为药品物流企业提供信息服务，使部分患者享受"药品配送到家"服务，优化就医流程，为商业保险公司提供协作服务，实现"健康险+医疗服务+健康服务"业务闭环，实现跨行业资源服务整合，创新行业盈利模式，提高国民健康服务品质，提升国民健康素质。为银行业提供信息服务，使患者享受移动支付、医疗健康消费授信服务，优化就医流程同时，提升患者尊严，缓解"看病贵、看病难"问题。为医疗物联网企业提供信息服务，实现移动医疗健康设备与医疗健康服务资源的业务协同，助力贯彻"分级诊疗、首诊下沉"政策，便捷服务，同时为"医养结合"提供信息支撑。为决策知识库的构建企业提供"可用不可见"信息服务，支撑行业智能分析"大数据"战略，提升行业产能。

# 三、主 要 成 效

平台于 2017 年 2 月正式启动全市实施，在市区域信息化建设成果的基础上，实现"互联网+"医疗基础应用，包括线上预约挂号、诊间支付、检验检查报告查询、消息提醒等，支持健康档案查询、家医签约、健康资讯、网上办事服务、急救地图、公共疫情公布等。截至 2019 年 4 月，平台实名制注册用户 218.95 万人、累计服务用户 8398 万人次、日均预约量 11.2 万人次、全市公立医院预约诊疗率为 80.4%、市属医院预约诊疗率达 100%。平台还为医疗机构提供智慧医院等组件服务，建立业务协同，向医务工作人员提供继教规培服务、学分查询服务等，助力医务人员业务水平提升。

从 2018 年开始，平台完成"云集成平台"上线以提升运行性能，同时着手行业基础生态搭建，在便捷就医基础上，提供统一支付及综合账簿服务，目前该服务已在全市 500 余家社康中心上线，平台向多种支付渠道开放的同时提供统一对账服务，既方便患者，减轻收费窗口压力，又减轻财务对账压力。针对社康药品品规不齐、复诊患者定期多次往返医院取药等痛点，平台提供互联网医院、云药房、复诊取药服务、远程问诊服务，为患者提供便捷就医及药事服务。免费向基层社康机构提供"云审方"组件服务，提供智能审方服务、远程审方及药师咨询服务，缓解基层无药师审方的现状。平台提供统一家医签约服务平台，实现在线签约，目前正计划上线家医服务包（包括公共卫生服务、居家监测服务、居家护理、代办服务等）、公卫服务券、健康积分账户等服务，助力家医真正成为市民的健康"守门人"。通过平台提供医患互动、签约服务在线查询、健康评估、健康干预计划、营养与运动执行评估等服务，积极推动家庭医生服务的"签而有约"，构建医患互动桥梁，大力提升服务体验和家庭医生服务效率。

平台向民营医疗机构提供的云 HIS 等终端应用服务已经免费开放，并有部分诊所已经上线使用，终端服务与健康深圳云平台实现互联互通，提升其经营管理水平，丰富深圳市行业信息资源。

2019 年平台基于国家电子健康卡规范实现深圳市"互联网+医疗健康"一体化医疗健康服务平台的电子健康卡业务承载，实现"一人一码、一次认证、一键诊疗"，实现电子健康卡"核身、金融、认证"功能，支持跨机构、跨域实名就医，助力诊疗信息共享，健康账户于 2019 年 6 月实现充值、支付、电子钱包、积分账户等功能，使平台完成互联网金融科技与医疗健康行业的融合应用，为产业机构提供开放、融合的行业应用场景服务，实现"业务流、数据流、资金流"三者合一，提升产业机构服务效率。

# 四、主要创新点和社会影响

（一）创新点

**1. 基于多视图的软件架构设计方法、集成多种先进技术应用**

平台具体采用逻辑视图、实现视图、运行视图、部署视图，加用例视图，即"4+1"视图为主的，融合其他必要视图的多视图架构设计方法。"4+1"模型从逻辑、开发、过程、物理和场景五个不同的视角来描述软件体系结构的全部内容。平台同时汇聚云计算、大数据、物联网、人工智能、区块链、微服务等先进技术应用，实现分布式计算、分布式存储、分布式认证，具备良好的开放性、拓展性、安全性，支持大数据开发应用，具有持续性的稳定运行性能。

**2. 基于互联网金融科技与医疗健康融合应用**

平台在"互联网+医疗健康"应用场景建设中，融入了互联网金融科技应用，实现医疗健康信息化资产的资源转换，使医疗信息化由单一的"项目制"建设模式转换为"平台运营服务"模式，不仅大大节省信息化建设成本，还能实现平台资源向产业机构赋能，为健康产业机构带来增值服务，创新产业服务模式与盈利模式，促进政企协同创新、共建共享，共同构建医疗健康生态。

**3. 基于国家电子健康卡规范构建电子健康卡移动应用平台**

国家电子健康卡卡管平台目前仅满足基于居民身份证和实名认证环境下的制卡功能，缺乏涵盖部分患者（如非实名用户、急诊急救用户、婴幼儿用户等）就医等相关应用，且无法满足目前个别医院发放实体充值诊疗卡等需求。对此，平台增加了相关建卡、用卡、管卡相关功能模块，实现国家电子健康卡服务覆盖就医及公共卫生的全部业务应用，并为非实名用户、急诊急救用户、婴幼儿用户等增加临时电子健康卡功能，满足其就医需求，且提供临时电子健康卡后续绑定电子健康卡功能，实现临时卡与电子健康卡的无缝连接。增加电子健康卡账户功能，实现在线充值、支付等功能，同时与电子社保卡绑定，支持医保患者脱卡支付，最大限度实现信息便民惠民。

**4. 云计算与大数据技术**

充分利用云计算、大数据技术，有效解决电子政务中条块分割造成的集成困境及信息孤岛问题。深圳市健康云平台在 Paas 底层平台的基础上，为健康卫生应用服务资源的异构整合、调度分配、运行监管提供了有力的工具支撑，以实现健康卫生应用服务资源动态流转，充分利用，实现集约化建设和统一管理。

（二）社会影响

**1. 统一信息化建设标准，完善并规范业务应用**

平台统一了人口健康信息共享与交换标准，完善了卫生信息化建设与管理规范，提升医疗健康信息标准化、统一化和规范化。整合已有信息资源，建立涵盖市民、医务工作者、医疗机构、监管机构和产业机构的一体化医疗健康资源服务，为便利医疗健康业务开展、提升行业治理水平、推广便民惠民服务等应用提供亟需的信息服务。

**2. 为"互联网+医疗健康"提供信息化支撑基础**

基于市级区域全民健康信息平台，运用互联网、人工智能、物联网等技术，采用云架构方式建设面向居民的健康服务系统，为市民提供"一站式""一网式"智慧健康服务，为数字经济与实体医疗健康经济融合提供良好的信息共享与交换枢纽，促进医疗健康生态发展，缓解医院窗口排长队、市民看病难问题，让民众进一步切身体会到健康信息服务带来的好处，提升生活幸福感。

**3. 架设医患供需双方互动桥梁，增强市民健康服务获得感**

通过平台信息资源服务，居民可以随时获得平台提供的健康医疗信息，促使居民提升自我健康管理意识；健康产业机构在利用健康医疗资源服务的基础上，可以利用多样化的服务手段为居民提供各种优质高效的健康医疗服务，这样就利用"互联网+医疗健康"相关技术手段在医疗健康服务供需双方之间架设了一个高效的桥梁，方便二者互动，这将使健康医疗资源的配置更加科学有效，进而增强医疗健康服务对于居民的可及性和公平性，为提高居民健康素质和实现"人人享有健康"这一最终目标打下坚实基础。

**4. 技术创新促进服务模式创新，提升地区影响力**

促进大健康产业融合发展，最大限度消除信息孤岛，通过平台资源服务实现信息共享，提升健康产业链上、中、下游协作效率，为创新行业服务模式提供信息化支撑，同时促进产业机构的经营活力，提升行业就业率，共同构建区域医疗健康服务生态圈，提升地区影响力。

## 案例二　北京大学深圳医院：以智慧医院建设改善医疗服务

### 一、项目背景

北京大学深圳医院是一所集医、教、研和预防为一体的三级甲等综合性公立医院，是国家首批数字化示范医院，荣获深圳市"智慧医院奖"，2017年成为广东省智慧医院建设单位，是广东省综合医院中首家通过国家电子病历应用五级认证的医院，2018年通过国家医院信息互联互通四甲认证。医院通过"互联网+物联网"改善医疗服务的案例荣获国家卫生健康委"改善医疗服务行动计划示范医院"和"全国智慧医院优秀案例"荣誉。自主研发的手术安全智能化闭环管理系统等对医疗质量与安全管理的核心环节进行信息化管理，实现制度固化执行、流程智能监控和信息全程追溯，获得多项国家专利。

医改十年来，北京大学深圳医院深入贯彻党的十八大、十九大精神，全面落实习近平总书记系列重要讲话和全国卫生健康工作会议精神，不断深化医药卫生体制改革，实施"互联网+"战略，利用大数据和物联网，为社会大众提供全方位的健康信息服务。医院通过智慧医院建设，强化健康管理，为居民提供方便、快捷、准确、高效的全生命周期健康服务，提升医疗质量和安全，改善患者就医感受，切实增强患者获得感和满意度。

### 二、主要做法

医院以患者为中心，以信息化为抓手，以运行效率和医疗质量提升为目标，通过对全诊疗流程的梳理和改造，致力于打造花园式智慧型医院，医患换位思考，以患者需求为切入点，不断改善医疗质量、医疗服务和患者就医体验。

（一）推广云服务

**1. 打造智慧门诊体系**

医院自 2013 年起推广自助服务，实现自助挂号、缴费、报告和胶片打印。2016 年起大力推行微信和支付宝等多种途径的在线支付。2016 年 9 月，在深圳率先实现医保在线支付，成为广东省首家异地医保即时结算单位。2018 年年底，"云医院"试运营，实现智能导诊+分时段在线预约、支付、咨询、复诊、报告、电子处方的数字化全流程"云服务"。

目前，预约就诊比超过 90%，自助挂号比为 68.1%，在线支付比为 74.3%，网上轻问诊人数超 2 万人次/月。经初步测算，患者通过"云医院"预约、在线支付就医，平均可节约 1～1.5 小时的等候时间。"云胶片"的推广不仅方便患者携带和会诊，还减少二次胶片打印（2018 年节省胶片超 6.7 万张）。

**2. 构建延伸服务体系**

医院构建与"三名工程"团队、美国克利夫兰医学中心、日本癌研有明病院、各对口支援单位、华为公司海外员工等开展远程会诊和教学培训。目前，已完成各类远程病例讨论、会诊超过 2000 例，其中远程国际诊疗 100 多例。借助"云服务"推动分级诊疗，与 70 多家社康中心建立了远程心电监护和诊断系统，完成数千例次的远程心电诊断。今年还将借助 5G 技术，与深汕特别合作区基层医院建立"超声 5G 云诊室"，完成远程超声诊断。医院还建立了慢病"云随访"平台，42 个科室的 14 个慢性病纳入到平台中，服务患者超 12 万人次。医院腹透患者的腹腔感染率降低至 0.12%，远低于 0.36% 的国际平均水平。2018 年年底，医院已拥有超过 150 万份电子体检记录，其中按年度进行规律体检者约 100 万人，并为 1 万人量身制订了详尽的健康改善计划。

（二）建立智慧病房体系

**1. 建立覆盖全住院流程的智慧化闭环管理体系**

采用信息化技术对外科医生手术分级授权进行管理，2016～2018 年全院非计划再次手术发生率降低 2/3。建立全闭环智能药品管理系统，实现药品扫码入库，智能存储，机器人配液、送药，全程可监控。全闭环智能化输液管理系统可自动监测输液速度、剩余药量，并进行提示，病房响铃率降低 50% 以上，患者满意度提升 8.8%。

**2. 建立智能化病房安全管理平台**

早期预警评分系统与急诊分诊系统结合，智能识别急诊危重症患者；与护理临床路径结合，生命体征数据实时无线监测，病情变化早期预判、预警。急救设备管理系统实现全院急救设备自动定位，确保第一时间取得急救设备，设备维护自动跟踪和记录，生命支持类设备完好率为 100%。

（三）推进智慧医疗体系

医学影像人工智能系统自动提示病变部位及诊断，有利于技术水平同质化，提升诊断效率和质量。其中智能胸片诊断使诊断效率提升 70%，系统诊断准确率达到 99% 以上。自主研发影像 VR 教学体系，用于年轻医生诊断质量考核测试，测试合格率从 85% 提高至 99% 以上。

### （四）探索智慧管理体系

医院的运行数据和质量安全数据直接从医院信息系统中自动获取，及时报告；每位科室主任都能够收到一份个性化的运行和医疗质量安全数据报告，真正实现指标考核，数据说话。同时，医院引导临床科室对质量安全的数据进行充分分析和利用，进行质量安全持续改进。

## 三、主要进展与成效

一是医院目前已建成包含 HIS 系统、EMR 系统、LIS 系统、PACS 系统、超声系统、病理系统、体检系统、抗菌药系统等全方位的医疗系统，并实现信息系统数据统一。

二是医院建立完善的覆盖全流程的"云医院"体系，实现智能导诊+分时段在线预约、支付、咨询、复诊、报告；取消人工挂号窗口（保留 1 个机动岗位）；电子处方和药品配送已进入试运营阶段。

三是医院建立了全闭环手术室管理系统、医院感染实时监控管理系统、云随访平台，降低医疗成本和风险；积极推进护理管理和移动护理系统落地；静脉药物配置机器人，在百级洁净、封闭环境下自动完成化疗药物、抗生素和营养液的配置，进一步提高整体护理质量。药品全流程管理平台，减少药品中间环节，药品智能监控，自动盘点，基数管理，实现从供应到使用的全闭环追溯管理；耗材全流程管理平台实现从院内到院外的全程批号效期可追踪，全程操作智能无误化，严格保证耗材使用安全。

四是医院实现卫生信息的区域共享和交换、双向转诊，支持远程心电会诊功能，直接分析诊断及回传；建立多学科远程会诊中心，直接对国内外患者进行远程会诊服务；通过远程医疗与国内外顶尖医疗团队进行疑难病例讨论、手术直播等工作。

下一步，医院将加强信息技术基础设施建设，提高系统数据整体安全性，基于互联互通测评和电子病历等级要求，建设医院信息集成平台，实现医院信息系统的个性化、单点登录和内容聚合。针对门诊、病区、手术、消毒、供应室等重要医疗场所和医疗业务部署物联网医疗应用，对人员行为、设备行为、医疗资源行为等进行广泛的感知和数据采集，检测医疗流程，提高医疗质量和安全。建立基于微信公众号统一对外服务门户模式的在线诊疗、健康管理、在线审方、药品配送等服务的互联网医院，提供更加高效、优质的患者服务，实现医院的可持续发展。建设大数据平台，形成一套个性化的医疗运行数据监控指标体系，探索智能影像诊断、阅片机器人、知识图谱辅助诊断等智慧医疗行为和医疗 AI 的可行性。

## 四、主要创新点和社会影响

### （一）主要创新点

**1. 率先实现医保在线支付服务**

医院从 2016 年初，大力推行多渠道的在线支付服务，顺利实现微信、支付宝等多种途径的在线支付。2016 年 9 月，又顺利实现医保在线支付的对接，成为广东省首家异地医保即时结算单位。初步测算，患者通过预约、在线支付等途径来院就医，平均可以节约 1～1.5 小时的排队等候时间。

**2. 影像检查一体化预约服务免除患者二次排队之苦**

医院推行影像检查一体化预约——医生在为患者开出影像检查申请单时就直接进行分时段预约，患者用微信或支付宝扫码即完成支付。现在，超声科还逐步试行候诊期间通过传呼机或微信等进行排队时间提示，检查报告也可以自助打印和在线查询。

**3. 省内率先使用"云胶片"，影像资料"掌上查"**

医院率先使用"云胶片"，将检查的影像资料转化为全国通用的标准化格式上传云端，患者通过扫码可以随时随地通过手机查看结果。方便患者携带和影像学会诊，减少二次胶片打印（二次胶片打印率从之前的 22.3%降低至 1.3%，每年节约胶片 9700 张）。另外，医院早在 2015 年就实现了检验、检查结果和胶片的自助打印，并且布点广泛，有效节约了患者的时间成本。从 2016 年起，患者可通过医院微信公众号，查询和下载自己的检验、检查结果，体检报告等，进一步方便患者的复诊和自我健康管理。

**4. 大力推行门诊电子病历，诊疗延续性更有保障**

医院从 2016 年开始逐步推行门诊电子病历，门诊电子病历覆盖率接近 95%，且建立了完善的急诊留观、急诊抢救电子病历系统和病历保管体系，医患可以 24 小时随时调取电子病历、电子处方、检验检查结果和影像资料，为使患者得到延续性较好的诊疗服务提供了保障。

**5. 建立手术分级管理数字化平台，手术质量全程追踪**

医院创新性地采用信息化技术对外科医生手术分级授权进行管理：一是对手术名称进行标化；二是手术授权分级、分科、到人，医生跟人手术权限与手术申请、手术记录进行关联，各级医师都被限定在已经获得授权的手术目录内从事医疗活动，越级、跨科手术无法提交手术申请；三是定期统计每位医生的手术量、非计划再次手术发生率和手术并发症发生率等手术质量指标，并计入医生个人技术档案，作为对医生考核、评估、再授权依据。2016 年，全院非计划再次手术发生率降低 2/3。

**6. 建立医院运行和质量安全数据库，信息化为医院科学决策提供全面的数据支撑**

医院的运行和质量安全数据直接从医院信息系统中自动统计获取，及时报告；每位科室主任都能够收到一份个性化的运行和医疗质量安全数据报告，真正实现指标考核，数据说话。同时，医院引导临床科室对质量安全的数据进行充分分析和利用，进行质量安全持续改进。

**（二）社会效益和影响**

**1. 以服务患者为中心，给予患者全面、专业、个性化的就医体验**

在门诊，多种方式的预约挂号取号系统，多渠道扫码支付，智能导诊+分时段在线预约、支付、咨询、复诊、报告、电子处方的数字化全流程"云服务"等智慧化手段，让患者就医省事、省时、省力、省心；"一体化"影像预约，开单即预约，患者无须二次排队、缴费；云胶片服务，随时在手机上查影像检查结果，无须在医院耗时等待。在病房，护士助手机器人及医用物流机器人为患者入院提供周到服务；全闭环输液管理系统自动显示输液时间及药液剩余量，护士及时到床边更换液体，患者再也不怕"液体没了，护士还没来"的窘境；便携式的可穿戴设备实现了体温、心率、血氧、脉搏等生命体征的无线智能化采集，为患者的深度护理带来便利，也让护士有更多的时间与患者交流沟通；手术安全闭环管理系统，为患者从术前到术中直至术后的监测提供安全保障。在家里，"云随访"App可实现术后访视、病情追踪、疑难解答、复查预约、数据监测等功能，慢病患者后续治疗更安心更便捷。

**2. 智慧化医院建设，引领全国行业标杆**

以"互联网+物联网"为手段，以优化就医流程为核心，从医疗的各个环节入手，来解决在诊疗服务当中突出的患者"五长"问题，改善患者的就医体验，提升医疗质量；在医疗质量控制方面，医院通过不断挖掘医院的医疗大数据，利用大数据的优势，来持续改进医疗质量安全，如进行手术分级和手术安全信息化监管，从而有效降低非计划再次手术率；在智能化方面，医院集高科技于一身，采用多种新型服务方式及手段，如全闭环智能输液系统，出院患者护理App、可穿戴设备等服务患者，让智慧医院的曙光惠及每一位患者；在诊疗模式方面，探索发展在线多学科综合诊疗（MDT）模式，使MDT开展突破时空的限制，更加方便临床医生进行业务沟通；在医疗服务标准化方面，医院通过开展临床路径、DRG等管理方案，在保证良好医疗质量的同时，降低患者医疗费用，绝不让患者不多花一分冤枉钱，使每一位患者都能享受到安心、合理、优质的医疗卫生服务。

**3. 获得媒体和社会的高度关注**

每年都有10余篇相关报道见诸报端或电视屏幕，2016年获得深圳市"智慧医院奖"，通过"互联网+物联网改善医疗服务"的举措在2017年和2018年两度获得国家卫生健康委医政医管局颁发的"改善医疗服务行动计划示范医院"荣誉，2019年获得全国"智慧医院优秀案例"奖。

## 案例三　市人民医院：建设健康网络医院，实现全程多元化"互联网+医疗"

# 一、项目背景

随着工业化、城镇化、人口老龄化进程加快，疾病谱、生态环境、生活方式等发生变化，我国医疗卫生事业发展不平衡不充分与人民健康需求之间的矛盾比较突出。尤其优质医疗资源供需矛盾突出，大型三级综合性医院仍存在"一床难求"的现象。实施健康中国战略，需要坚持问题和需求导向，最大限度降低健康危险因素，全面提升医疗卫生发展水平。当前，以新一代信息技术为支撑、以智慧产业化和产业智慧化为内容、以扩大智慧应用和信息消费为导向、以信息化与工业化深度融合为主要表现形式的新经济快速发展，给人类社会的生产和生活方式带来深刻变革。李克强总理主持召开的国务院常务会议指出，以"互联网+医疗"破解难题。加快发展"互联网+医疗健康"，可以提高医疗服务效率，让患者少跑腿、更便利，使更多群众能分享优质医疗资源。

深圳市人民医院始建于 1946 年，1994 年被评为深圳首家三级甲等医院，1996 年成为暨南大学医学院第二附属医院，2018 年挂牌南方科技大学第一附属医院，是一个功能齐全、设备先进、人才结构合理、技术力量雄厚，集医疗、科研、教学、保健为一体的深圳市最大的现代化综合性医院。医院占地 124 914.52 平方米，开放床位 2500 余张，在岗员工 4600 余人，其中具有高级职称的有 910 人，具有中级职称的有 1133 人，研究生以上学历医师占比 61.5%；博士生导师 13 人，硕士生导师 85 人。2018 年出院患者 10.8 万人次，诊疗人次 337.8 万人次。

为了适应新时代的发展及市民健康需求，医院在市委市政府支持下，在深圳市科技创新委、卫生行政部门指导下，"十二五"初期便开始了"互联网+医疗"的改革创新探索，推进医院健康网络发展。一是借助大数据、物联网技术，以及微信、App 等载体，打破"信息孤岛"，实现医疗信息、资源共享；二是探索"互联网+医疗健康"分级诊疗、便民利民服务新模式，建立疾病管理公共服务平台，更好地为市民提供医疗服务，提高患者就医满意度；三是提升医院现代化管理水平，提高服务效率，降低服务成本，着力改善医疗服务。

## 二、主　要　做　法

### （一）布局网络医院

**1. 建立全国首家网络医院**

2012 年医院即开始在国家超级计算深圳中心协助下研究构建"云医院"，并于 2013 年 3 月正式运营，在全国率先建立基于云平台的网络医院。

**2. 将网络医院作为医院独立科室，实现全程医疗服务新模式**

明确网络医院职责定位是连接患者与医院、患者与医护人员的桥梁，是对传统实体医院服务向院外的延伸及有益的补充。在医院内部建立网络医院云平台，在院外以社康中心、大型企业为基础建立健康小屋，对医院的体检、门诊、住院人群进行全程医疗跟踪和健康管理，对居民提供便捷的健康服务。网络医院的组织架构见图 8-1。

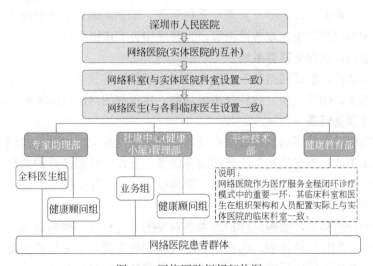

图 8-1　网络医院组织架构图

该模式（图 8-2）是以疾病分类管理为目标，以全科医生为基础，以临床专家为核心，以健康小屋为延伸，以指导患者合理就医，提供全程医疗保健服务和管理为主要服务内容的创新式全程医疗服务模式。这种服务模式利用医护人员碎片时间，借助网络医院智能化的公共服务平台将优质的医疗资源从院内辐射到院外，实现院前-院中-院后的闭环优质服务。

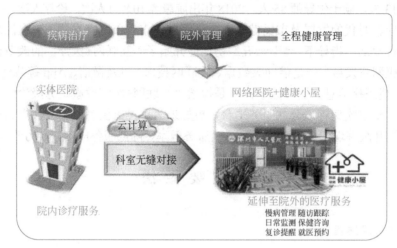

图 8-2　创新医疗服务模式——网络医院+健康小屋

### （二）开展延续服务

#### 1. 成立延续服务部

自 2015 年 7 月至今，延续服务部专科队伍由最初的老年病科 1 支增加到神经内科、内分泌科、肝胆外科、胃肠外科等多个专科 22 支，参与此项工作的医护人员约 500 余人。

#### 2. 建章建制

明确服务宗旨、组织架构及人员分工、各专科出诊范围及要求；完善并实施出诊服务管理、处方管理、物品管理、专车管理、资料管理、满意度调查、护理操作风险知情告知制度与流程，配备出诊专车、设备设施等，为开展相关工作提供保障。

#### 3. 研发并上线延续服务软件系统

以互联网为依托，借助网络医院云平台，研发延续服务软件系统，实现实时记录、过程质控、及时提醒、GPS 定位、统计分析等功能，实现与网络医院的信息、功能融合。

#### 4. 打造延续服务链条

与两家二级医院及其所属的社康中心及深圳市福利院建立医联体，打造"三级医院—二级医院—社康中心—养老机构"的延续服务链条。开发延续服务医护共享平台，实现上门出诊、视频出诊、远程会诊、远程授课、带教指导、培训等功能。

#### 5. 开展延续性护理

建立统一的评估体系，明确延续护理服务对象的入选标准，根据对患者的评估结果确定专业人员会诊，制订出诊计划，选择适当的延续护理方式，由专科护士带低年资护士或社区护士出诊，并根据病情反馈及时调整延续护理服务的内容与方式。

截至目前全院共有 22 支延续服务专科服务队，共计为 4868 位患者提供居家服务 9028 次，参加出诊医护人员 18 449 人次。

### （三）搭建五大应用系统

搭建五大公共服务信息化平台系统，为市民提供全生命周期、系统连续的健康服务。一是院内就医全流程管理系统，对接门诊、住院、体检三大业务，通过网络医院 App、微信公众号等，为患者提供集智能导诊、自助预约、在线候诊、自助支付、报告查询、院外连续跟踪等就医全流程服务管理；二是疾病远程监测跟踪管理系统，为患者提供连贯的病情监测、预后追踪、疗效评价、连续跟踪干预等管理服务；三是建立网络医院 App 和升级医院服务公众号；四是医生端 App 远程查房系统，查询所管辖的患者群信息，实时完成远程查房任务；五是院外延续服务管理系统，实现院内、院外患者病案数据互通共享，实现服务全过程信息化、移动化管理。

### （四）实现院前-院中-院后服务

**1. 院前服务**

网络医院与院内 HIS 系统和体检系统对接，并设立号源管理中心，实现对本院整体号源情况的实时管理，患者通过手机端的网络医院 App、微信端、网页端等多通道预约挂号。同时，可在线查看医生的资质、擅长领域、所在科室、排班情况、挂号费等，根据自身需要选择挂号。

**2. 院中服务**

优化院内就诊流程，提升现场运营效率。一是移动端排队取号，患者可在就诊当天使用移动端取号，远程在线排队，排队信息实时掌握。二是诊中支付，患者可利用移动端支付检查、处方、住院押金等各项费用，同时开通社保结算功能，方便快捷。三是提供电子单据报告，网络医院移动端提供跟踪病历、检查单据功能，可查询在医院的门诊/住院检查报告、病历，以及住院期间的所有费用清单，便于后续报销。四是移动查房，对每位患者的医疗记录电子化、模板化，通过平台能够快速提取患者的各项医疗记录，及时跟踪患者病史，快速填写查房记录。

**3. 院后服务**

通过网络医院信息化平台，为患者提供出院后连续跟踪服务和上门延续服务。其中，连续跟踪管理模块与专家合作形成基于不同病种的疾病连续跟踪和管理标准，根据医生要求自动筛选出需要跟踪干预的人群，制定连续跟踪指南，记录患者病情。延续服务模块通过移动互联网链接医院、各级专科科室，为有医疗护理需求的患者提供出院后延伸服务。

## 三、主 要 成 效

（1）出诊数量：自 2015 年 7 月至今共为 5099 名患者提供延续服务出诊 9456 次，参与医护人员共 19 305 人次。

（2）缩短患者平均住院日：医院平均住院日由 2015 年的 9 天降低到 2018 年的 7.8 天；

与 2015 年相比，2018 年各专科服务队出诊患者平均住院日缩短 0.67 天至 5.46 天不等，平均缩短 1.28 天。

（3）降低住院费用：统计出诊次数较多的 15 支专科服务队数据，降低患者住院费用人均近千元。

（4）提高患者满意度：医院总体满意度由 2015 年的 80.72% 上升到 2018 年第四季度的 85.97%，住院患者的护理满意度由 83.36% 上升到 90.94%，2015 至 2018 年延续服务专科服务队出诊患者满意度每月均为 100%。

（5）提升基层医疗机构专科护理水平：通过"三级医院—二级医院—社康中心—养老机构"的延续服务链条，提升基层医疗机构专科护理水平，共指导、带教深圳 18 个下级医疗机构，带教 2368 人次。

（6）促进患者健康：患者足不出户就能享受到三级综合医院的医护服务，治愈急慢性伤口 1780 例，管道护理 444 例，新生儿筛查与母婴保健 1566 例，其他功能锻炼与康复指导 1113 例。

（7）提升专科护理水平，促进专科队伍建设：通过专科护士带低年资护士出诊，做到教学相长，带教低年资护士 7000 余人次，专科护士人数由 2015 年的 62 名增加到 2018 年的 98 名，专科护士与低年资护士的专业技能得到明显提升。

（8）促进护理专科发展：在延续服务的实践中，专科护士的个人品牌树立及专业技能得到提升，护士个人价值得到不断体现和增值。以护理促医疗，带动多学科、多部门的协作管理。

（9）社会获益：深入养老院、对口医院、社康中心开展帮扶，手把手带教，发挥大型公立医院的辐射带动作用，助力分级诊疗。

## 四、主要创新点和社会影响

（一）创新点

**1. 利用互联网技术创新推出慢性疾病全程连续跟踪管理新型模式——SAMMS 模式（sensor+App+medicine+management+service）**

基于云计算的远程医疗健康管理平台，制定疾病管理标准和组建医疗服务队伍，与患者手机端 App 形成信息化互连，与院内各个临床科室进行数据和服务无缝对接，实现对患者从就医前指导、院内就医到院外疾病跟踪管理，再到回院复诊复查的全程闭环式医疗健康管理服务。

**2. 创新网络医院+健康小屋服务模式**

利用互联网、健康物联网的技术支撑，将医疗服务通过线上线下相结合的形式送到用户的身边，落地成健康小屋进入大型企业，同时以网络医院 App 的形式服务各种移动用户。

**3. 创新推出并实现"一步挂号""一键支付""一步取药"的"三一"便民服务**

患者通过手机端的网络医院 App 即可实现"一步挂号""一键支付""一步取药"服务，同时此功能在微信端同步实现，缩减排队时间、优化就医流程。打通就医全过程，提供预约挂号、全程支付、电子病历、健康检测、社保移动支付等服务功能。

**4. 助力分级医疗团队建设**

打造专科医生、全科医生、健康管理师阶梯团队，医院医生与院外人群有效互动支撑的信息化平台。搭建"延续服务医护共享平台"，对患者实施"入院—住院—出院—出院后"的全程管理。

**5. 创新推出门诊后患者"管理式医疗"服务模式**

医院门诊工作创新推出"诊室中第三把椅子"，即增加了"医生助理"这个角色，作为名医专家与患者之间的纽带和桥梁，借助网络医院系统，给患者提供诊前、诊中、诊后的全程服务。目前，"诊室中第三把椅子"已在神经内科、呼吸内科、内分泌科等科室运行，对超过 3500 名患者提供了全程医疗服务。

**6. 创新推出多学科医护专业团队延续服务模式**

建立起多学科医护专业团队，借助互联网技术支持，为有医疗护理需求的患者提供出院后、门诊后的医疗护理、康复促进、健康指导、疾病咨询等延伸服务。

**7. 构建网络医院远程医疗诊断中心**

依托网络医院平台，整合各学科专家资源，成立远程影像诊断中心、远程病理诊断中心、远程医学教育中心、远程疑难重症诊疗中心、远程手术示教中心、远程监护中心、远程预约中心。

**8. 创建名医中心，推出远程疑难病多学科会诊中心**

组织最好专家对全市疑难病进行多学科疑难病会诊，采用"最好专家+专家助理+最好的医技配套服务"的服务运营模式，利用"互联网+医疗"手段，对就诊患者实行诊前+诊中+诊后的连续性线上、线下管理服务。

**（二）社会影响**

网络医院+延续服务的创新改革得到南方都市报、深圳特区报、深圳商报、晶报、南方日报、解放日报、深圳电台、华夏之声、健康界、深圳电视台、人民网、新浪新闻、中央电视台等数十次的报道。2015 至 2019 年，先后荣获国家、广东省"创新服务示范医院""最佳创新互联网医院奖""互联网+医疗创新平台建设单位""广东省智慧医院建设单位"等13 项政府及社会表彰。开展相关主题课题研究 7 项，发表学术论文 8 篇。获得患者与家属、科室、医院、社会一致肯定，同时吸引了国内外的同行来院调研、观摩与学习。近几年累计接待来自新西兰等国家和北京、新疆、四川、广州等省、市卫生健康委与数十家医疗机构的来访、取经。

# 案例四　龙岗区第二人民医院："交警开单式"社康绩效管理系统

## 一、项目背景

深圳市龙岗区第二人民医院是政府举办的一所集医疗、预防、保健、科研、教学、社区健康服务于一体的综合性二甲医院。医院以病人为中心，推行优质、高效、低耗的经营管理模式，狠抓医疗质量，不断加强医德医风建设，积极投入医疗卫生改革，致力于建立起有责任、有激励、有约束、有竞争、有活力的运行机制。

深圳市"院办院管"模式下的社康中心分布分散、业务功能模块多，而社区健康服务管理中心（简称社管中心）专业管理人员往往比较少，通常一个人管理多个功能模块，传统的评估模式非常费时费力，效率低下，管理成本高，造成社康质量管理比较粗糙、管理比较困难，龙岗区第二人民医院公共卫生管理办公室练志芳同志长期在社管中心从事管理工作，充分了解社康管理需求，同时擅长电脑编程，在各级领导以及同事的支持鼓励下，该同志利用业余时间，按照 PDCA 循环的管理理念，编写出一套社康绩效管理系统，把管理人员从繁杂的文字录入、数据收集复核中解放出来，有更多精力用于业务指导、培训和优化工作流程。该系统通过将社康主要工作模块进行分值化，结合完成质量系数、成本系数等来给社康中心和个人核算绩效，激励社康员工的积极性。

## 二、主要模块与功能

社康绩效管理系统采用标准的模块化设计，根据社康需求灵活配置，系统对硬件要求不高，社康中心现有工作电脑一般情况下都可以满足要求，至少要有一台数据库服务器，数据库服务器要与互联网相连并有固定 IP，社康端通过 IP 地址与数据库服务器相连，所有数据都保存在数据库服务器中。社康绩效管理系统的工作流程和主要功能见图 8-3、图 8-4。

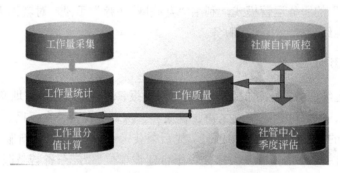

图 8-3 社康绩效管理系统工作流程

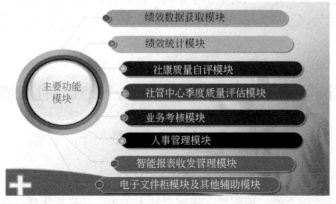

图 8-4 社康绩效管理系统主要功能

# 三、主要成效与创新点

社康绩效管理系统在龙岗区第二人民医院30多家社康中心运行3年多来,在社康质量控制、绩效管理、报表收发、文件上传下达等方面发挥了重要作用,大大提高了管理效率和质量,节省了管理成本。

社康绩效管理系统按照PDCA循环管理理念,创新采用简便高效的"交警开单式"的评估方式,使社康管理更科学、更高效,并大大减少了管理人员的工作量。得到了各级专家、领导(包括广东省基本公共卫生服务项目办郝爱华主任、广东省中医药管理局的肖文绮处长、广东省卫生计生委欧奕强处长等)的高度认可,曾作为深圳市的亮点报到广东省、广东省再以省的亮点报到国家;包括龙岗、罗湖、福田、南山、宝安的兄弟单位都来交流参观。传统绩效评估方式与社康绩效管理系统绩效评估方式比较见表8-1。

**表 8-1　传统绩效评估方式与社康绩效管理系统绩效评估方式比较**

| 项目 | 传统绩效评估方式 | 社康绩效管理系统绩效评估方式 |
|---|---|---|
| 评估方式 | 大部分业务需要去到各个社康中心现场评估,距离遥远,交通阻塞,非常费时费力,效率低下,管理成本高 | 可以通过系统切换到各个社康中心,大部分业务可以在社管中心检查评估,平时检查无须下到社康中心,非常简便高效,可以节省大量人力物力和交通成本,管理成本低 |
| 记录方式 | 先人工纸笔记录,然后再整理一个字一个字输入电脑,再由一个人负责汇总编辑成一份评估报告,非常费时费力,很难现场出评估报告,造成整改滞后,对管理不利 | 创新采用简便高效的"交警开单式"的评估方式,将《深圳市社康绩效评估标准》按照"存在问题,督导意见,扣分,分析原因,整改措施"等细化成一个个扣分点,评估时只要将发现的问题点击上去就可以了,就好像交警开罚单一样,现场就可以自动统计评估分,打印评估报告一式两份,社康中心签字后社康中心一份,社管中心一份 |
| 保存方式 | 以文档形式保存在某一台电脑上,分散,不安全 | 以数据库形式保存在云服务器上,集中,数据安全可靠 |
| 查询 | 查询不方便,可能主管人员时间久了都不知道在哪里寻找 | 可以在世界上任一台可以上网的电脑上查询统计,非常方便,支持问题点首拼模糊查找,可以查询某一社康中心的评估情况,也可以查询某一功能模块的评估情况(如单独查询妇保情况) |
| 统计 | 需要一个一个统计,计算出原始的评估分,再按照权重折算出每个模块的权重分,只要一个数据改动,又要重新计算,非常烦琐、费时、易出错 | 系统自动计算,方便快捷、准确,可以导出评估反馈表,评估分汇总表,评估分排序表,可以对问题点由高到低排序打印,从而为制定管理措施提供依据 |
| 问题点描述、统计、扣分 | 对于同一个问题点,不同的人,或者同一个人在不同时间语言描述都不一样,不规范不统一,扣分偏差也相对较大 | 已经预先细化成一条条标准的问题点和相应的扣分,描述规范统一,扣分也是一致的,可以统计问题点出现的次数,可以查询某个问题点出现在哪些社康中心,评估时点击问题点,系统马上提示以前检查是否出现相同的问题,出现多少次都有提示,这样管理就有的放矢,这是传统评估难以做到的 |

| 项目 | 传统绩效评估方式 | 社康绩效管理系统绩效评估方式 |
| --- | --- | --- |
| 整改 | 往往要所有社康中心评估完,所有评估人员整理出评估报告,汇总后下发到每家社康中心,这时才能责成社康中心写整改报告,整改滞后 | 每家社康中心评估完,就可以责成社康中心在系统上对存在的每一个问题分析原因,制定整改措施,整改比较及时。一段时间后可以按 10 分制对每一个问题点进行整改效果评分,自动计算整改成绩 |

# 第九章　实施健康"三名工程"

## 转变卫生健康发展方式，推动卫生健康服务供给动能转变

近年来，深圳市把调动医务人员积极性作为推动卫生健康供给侧结构性改革的关键一招，从改革医生执业管理方式、推动人事制度综合改革、提高医务人员薪酬待遇、推动智慧健康服务体系建设、推动医教研协调发展、建立健康"守门人"制度、鼓励社会力量办医等方面，推动医疗机构从"行政化"管理向"平台化"运营转变，构建多元化的办医体系，发挥市场机制作用，更好地调动医务人员积极性，促进医疗资源总量增加和结构调整。与2012年相比，2018年全市医院从115家增加到158家，千人床位数、千人医生数从2012年的2.7张、2.3名分别提高到3.6张、2.7名，三级医院、三甲医院从23家和10家分别提高到45家和18家；民营医院的执业医师数占全市总量的30.2%；门诊量占全市门诊总量的21.0%。

### 一、改革医生执业管理方式，促进人员合理流动

深圳市率先出台医疗条例，参照律师、会计师行业管理方式，将医师执业注册权力下放给市医师协会，发挥其对医生执业注册管理、能力维持与考核、诚信体系建设等方面的作用，实现医师执业"业必归会"（在深圳执业的医师必须到医师协会注册和备案）。医师执业区域注册，医师在市医师协会注册，即可在多个医疗机构执业，市外医师备案后便可在深圳所有医疗机构执业。变行政管制为契约管理，医师多点执业不用经过第一执业地点同意，由医师与医疗机构在合同中约定责权利。

### 二、推动人事制度综合改革，同岗同薪同待遇

深圳市以6家新建市属医院为试点单位，推动编制人事薪酬制度综合改革。淡化"编制"概念和身份管理，完善"以事定费"财政补助机制，强化岗位管理和绩效考核，调动医院和医务人员积极性。政府明确每家医院的功能定位和工作任务，政府采取"以事定费"的方式，对医院落实功能定位和完成工作任务的成本进行合理补偿。医院根据业务需求和事业发展需要，自主设置工作岗位、自主招聘人员，根据工作岗位特点和员工的实际工作绩效核定其薪酬，构建了较为完善的岗位管理和全员聘用制度，合理拉开医、药、护、技、管等各类人员之间的薪酬差距，形成了符合医疗行业特点的薪酬制度。同时，完善覆盖全

体员工在内的社会保障和福利制度，实现医务人员同岗同薪同待遇。

## 三、推动智慧健康服务体系建设，提高协作效率

深圳市出台智慧健康服务体系建设实施方案，实施人口健康信息化"12361"工程，全面推动医院与社康机构、公共卫生与社康机构、社康机构与市民信息协同，建成了覆盖16家医院的医学检验检查结果互联互通互认信息平台，全市公立医院预约诊疗量已占总诊疗量的81%。推进市民实名制建立健康档案，实现全市社区健康服务中心实现联网运营，促进全民健康信息集中向居民电子健康档案汇聚。在《深圳经济特区医疗条例》规定电子病历和电子签名有效，推动智慧医院、网络医院、远程诊断中心、远程审方中心等信息平台建设，实现了"社康检查、医院诊断"和网络集中审方。将全市公立医院的专科号源全部优先配置给社康中心，推动了分级诊疗。

## 四、提高医务人员薪酬待遇，让医务人员安心工作

完善公立医院工资总额核定办法，2015~2017年，全市公立医院医务人员收入平均增长了22.13%。提高基层医务人员待遇，按不低于公立医院同级专科医生的薪酬核定年薪，按照每门诊人次费用不低于40元的标准，提高基层医疗机构基本医疗补助。按照70元/服务人口的标准，提高基本公共卫生服务补助。建立家庭医生签约服务补助制度，按签约的本市医保参保每人每年120元的标准，经考核后，核拨给基层医疗机构。将家庭病床建床费提高到100元/床、家庭病床巡诊费提高到80元/次，并纳入医保支付范围。鼓励社区健康服务机构设置专科医生工作室，诊金按医院的标准收取。对到社康中心工作的医学毕业生，给予最高35万元的一次性生活补助。

## 五、改革公立医院补偿机制，提高医院收入"含金量"

健全与人员编制脱钩，与工作任务完成情况和医院考核评价结果挂钩，体现医改目标导向的财政补助机制，形成推动公立医院高质量发展的新机制。推进"三医联动"改革，推进药品、医用耗材和医疗设备集团采购，降低不合理的大型设备检查服务价格、药品和医用耗材费用，调整医疗服务价格，提高技术劳务价格。2018年，全市公立医院财政补助收入占总支出的比例达到30%以上。医疗服务收入（不含药品、耗材、检查、化验收入）占业务收入比重（%）达到30.5%，药占比下降至23.83%。探索DRG收付费制度改革，4家医院实现DRG医保支付。在香港大学深圳医院试点推行按人头"打包收费"，全科门诊250元/人次，专科门诊诊金100元，住院杂费180元，让医院形成控制服务成本内在动力。

## 六、推动医教研协调发展，构建更高更好工作平台

破解社康机构职称聘用难，对基层医疗集团取得副高以上职称的全科医师，其岗位聘

任不受高级专业技术岗位数量的限制。积极推动高水平医院建设，推动中山大学、北京大学、中国医学科学院等名校名院来深办医办学，开办了 7 家大学直属附属医院，深圳市人民医院等 4 家医院入选广东省高水平医院"登峰计划"重点建设单位。以国内同类学科团队排名前 10 为标的，引进了 228 个国内外高水平学科团队。精准实施三甲医院"倍增计划"，力争在 2020 年、2028 年左右，分别建成三甲医院 22 家、35 家。大力发展高等医学教育，推动北京大学、中山大学、南方科技大学等医学院尽快落地，争取到 2020 年医学院达到 6 家以上。推进市医学科学院、精准医学研究院、转化医学研究院建设，建成结核病国家临床研究中心等一批医学科技创新平台。

## 七、建立健康"守门人"制度，提高医务人员地位

大力发展完善家庭医生服务，出台了《深圳市家庭医生服务管理办法（试行）》，制定了《家庭医生服务规范》《深圳市医养融合服务规范》等"地方标准"，发布了《深圳市社区健康服务机构设置规范》《深圳市高级家庭医生胜任力评估指南（试行）》《深圳市家庭医生服务手册》等制度规范，建立家庭医生服务绩效考核制度，设立家庭医生服务呼叫中心，推动了家庭医生服务落地见效。在 9 家基层医疗集团推行与居民健康管理、分级诊疗目标相衔接的医保基金"总额管理、结余留用"制度，引导基层医疗集团主动下沉工作重心和资源，加强社康中心建设、做优基层医疗服务，逐步建立以基层医疗集团、社康机构、家庭医生团队为责任人的居民健康与医保费用双"守门人"制度。

## 八、鼓励社会力量办医，提升医生职业价值

深圳市出台推动社会办医加快发展系列文件，健全行业管理制度，全方位开放医疗市场，鼓励规范有序竞争，重点鼓励支持社会力量举办高端品牌三级医院、举办社区健康服务机构、开办名医诊疗中心、开展家庭医生服务，让医生和品牌服务更具价值。改革了诊所设置标准，鼓励社会力量开办综合诊所、全科诊所。改革基本公共卫生服务提供机制，对基本公共卫生服务提供机构实行协议定点管理，细化核算标准，健全政府购买服务机制。建立政府购买基本医疗服务机制，对社会力量办医疗卫生机构为本市参保人提供的基本医疗卫生服务提供财政补助。支持医生集团发展，促进医疗生态圈的转变。

# 实施"医疗卫生三名工程"，建设国际一流医疗服务中心

## 一、项　目　背　景

2014 年，深圳市政府启动实施重大民生工程——"医疗卫生三名工程"（以下简称"三名工程"），旨在通过引进和培育高层次医学人才和团队、吸引优质医疗资源来深独立或

合作举办医院、凝聚名医开设独立门诊部或诊所，培育和打造一批在国内外享有较高声誉的名医（名科）、名院和名诊所（名医诊疗中心），把深圳建设成国际一流的医疗服务中心。

"三名工程"实施以来，先后出台了一系列政策措施，引进了一批高层次医学团队，推进了名院合作办医项目，促进了名（中）医诊疗中心落地，开放包容的医疗服务体系逐步建立，合作共赢的医疗服务格局逐步形成，营造了卫生健康事业发展的良好氛围。

# 二、主 要 做 法

## （一）"名医（名科）"引进取得新进展

截至 2019 年，全市累计引进 5 批共 245 个团队，其中 A 类团队 69 个，B 类团队 172 个，C 类团队 4 个。引进团队专家定期来深开展工作，开设专家门诊、指导疑难手术及会诊、病例讨论，联合开展人才培养、科研合作和谋划学科发展规划及召开高水平医学学术会议等，不仅使我市居民在本市就能享受到国际、国内知名专家的医疗服务，而且通过合作，各单位进一步明晰了学科发展主攻方向、重点发展领域，为学科下一步发展打下了坚实基础。通过"请进来""走出去"等多种方式，各依托单位和依托科室的临床、科研、人才培养和学术能力得到全面提升。

## （二）"名院"建设迈上新台阶

我市"十一五""十二五"规划新建市级医院，均引进了国内外知名医学院校或医疗集团合作共建和运营管理，借助引进医学院校或医疗集团的优质医疗资源和先进管理经验，促进新建医院快速发展。香港大学深圳医院开业 5 年成为广东省最年轻的"三甲"综合性医院，2018 年成为广东省首批 9 家高水平医院之一，目前医院以国际视野、先进理念引领改革和发展，树立了公立医院改革的样板和深港合作的典范。南方医科大学深圳医院已具备三级医院诊疗水平，初步实现"院有品牌、科有特色"的良好发展格局，完成全国首例直升机体外膜氧合器转运，目前正全面推进创建"三甲"工作。中国医学科学院肿瘤医院深圳医院和中国医学科学院阜外医院深圳医院与两家合作方的北京院区共享技术、人才、学科建设等优质医疗资源，合作方派出了国家级领军人才来深担任学科带头人，在快速提升我市肿瘤、心血管病诊疗水平和学科影响的同时，大力开展肿瘤和心血管病筛查及防治等，使我市肿瘤及心血管疾病的防治"短板"变为"优势"，目前正全力推进"国家肿瘤临床研究中心南方分中心"和"国家心血管病疾病临床医学研究中心·深圳"建设。中山大学附属第七医院开业 2 年来，通过引进中山大学医科系统的学科带头人、骨干及借助中大各附属医院的医院管理和学科建设经验，医院得到快速、协调发展，使本市居民享受到与中大附属医院同质化的诊疗服务，体现了深圳发展速度和发展质量。深圳市萨米医疗中心和深圳大学总医院也已于 2018 年开业，正全力推进内涵建设和学科发展。此外，我市将继续推进引进知名医学院校共建新建医院工作。目前初步确定了南方医科大学运营南方医科大学口腔医院、中山大学运营沙井片区综合医院（中山大学附属第九医院）、北京大学运营新华医院、深圳大学运营平湖医院等。

### （三）"名医诊疗中心"构建新品牌

目前全市已挂牌成立 10 家名医诊疗中心（名诊所），其中，名医诊疗中心 3 家、名中医诊疗中心 7 家。"名医诊疗中心"建设坚持走特色引领、品牌示范之路，目前已逐渐成为汇聚国内外名医，集诊断治疗、检验检查、药事服务等于一体、面向不同人群提供个性化和特色服务的医疗服务平台。社会各界对"名医诊疗中心"的接受度已逐渐提高，"名医诊疗中心"的品牌正逐步形成。

# 三、主 要 成 效

通过"三名工程"，有效积聚了优质的医学人才、学科和医学院校资源，提升了学科技术创新能力、学科科技创新能力和学科人才影响力，推动了全市卫生健康事业的发展，缓解了市民看病难的问题。

### （一）有效缓解市民看病难问题

"三名工程"引进的高层次医学团队中 81%是临床团队，团队带头及骨干均是国内外享有盛誉的临床专家。"三名工程"名院合作项目，特别是中国医科院肿瘤医院深圳医院及中国医科院阜外医院深圳医院（原深圳市孙逸仙心血管医院），实行"一院两区"的管理，深圳医院的临床科室带头人及核心骨干大部分来自北京医院。这些专家通过全职在深或定期来深开展工作，有效缓解了我市市民"看病难"的问题。

**1. 有效缓解"看大专家难"的问题**

中国医学科学院肿瘤医院深圳医院目前常驻深圳的北京专家近 50 人，另每年轮派近 50 名专家来深圳指导 3 个月以上；中国医学科学院阜外医院深圳医院目前常驻深圳的北京专家有 36 人，另定期派出 70 名专家来深圳指导；中山大学附属第七医院 97 名高级职称专家中，80%来自中山大学各附属医院；其他各医院 3 名团队临床专家也定期来深开展工作，医院通过微信公众号或官网向社会发布专家来深出诊信息。据统计，每周有超过 100 名国内一流专家面向市民提供专家门诊服务。市民足不出户就能在深圳享受到这些在国内外享有盛誉"一号难求"的"大专家"的高水平诊疗服务。

**2. 有效缓解"看大病难"的问题**

"三名工程"实施近 5 年，通过一大批"三名工程"团队的传帮带，全市医疗技术水平得到有力提升，特别是对复杂、疑难疾病及危急重病等"大病"的救治能力得到明显提升。2018 年，手术难度及风险较高的三四级手术占比 43.8%，其中三级手术人次较上一年增加 14.5%、四级手术人次较上一年增加 22.5%。合作办医院开展了大量高难度及高风险的手术，中国医学科学院肿瘤医院深圳医院、中国医学科学院阜外医院深圳医院、中山大学附属第七医院的三四级手术占比分别达到 68.2%、70%、82.8%。

**3. 有效缓解"看专病难"的问题**

肿瘤及心血管疾病是危害市民健康最主要的两大专科疾病。我市从建市以来一直缺乏肿瘤专科医院，肿瘤患者要去外地就医，是深圳"看病难"的主要症结所在，尽管有心血管专科医院，但其水平有限。通过实施"三名工程"，市政府引入肿瘤及心血管疾病救治"国家队"中国医学科学院肿瘤医院及中国医学科学院阜外医院，不仅填补了我市肿瘤专科疾病救治的空白，也在短期内迅速提升了我市肿瘤及心血管疾病的救治水平。中国医学科学院肿瘤医院深圳医院开业仅两年半，全院已开放床位 806 张，复杂疑难及危重的 CD 型病例率达 98.2%，不仅解决了以往本市肿瘤患者需赴北上广就诊的问题，还吸引了周边及国内 31 个省份及东南亚患者慕名而来，收治患者中 10.9% 为跨省医保患者，14.9% 为省内市外医保患者，区域辐射能力逐步显现。中国医学科学院阜外医院自 2018 年 11 月全面入驻原深圳市孙逸仙心血管医院以来，诊疗量及质量均明显提升，2019 年上半年较去年同期，急诊人次增加 23%、住院人次增加 44%，手术量增加 28%、介入治疗量增加 20%，外科术后 10 日死亡率及手术例均用血量均大幅下降，开展了心脏移植（2 例）、第三代磁悬浮"人工心脏"心室辅助技术、保留主动脉瓣的根部置换术、成人左冠状动脉起源异常内隧道矫治术、清醒状态体外膜氧合器治疗重症心肌炎、主动脉瓣置换术、超声引导介入封堵术等多项创新领先技术，使深圳市民在家门口就能接受国际一流的心血管疾病诊疗服务。

### （二）有效提升学科创新能力

借助"三名工程"，每年均有一批新的医学前沿技术落户深圳，我市卫生系统科研立项、投入和产出较前有较大提升，有越来越多的学科人才在国家、省级学会中任重要职务。全市学科技术创新能力、学科科技创新能力和学科人才影响力等得到全面提升。

**1. 学科技术创新能力得到提升**

2018 年，全市各依托单位共开展新技术新项目 536 项，其中国际先进项目 54 项、国内领先项目 396 项、华南领先项目 37 项。如市人民医院手外科成功实施肩关节镜治疗臂丛神经损伤后冻结肩及肩周炎等国际高难度手术，俄罗斯女患者患左前臂软组织肌肉内血管瘤 10 余年，得到救治；心内科成功实施了 10 多例国际领先的经皮主动脉瓣置换术，且术后所有患者均由心内科彩超室及北京霍勇教授团队亲自随访；肝胆外科联合清华大学长庚医院董家鸿院士利用 5G 技术联合开展了领先的 5G 远程手术；血液内科完成自体造血干细胞移植 3 例，涉及急性白血病、弥漫大 B 细胞淋巴瘤和套细胞淋巴瘤 3 个病种，所有患者均顺利实现造血重建，且未发生严重不良反应，移植后疗效满意。市第二人民医院引入 ROSA 机器人开展了 10 多例脑深部手术。市儿童医院癫痫中心成功实施了国际领先的 1 岁以下儿童植入深部电极手术；血液肿瘤科成功开展了国内领先的非血缘、半相合移植技术。市肿瘤医院完成了国内领先的单孔肺段切除手术。中国医学科学院阜外医院深圳医院成功实施首例国产心脏（第三代全磁悬浮人工心脏）植入术。市第三人民医院联合中山大学附属肿瘤医院张福君教授高层次医学团队，完成了肝移植术后门静脉狭窄内支架植入治疗 3 例，肝移植术后肝动脉吻合口狭窄、球囊扩张血管成形术 1 例，均达到国内领先水平。

**2. 学科科技创新能力得到提升**

通过名院合作和引进专家团队的支持指导，我市卫生系统科研能力明显增强，学科影响力逐步提升。全系统"十三五"期间累计立项国家自然科学基金项目 381 项，较"十二五"期间翻了一番。2018 年，全市卫生系统共获得各级科研立项 457 项，资助额度总计 7885.1 万，其中国家自然科学基金项目 102 项（较 2014 年 35 项增长 191.43%），资助额度 3631.2

万（较 2014 年增长 135.8%）；获政府科学技术奖励 7 项，其中省科学技术奖三等奖 3 项，市科学技术奖二等奖 4 项；发表核心期刊论文 2214 篇，SCI/EI 收录期刊论文 898 篇，较 2014 年翻了 3 倍，其中影响因子 10 分以上 25 篇；高水平论文（JCR Ⅰ区和Ⅱ区）占比提升至 26.5%（较 2014 年增加了 50%）。市第三人民医院"国家感染性疾病临床医学研究中心"获批，成为全省第三个、全市第一个国家临床医学研究中心，另有 10 个国家临床医学研究中心分中心顺利落户。市人民医院、香港大学深圳医院、市第二人民医院、市第三人民医院、北京大学深圳医院 5 家医院入选广东省高水平医院建设单位，市中医院成为国家区域中医专科诊疗中心（肝病）建设单位。在中国医学科学院医学信息研究所发布的"2018 年度中国医院科技量值排行榜"上，全市有 24 个学科进入所在学科全国排名前 100 名，其中，排名前 50 名的学科有 12 个。在复旦大学医院管理研究所 2018 年 11 月发布的"2017 年度中国医院专科声誉排行榜"上，深圳市精神卫生中心/深圳市康宁医院的精神医学专科排名全国第 10 名，华南地区第 2 名；深圳市儿童医院获得全国小儿外科专业声誉排行榜提名医院。

**3. 学科人才影响力得到提升**

借助"三名工程"，我市有越来越多的学科带头人及骨干在国家和省级学会中任重要职务，学术地位和学科影响力逐步提升。目前全市共有 487 名核心骨干在国家、省级各主流医学类学会中任职。其中在国家级主流医学类学会任职 92 人（主任委员 5 人、副主任委员 22 人）；在省级主流医学类学会任职 432 人（主任委员 9 人、副主任委员 82 人）；在 SCIE 期刊任职 16 人（主编 1 人、副主编 3 人、编委 12 人）。此外，我市医疗卫生人员受邀在高水平学术会议做专题报告的情况也越来越普遍，2018 年，全市医疗卫生人员受邀在高水平学术会议做专题报告 225 人次，其中全国性会议 159 人次，国际性会议 66 人次，通过这些高水平医学学术会议与国内外同行交流，既开拓了我市医务人员的视野，提升了深圳的影响力和地位，也有力促进了我市临床和科研水平的提高。

### （三）有效积聚优质医学资源

"三名工程"开创了国内有计划、大批量、团队整合式和柔性引进高层次医学人才的先河，在短时间内弥补我市医疗卫生人才短板，建立了新建公立医院普遍委托知名医学院校运营的模式，使我市新建公立医院得到快速发展。有效积聚了优质人才资源、学科资源和医学院校资源，成为助推我市卫生健康事业发展的强劲动力。

**1. 积聚优质人才资源**

在全职引进高层次人才困难的情况下，通过"三名工程"柔性引进高层次医学团队和人才，不求"所有"但求"所用"，可以在短时间内弥补人才短板。截至 2019 年，全市共引进积聚了 984 名高层次人才来深或为深工作，其中诺贝尔奖获得者 1 人，两院院士 54 人，国外院士 18 人，符合我市 B 类人才认定标准 161 人。在互信合作的基础上，各依托单位积极创造条件，吸引引进团队的带头人和核心成员来深工作。目前市儿童医院引进杨永弘院士年均在深工作时间 8 个月以上，市人民医院引进陈荣昌教授、市二医院引进王满宜教授年均在深工作时间 10 个月以上，另有部分团队核心成员全职在深工作。这些高层次人才一方面短期迅速集聚，发挥人才引领作用；另一方面，通过"传帮带"，中长期将带动我市卫生人才队伍的成长。

**2.积聚优质学科资源**

我市引进的高层次医学团队，囊括了国际、国内领先的大部分优质医学学科资源。截至 2019 年，我市"三名工程"引进的 245 个团队中，来自国（境）外的团队有 40 个（占 16.33%），包括美国（10 个）、英国（9 个）、澳大利亚（5 个）、加拿大（4 个）、德国（3 个）、瑞典（2 个）、法国（1 个）、丹麦（1 个）、韩国（1 个）和中国香港（4 个），以上团队所在专科均为国际排名领先的学科。来自内地的团队共有 204 个，其中超过七成（148 个，占 72.55%）来自"北上广"（北京 97 个，上海 23 个，广州 28 个）的知名医学院校，九成以上（200 个，占 98.04%）团队所在学科为国内排名前三的学科，其余 4 个团队所在学科也是国内排名前十的学科。

**3.积聚优质医学院校资源**

目前，我市"名院"建设项目的合作运营方，包括香港大学、南方医科大学、中国医学科学院肿瘤医院、中国医学科学院阜外医院、中山大学和德国汉诺威国际医学创新公司等，均是国内外医学领域排名领先的医学院校或医疗集团。通过"名院"合作，一方面引入了国内外的优质医疗资源，加快填补了我市医疗专科空白；另一方面，通过与优质资源的对接、融合，使我市有更多机会参与国际国内医疗竞争与合作，嫁接合作方优质学科资源，高起点打造优势学科；此外，合作运营方也带来了先进的医院管理经验，为深圳先行先试、深入推进医改提供了良好样本和动力。

## 案例一　市第三人民医院：打造一流的国家感染性疾病临床医学研究中心

### 一、项 目 背 景

世界卫生组织最新数据表明，结核病在全球十大死因中排名第九，在传染性疾病致死率排名中居首位。我国是全球第二大结核病高负担国家，2019年全球报告中数据显示，2018年中国结核病发病总人数约为86.6万人，报告新发患者和复发患者总数为795 245人。广东作为我国人口大省及对外交往的重要国际门户，众多的流动人口及其相关因素导致结核病总数居高不下，成为我国终结结核病流行的主战场。深圳市第三人民医院作为深圳市结核病的定点诊疗医院，结核病门诊就诊量约为53 000人次/年，结核病住院总人数平均约为4000人次/年。结核病学科作为我院品牌学科，是国家感染病临床重点专科亚专科、国家结核病药物临床研究基地、深圳市结核病临床重点专科，在2016~2018年的中国医院科技影响力排名中，连续3年在广东省排名第一。2019年我院获批国家感染性疾病（结核病）临床医学研究中心，是目前深圳唯一一个国家级临床医学研究中心。医院根据国家感染性疾病临床医学研究中心的任务与要求，结合深圳创新的体制机制优势及环境，特别是借助广东省"高水平医院"建设和深圳市"三名工程"项目，针对我国感染性疾病存在的问题与面临的挑战，因地制宜整合我国感染性疾病研究的技术资源与研究团队，通过国内外有效的合作方式，利用5G、物联网、大数据、人工智能等现代高新技术，重点围绕结核病，并衍射至感染性肝病、艾滋病和新发传染病，开展临床、基础、防控、转化等一系列研究，通过构建人才培训与适宜技术推广的网络体系，有效促进医银合作、医工合作、医防融合，实现我国感染性疾病研究资源的共建共享，全面提升并改善我国感染性疾病的临床服务能力与质量。

### 二、主 要 目 的

以《"健康中国2030"规划纲要》《"十三五"卫生与健康科技创新专项规划》《粤港澳大湾区发展规划纲要》为指导思想，围绕感染性疾病防治重大需求，借助感染性疾病生物样本库及大数据库平台，探索协同创新机制，牵头组织国内外大规模、多中心、高质量、前瞻性的感染性疾病新药、医用试剂、器械和临床诊治技术的临床试验，协同开展诊疗规范和技术评价研究，组织建立、修订、完善我国感染性疾病临床诊断标准、治疗方案、预防措施等诊疗指南，在临床中加以研究、验证我国感染性疾病等临床指南的实施效果，促进这些指南的规范应用和适宜技术的推广，形成布局合理、定位清晰、管理科学、运行高效、开放共享、协同发展的国家医学中心体系，有效提升感染性疾病临床诊疗水平，推动医疗质量均质化，带动整体医疗水平的提高，促进健康产业的发展。

## 三、主 要 做 法

深圳市第三人民医院根据广东省、深圳市政府的统筹安排及相关政策，因地制宜地整合了省、市感染性疾病防治体系及其相关资源，并依托深圳当地具有世界先进水平的众多现代科技企业的技术支撑，把创新融入感染性疾病防治领域，构建了以临床应用为导向，医疗机构为主体，社康中心为基础，协同网络为支撑的"政、医、用、产、学、研"六位一体感染性疾病防治体系与开放创新集成平台，形成"全方位、全周期"的临床诊疗与防控管理双网融合的感染性疾病综合治理服务模式。同时，通过深圳市"三名工程"柔性引进高福、程京、李兰娟院士等 10 个国内感染性疾病顶级团队，领军人才和创新团队优势明显，特别是在感染性疾病的基础研究与临床新技术应用等领域，引领了学科发展前沿与方向，显著提升了感染性疾病临床服务与适宜技术推广的能力。医院先后承担和参与国家重大科技专项 40 余项，获得国家自然科学基金 23 项，其中 2015 年获得深圳市卫生系统首个国家自然科学基金杰出青年基金，累计获得科研经费超过 4 亿元。2012 年感染病科引进的香港大学"新发传染病研究团队"获深圳市"孔雀计划"资助（2500 万元）；发表 SCI 论文 200 余篇，累计影响因子超过 1000 分，包括国际顶尖杂志 *N Engl J Med.*、*Science*、*Nature Genent*、*Lancet*、*PloS Pathogens* 等论文 10 余篇；国家、省、市级奖项 9 项；获得发明专利 13 项。

## 四、主 要 成 效

医院于 2018 年 8 月 27 日顺利完成国家科技部组织的答辩，2019 年 5 月获得科技部、卫生健康委、中央军委总后勤部、国家药监局四部委联合批复的国家感染性疾病临床医学研究中心建设单位，这是迄今为止深圳唯一一家、广东省第三家经过国家四部委批准的国家级研究中心。该中心不仅是全国感染性疾病临床医学研究领域具有竞争性的重要平台，也是国家感染性疾病流程研究创新体系建设的基础平台，在以结核病为首的感染性疾病控制方面承担与发挥着学术引领、技术支撑、专业指导和人员培训，以及适宜技术推广与扶贫等国家职能与责任。

我院结核病学科在 2016～2018 年的中国医院科技影响力排名中，连续 3 年在广东省排名第一。建立集病原学、分子生物学、基因芯片、全基因组测序为一体的结核病综合诊断策略，病原诊断阳性率达到 70% 以上。在国内率先开展利奈唑胺、贝达喹啉等耐药结核病新药临床研究，并积极研究制定基于免疫细胞治疗、宿主定向治疗等新型治疗方案，实现耐药结核病 60% 以上的治愈率。2017 年联合广东省 67 家结核病定点治疗机构，牵头组建"广东省结核病专科联盟"，开展贫困地区援助、基层医院帮扶等工作。2019 年我院牵头组建粤港澳大湾区结核病防治联合体，建立结核病防控一体化体系。注重国际交流与合作，通过搭建"中-澳结核免疫中心""中-巴感染病防控联合实验室"等平台，促进结核病科研成果的推广，向国际社会输出中国经验与模式。

除此之外，我院结核病学科自主研发的结核菌感染 Elispot 诊断试剂，获得国家药监部门医疗器械证书并成功进行成果转化。截至 2018 年年底累计完成检测例数超过 180 000 例，与国外同类进口试剂比较，节省医疗费用近亿元，直接经济收益超过 5000 万元，尤其是将改良版的结核菌感染 Elispot 诊断试剂应用于胸腔积液、腹水的检测，在鉴别结核性和非结核性疾病的敏感性方面达到 95%、特异性方面达到 100%，为大量临床患者的最终诊断和治疗提供及时有效的依据。该诊断试剂先后获得中华预防医学奖励二等奖、广东省科技进步奖二等奖，医院并牵头组织撰写《γ-干扰素释放试验在中国应用的建议》。多学科综合诊疗耐药结核病成功率达到国际先进水平。在国内率先使用含利奈唑胺的方案治疗耐药结核病，治愈率达到 68%，达到国际先进水平。开展结核药物血药浓度监测，对患者进行个体精准治疗，危重结核病患者抢救成功率在 90% 以上。

对于具有手术适应证的难治性耐多药结核病患者，率先开展结核病多学科诊疗模式，提出适合患者的最佳治疗方案。基于免疫细胞、粪菌移植等新型生物技术的耐药结核病治疗方案研究达到国际先进水平，为耐药结核病患者治疗提供新的契机。分层次收治、大综合支撑的结核病一站式综合医疗服务示范全国。分层次收治、大综合支撑的结核病一站式综合医疗服务，体现在以患者为中心，以结核病门诊-住院-检查-治疗独栋建筑一体化服务为特色，提出结核"院中院"的总体规划理念；服务范围涵盖结核病密切接触、结核病潜伏感染者、活动性结核、耐药结核等不同层次人群，强调菌阳菌阴分房收治、耐药结核负压病房隔离管理、血透治疗及影像检查等床旁进行，从医疗功能、洁污分流、院感防控等全方位严格设计和科学管理；以结核病专科建设为核心，以重症监护、呼吸内镜介入、微生物检验、强有力的胸外骨外科做支撑，形成了一套多学科协作的结核病综合诊疗体系，为患者提供最优质的医疗服务。这种为结核病防、治、保、访的全生命周期提供院内一站式健康服务的模式，为全国结核病综合临床诊疗模式的探索树立了典范。粤港澳大湾区结核病防控体系目前已初步建立，并逐步完善。在粤港澳大湾区流动人口结核病患者占全国 1/3 以上，使粤港澳大湾区成为我国终结结核病的主战场之一。

因此，我院联合三地共同应对挑战，强化结核病患者跨区域管理工作，建立完善结核病的疫情信息通报机制；建设完善大湾区结核病临床远程诊疗平台，建立会诊、双向转诊及学术研讨制度；开展结核病学科共建，建立高级人才合作培养、健康促进等常态化机制等。创新粤港澳大湾区在结核病防控方面的新格局，在推进"健康中国"建设的实践中，积极探索构建大湾区健康友好型社会的实现路径与模式，以促进大湾区社会经济的可持续发展。

## 五、主要创新点和社会影响

深圳市第三人民医院牵头组建国家感染性疾病临床医学研究中心，将构建以防治双网融合的"牵头单位-核心单位-基层单位-实践个体"四级纵向主轴及各级横向交互的构架，采取"开放流动、协同攻关、网络促进、公平竞争、持续改进"为核心的创新性运行机制，形成全社会参与感染性疾病"防、治、管、研"的协同创新模式与综合治理模式；构建与社会经济发展和公共安全保障需求相匹配的快速诊断与动态监测预警、风险管控体系；实现监测机制与方法的创新、探索感染性疾病（结核病为首），特别是耐药性结核病与双感结核病（艾滋病与结核病都感染）的精准诊治与管理模式；推进感染性疾病防控适宜技术的推广与分级管理，积极推进移动医疗与远程医疗的辐射与示范性作用，以完善"结构优化、层次清晰、任务明确、普惠民众"的感染性疾病防控服务机制；依托国家基因库建立感染性疾病生物大样本库及大数据库平台，构筑全国抗感染性疾病药物使用及耐药性监测网络，以及药物管理评价指标及耐药控制评价体系借助腾讯医疗影像国家人工智能（AI）开放创新平台，将成熟的 AI 技术应用于感染性疾病医学影像的识别诊断，在基于放射影像、病理图像、内镜图像等结核病诊断多模态技术上取得重大进步，借助科技与健康扶贫的渠道与方式，因地制宜帮助我国贫困地区构建有效的感染性疾病防控服务体系，持续改善其服务能力与专业技术水平。

我院以感染性疾病特别是结核病防治的国家重大需求为导向，发挥临床研究中心在感染性疾病研究领域的龙头引领作用，以大数据库、知识库、生物样本库的"三库"建设为抓手，搭建"政、医、用、产、学、研"六位一体的感染病防治体系与开放创新集成平台，争取在以结核病为代表的感染性疾病的创新诊断技术、诊断产品、诊断设备方面取得突破，组织开展循证研究、转化应用研究、应用推广研究和防控策略研究等四类高水平临床研究，牵头制定符合中国人群的感染性疾病防治指南与标准，力争成为感染病领域"前沿技术探索者、临床应用先行者、行业标准制定者"。

## 案例二　医科院肿瘤医院深圳医院：集聚品牌资源，打造肿瘤防治高地

### 一、项目背景

深圳市长期没有一家肿瘤专科医院，综合医院内的肿瘤专科床位仅 700 余张，肿瘤医疗资源远远无法满足市民的健康需求。中国医学科学院肿瘤医院深圳医院是深圳市政府与中国医学科学院肿瘤医院合作建设的市属公立肿瘤专科医院，2017 年 3 月揭牌成立，一期工程编制床位 800 张，二期工程规划床位数 1200 张，建成后医院总床位数 2000 张。

2014 年，深圳市政府实施医疗卫生"三名工程"。为了更好地满足肿瘤患者的就医需求，中国医学科学院肿瘤医院深圳医院与中国医学科学院肿瘤医院实行"一院两区"的运营模式，深圳、北京两地协同发展，全面共享技术、人才、学科建设等优质医疗资源。目前，医院引进了赫捷院士胸部肿瘤创新团队等 10 个医疗卫生"三名工程"团队，北京轮派深圳专家累计 110 余人次，常驻专家近 50 人。

推进中国医学科学院肿瘤医院深圳医院建设发展，可以有效扩充深圳市肿瘤疾病诊治资源，提升深圳市及周边地区肿瘤疾病综合诊治能力和技术水平，方便群众就近享有高水平医疗服务。

## 二、主要做法与成效

### （一）借助"三名工程"引进高水平专家与团队

医院引进了赫捷院士胸部肿瘤创新团队等10个医疗卫生"三名工程"团队，推进京深两地医疗服务同质化开展。依托国家肿瘤防治"一库一网"工程，10多个科室接入远程会诊系统。除常驻深圳分院专家团队外，北京总院各科室副高级职称以上专家定期轮转深圳分院，确保实现医疗服务工作无缝衔接。

截至2019年10月31日，医院员工总数达到937人，其中博士生导师14人，硕士生导师21人。

### （二）实行"一院两区"模式，创新运营管理

北京、深圳两地院区协同发展，全面共享技术、人才、学科建设等优质医疗资源。中国医学科学院肿瘤医院派出近50人的管理、医疗专家团队常驻深圳，对标北京总院全面开展医院各项工作。

截至2019年10月31日，医院已开放住院病区20个、科室25个，开放床位822张，提前完成了开放800张病床的目标，使用率超过80%。门急诊58 771人次，出院14 828人次，手术3402人次。放射治疗中心投入使用，启用直线加速器2台，放疗科开放病床129张，缓解了深圳地区放疗资源严重匮乏的"燃眉之急"。

### （三）构筑深圳市肿瘤防治东西两翼齐飞格局

中国医学科学院肿瘤医院深圳医院与南山区人民政府于2018年4月签署了合作协议，共同建设中国医学科学院肿瘤医院深圳医院南山肿瘤中心，有效推动国家优质医疗资源进一步下沉。南山肿瘤中心开放床位100张，充分体现肿瘤防治"国家队"的辐射作用，切实解决百姓"看大病"跑北上广的难题。

牵头龙岗区各医疗机构成立龙岗区肿瘤防治医联体，加强与本地医疗机构的合作，提升区域肿瘤防治水平，促进区域协同、资源共享。

### （四）领衔全市肿瘤防控工作的布局与推进

中国医学科学院肿瘤医院深圳医院成立以来，诊疗量和技术水平不断提升，同时推动癌症防治工作上了新台阶，建立深圳市"社康中心+公卫机构+临床筛查医院"的癌症高危人群评估和临床筛查网络，重启城市癌症早诊早治项目。两年来共计完成3.5万余人次高危人群调查，15 455人次临床检查，确诊23例恶性肿瘤，各类阳性病例千余例，为提升深圳市整体癌症防治水平和深圳市卫生健康事业做出了积极的贡献。

## 三、主要创新点与社会影响

　　针对深圳市肿瘤医疗资源尤其是优质资源严重不足的问题，通过引进中国医学科学院肿瘤医院建设深圳医院、建设中国医学科学院肿瘤医院深圳医院南山肿瘤中心、成立龙岗区肿瘤防治医联体等多种方式，有效缓解了深圳市肿瘤患者就医难的问题，快速提升深圳市乃至粤港澳大湾区的肿瘤诊疗防控水平，更好地满足人民群众的健康需求。

　　中国医学科学院肿瘤医院深圳医院自 2017 年 3 月 18 日揭牌成立以来，在深圳市委市政府的正确领导和市卫生健康委的精心指导下，2017 年、2018 年均超额完成年度开放床位目标。此外，依托国家肿瘤防治"一库一网"工程的实施建设，患者还可以接受多学科综合诊疗（MDT）服务，有效缓解了深圳市优质肿瘤资源不足问题。在肿瘤防控方面，医院牵头推动城市癌症早诊早治项目落地深圳，组织实施城市癌症筛查项目，获得了国家（省、市）的肯定。此外，医院还组织开展了多次义诊及防癌活动，获得市民群众的高度认可和积极参与，有效地向群众科普了科学防癌、抗癌知识。

## 案例三　市中医院：国家区域中医肝病诊疗中心建设

### 一、项目背景

　　根据《中医药健康服务发展规划（2015—2020 年）》，国家中医药管理局在全国遴选综合实力、中医临床诊疗能力、疑难危重病症诊疗能力在本专业领域居于领先地位的专科，建设区域中医（专科）诊疗中心，代表区域中医发展的最高水平，发挥示范引领作用。

　　深圳市中医院肝病科依据国家中医药管理局要求，申报了国家区域中医（专科）诊疗中心，经过近两年的多轮次评审，于 2018 年 9 月通过国家中医药管理局考核，成为区域（华南区）中医肝病诊疗中心建设单位，是深圳市唯一的国家级中医诊疗中心。

　　建设目标是经过 4 年的建设，专科排名进入全国前 3 名，成为华南地区乃至全国的中医肝病诊疗中心，具有较强的疑难危重肝病的诊疗能力、较强的临床与基础科研中心，成为创新能力强、人才梯队合理、管理先进的全国一流的高层次团队，在华南地区及全国发挥示范引领作用。

### 二、主要做法

　　按照《国家中医药管理局区域中医（专科）诊疗中心建设目标与要求》，结合肝病科实际情况，制定了建设方案。明确围绕肝病科 4 个亚专科建设、疑难危重肝病建设、人才培养、科研能力提升及成立国家中医药管理局（华南区）中医肝病诊疗中心联盟等方面的建设任务。

**（一）加强亚专科建设**

重点建设病毒性肝炎专科、非病毒性肝炎专科、肝纤维化肝硬化专科和肝癌专科等 4 个亚专科，并逐步形成稳定的亚专科团队，做到人人有专长，有自己稳定的研究方向，逐步将亚专科成员培养成国内著名专病专家。

**（二）注重疑难危重病建设**

依托国家科技重大专项、广东省中医优势病种突破项目等重大项目研究成果，开展肝硬化、肝癌、肝衰竭等疑难危重病救治并进行诊疗方案优化，并形成具有知识产权的中医方药。

目前，在国家科技重大专项支持下，继续开展慢加急性肝衰竭的临床研究，全面提高肝衰竭的诊疗水平，降低肝衰竭的发病率及死亡率。通过前期研究，将慢加急性肝衰竭的病死率降低了 15.25%；联合肝胆外科、介入科筹备成立肝癌中西医结合诊疗中心，形成外科、介入科、肝病内科的循环式与多学科的诊疗模式，全面提高肝癌诊疗水平。

**（三）加强人才培养**

依托深圳市"医疗卫生三名工程"开展人才培养，不断将科室骨干人才派至丹麦奥胡斯大学医学院、美国迈阿密大学肝病研究中心及国内知名肝病院所进修深造，培养一批具有高水平的人才队伍。

目前，在深圳市"医疗卫生三名工程"支持下，派出 2 人到丹麦奥胡斯大学进行博士后研究工作；支持专科骨干 1 人在职攻读博士研究生。在国家科技重大专项、国家自然科学基金及省市级科研项目基础上，不断提升科研水平，并依托深圳市"医疗卫生三名工程"培养科研型人才，建立一支具有极强科研能力的专业人才团队。

**（四）建设国家中医药管理局（华南区）中医肝病诊疗中心联盟**

在广东省中医药管理局、深圳市卫生健康委及深圳市中医院的支持下，医院肝病科联合广东、广西、海南各大医院中医肝病科成立国家中医药管理局（华南区）中医肝病诊疗中心联盟，团结合作，全面提升华南地区中医肝病的诊疗水平。

目前，广东省中医药管理局支持医院肝病科联合广东、广西、海南等各大医院中医肝病科，成立国家中医药管理局（华南区）中医肝病诊疗中心联盟。中心联盟单位建立远程会诊服务平台，对各就诊单位的疑难危重肝病患者进行多区域联合会诊以提高对疑难危重疾病的诊疗水平。

**（五）加强名老中医学术经验传承创新**

依托广东省名中医师承项目并引进国医大师，成立国医大师及广东省名中医工作室，开展中医治疗肝病的临床经验及学术思想传承。

目前，为解决居民对高水平一流服务的需求，提高专科的中医药诊疗技术，医院引进安徽中医药大学国医大师徐经世，并成立了"国医大师徐经世学术经验传承工作室"，定期到肝病科开展门诊及查房。专科现有广东省名中医 2 人，成立了广东省名中医工作室。

## 三、主 要 成 效

作为深圳市唯一的国家级区域诊疗中心，为深圳市民提供了高质量的中西医诊疗服务。通过国家科技重大专项，开创了中医药补肾法治疗慢性乙肝病毒携带者的有效方法，使用补肾健脾方和补肾疏肝方将"大三阳"患者转换为"小三阳"的比率由 6.9%提高至 16%；通过国家科技重大专项，制订了肝衰竭的中西医结合治疗方案，以解毒化瘀法将肝衰竭的病死率降低了 15.25%；通过广东省优势病种突破项目，采用"双抗"方法即软肝颗粒联合恩替卡韦抗纤维化、抗病毒，将乙肝肝硬化代偿期的临床治愈率由 21.43%提升至 60.81%；在国家自然科学基金及省市科研项目支持下，以芪术抗癌方、复方叶下珠防治肝癌，降低了肝癌的发生率，减少了肝癌术后的复发率，提高了肝癌患者的生存率及生活质量；专科根据肝病疾病谱变化，成立了脂肪肝诊疗中心，普及脂肪肝知识，开展脂肪肝的诊疗，2018年 8 月脂肪肝诊疗中心成立至今，脂肪肝门诊患者达 8000 余人次，为广大脂肪肝患者成功完成了减重，减少了高血压、糖尿病及心脑血管疾病的发生。

## 四、主要创新点和社会影响

（一）创新点

一是专科建设创新，创新性地开展详细的亚专科建设，培养高水平的专科专病人才。二是紧扣疾病的发展变化，以疾病谱变化为目标，积极改变重点病种，顺应人民医疗服务要求。三是集中多方力量攻坚克难，成立深圳市中医肝病会诊平台及国家中医药管理局（华南区）中医肝病诊疗中心联盟，联合多方力量，开展合作共赢，以众人之智攻克疑难危重疾病。四是坚持以患者需求为向导，紧扣疾病的发展变化，引领诊疗发展方向，以满足人民对健康的追求。五是顺应中医学发展规律，以继承、创新为目标，继承名老中医的临床经验及学术思想，创新性地开展现代疾病的诊疗。

（二）社会影响

国家中医药管理局区域（华南区）中医肝病诊疗中心成立以来，得到了深圳市卫生健康委、社会媒体等的广泛关注。2018 年在南方日报、深圳晚报及深圳卫视等主流媒体报道50 余次，专科区域外就诊人次占比达到 43.6%，住院患者数量增加 10.8%。

医院该专科目前开放床位 120 张、4 个诊室，是国家中医药管理局区域（华南区）中医肝病诊疗中心、国家临床肝病（中医）重点专科、国家中医药管理局中医肝胆病学重点学科、国家中医药管理局重点专科、广东省中医重点专科、深圳市优势学科、深圳市品牌学科、深圳市医学重点学科、深圳市中医临床重点专科；是肝病协作组副组长单位、肝硬化病种协作组组长单位，是中华医学会"全国脂肪肝规范诊疗中心"，培养国家级领军人才1 人、深圳市地方领军人才 1 人、深圳市政府津贴专家 1 人、广东省杰出青年医学人才 1

人，获得"十三五"国家科技重大专项"艾滋病和病毒性肝炎等重大传染病防治"项目 1 项、国家自然科学基金 3 项、广东省自然科学基金 1 项及其他国家省市级科研项目 20 余项，科研经费 2000 余万元，申请国家专利 6 项，获得授权 3 项，发表学术论文 50 余篇，其中 SCI 论文近 20 篇。

该专科作为广东省中医药学会肝病专业委员会及深圳市中医药学会肝胆病专业委员会主任委员单位，定期组织省内知名中医肝病专家开展学术交流，共同探索中医药治疗肝病的方式方法。以深圳市中医药学会肝胆病专业委员会为平台，建立深圳市中医肝病会诊平台，每个季度到各副主任委员单位开展疑难病例会诊讨论，提高对疑难危重肝病的诊疗水平，服务深圳肝病患者。

## 案例四　龙岗区耳鼻咽喉医院：从临床科室孵化出研究型高水平专科医院

## 一、项目背景

深圳市龙岗区耳鼻咽喉医院前身为深圳市龙岗中心医院耳鼻喉科。随着耳鼻喉科临床技术、人才队伍、服务能力、科研教学等方面快速发展，为整合耳鼻喉科资源形成专业优势，填补深圳市乃至华南地区耳鼻咽喉医疗机构的空白，2009 年 8 月依托深圳市龙岗中心医院耳鼻喉科成立了耳鼻咽喉专科医院，2010 年加挂深圳市耳鼻咽喉研究所。医院首期设置病床 100 张、牙椅 60 张，现有人员 300 余人。2018 年门诊近 25 万余人次，住院量 3500 余人次，诊疗服务量年均递增 25%。

由于地理气候及生活习性等原因，广东省是耳鼻咽喉疾病的高发区，发病率高达 3/万。在国内，广东省的鼻咽癌患者占了 50%，鼻咽癌发病率居全国之首。但耳鼻咽喉专科医院在深圳及珠三角地区为空白，在综合性医院设置的耳鼻咽喉、眼科等五官专科配备的专业设备和床位不足，不能满足广大患者的需求，大量的患者不得不向外区域寻求就医，供需矛盾突出。

龙岗中心医院耳鼻咽喉科拥有专科病床（包括口腔和眼科）35 张，高素质专科技术人员 50 余名，该学科多年来门诊和住院量持续大幅度增长，各项指标均居全市前列。《深圳市龙岗区区域卫生规划》（2005-2010 年）提出大力发展专科医院和医学专科，其中特别提出"兴建中医院、五官科医院、儿童医院，康复医院、肿瘤医院、外商医院、护理院等专科医院"。为此，龙岗区委区政府提出以龙岗中心医院耳鼻咽喉科为依托，建立耳鼻咽喉医院，有效整合耳鼻咽喉科资源，提高耳鼻咽喉科医疗专业水平，推动耳鼻咽喉科学科发展，为百姓提供优质、高效、便捷的耳鼻咽喉等专科就诊服务。

# 二、主 要 做 法

## （一）设机构，全力推进科研平台建设

医院高度重视科研平台建设，先后成立深圳市耳鼻咽喉研究所、龙岗区口腔医学研究所、香港中文大学联合研究中心、加拿大麦克马斯特大学联合研究中心。相继创建龙岗区重点实验室和深圳市重点实验室，申报获批国家自然科学基金 A 类依托单位、深圳市博士后创新实践基地和中山大学博士后创新实践基地，推动构建研究机构和科研平台，为研究型专科医院建设奠定坚实基础。

## （二）揽人才，切实加强人才队伍建设

医院始终以引进人才、培养人才为重点，实施"引进来与走出去并举"的人才发展战略，全面推进人才队伍建设。目前医院有高级职称 29 人，学科带头人 3 人，研究生导师 7 人，龙岗区优秀专家 4 人，深圳市孔雀计划人才 7 人和一大批博士、硕士研究生。医院先后选派 20 余名技术骨干赴哈佛大学、耶鲁大学、美国斯坦福大学等国际知名学府研修学习，近 1/3 医生和研究人员具有国（境）外半年及以上研修经历。

## （三）提技术，确保临床科研同步发展

医院开展了电子耳蜗植入等所有三甲手术项目，手术量居全市同专科之首，其中完成人工耳蜗植入术手术量超过深圳市其他医院总和；突出内镜诊疗、变态反应检测与治疗、鼾症诊疗等特色专科；大力开展颅中窝入路面神经减压术、显微镜和耳内镜下镫骨手术、导航引导下鼻颅底及侧颅底肿瘤切除术等新技术新项目，填补深圳市技术空白。2011 年，鼻科成功创建深圳市重点学科，2013 年，耳鼻咽喉科成功创建为广东省临床重点专科。

## （四）促交流，全面营造良好学术氛围

医院坚持"请进来、走出去"的开放式交流模式，积极开展学术交流，营造严谨而浓厚的学术氛围。定期举办高水平的国际性学术会议及国家级、省级和市级继续教育学习班，定期邀请国内外知名专家学者莅临讲学。

## （五）建机制，积极推动薪酬制度改革

坚持"多劳多得、少劳少得、优劳优得"的原则，结合医院实际情况和临床、科研工作特点，积极推动以"医护人员工分制、科研人员项目制、行政后勤人员年薪制"为核心的薪酬分配制度的改革，建立健全"重绩效、重贡献、重公平"的绩效考核与薪酬分配体系，调动工作积极性。

## （六）强管理，探索建立现代医院管理制度

医院借鉴其他公立医院的先进管理经验，提高管理效率。加强领导班子建设，强化领

导工作重心下移，理顺内部关系，提高工作效率和管理水平。同时进一步优化议事规则，提高医院科学民主议事和决策水平。

### （七）优服务，提高公众服务满意度

通过优化就诊流程、改善就医环境、加强学科建设等手段，提升服务质量和服务水平。重视公众满意度提升工作，领导班子成员定期巡查督导，将满意度提升的各项举措落实在日常工作中，满意度结果纳入各科室负责人年度考核指标。

### （八）促党建，扎实开展基层党建工作

在龙岗区委卫生健康工委的领导和支持下，坚持党的领导，以中国特色社会主义思想为指导，牢固树立"四个意识"，坚定"四个自信"，扎实开展基层党建工作，推进医院各项事业科学发展。

## 三、主 要 成 效

经过近十年的发展，医院已成为学科设置齐全、医疗技术精湛、科研实力强大的三级耳鼻咽喉专科医院，从临床科室孵化成为研究型高水平专科医院。

一是医院建设上，已建立一院两所两个中心（龙岗区耳鼻咽喉医院、深圳市耳鼻咽喉研究所、龙岗区口腔医学研究所、香港中文大学联合研究中心、加拿大麦克马斯特大学联合研究中心）。2014 年 4 月，获深圳市卫计委批复同意按三级耳鼻咽喉科医院建设和管理。2017 年 8 月，牵头组建龙岗区耳鼻咽喉头颈外科联盟。2018 年正式获批"中山大学博士后创新实践基地"及"深圳市博士后创新实践基地"，创建成为"广东医科大学口腔医学临床教学基地"。

二是技术实力上，先后创建为深圳市医学重点专科、广东省临床重点专科，开展了电子耳蜗植入等所有三甲手术项目，其中完成人工耳蜗植入术手术量超过深圳市其他医院总和；突出内镜诊疗、变态反应检测与治疗、鼾症诊疗等特色专科；大力开展耳显微外科技术、3D 数字化技术等新技术新项目，填补深圳市技术空白。2018 年，总诊疗人次达 24.39 万人，同比增长 14.3%；出院总人次为 3571 人，同比增长 15.55%。

三是服务对象上，医院累计为 120 余万专科患者解除病痛，医疗服务范围辐射深圳各区和周边的香港、惠州、东莞、河源、汕尾等地区，以及广西、福建、湖南、湖北、山西等省区，得到了广大群众的一致好评。

四是科研能力上，承担国家、省、市级等科研课题 100 余项，其中 3 年共获国家自然科学基金项目 12 项。发表 SCI 文章 91 篇，已获专利 32 项，出版专著多本。2015 年创建深圳市重点实验室，2018 年创建龙岗区重点实验室。耳鼻咽喉学科连续 3 年荣登"深圳市医院科技影响力学科榜"榜首。变态反应学科除稳居全市第一位，已先后 3 年荣登"中国医院科技影响力百强榜"。

## 四、主要创新点和社会影响

医院始终以"患者满意"为目标,通过"厕所革命"实行全预约就诊治、增加志愿者服务、增设临时收费窗口和儿童候诊专区等多措并举,不断深化服务理念,改善就医环境。近年来的医疗行业服务满意度调查中,均排在龙岗区公立医院前列。医院已连续举办全国"爱耳日""睡眠日""爱眼日""爱牙日"等大型义诊活动,服务人群累计超2万余人次。与华大基因公司、深圳市龙岗区残联等机构联合开展耳聋基因免费筛查和咨询服务、患儿听力检测和康复训练。2017年与中国听力医学发展基金会共同启动公益项目"倾听爱的声音-牵手计划",为百位贫困听障者提供人工耳蜗手术,帮助更多贫困家庭的听障人士重返有声世界,得到广大群众的一致认可和赞扬。

### (一)创建研究型医院

医院成立之初,就提出创建研究型专科医院的愿景与使命。通过院所合一的发展模式,不断提高临床诊疗水平和科研教学水平,培养了数十名临床和科研水平兼优的专业人才,建设持续引领本领域技术进步的优势学科。近年来,先后创建成为广东省临床重点专科、深圳市重点实验室、深圳市医学重点专科和龙岗区重点实验室,填补了龙岗区的空白。

### (二)坚持专科发展

为了提高医院诊疗水平,体现医院专科特色,展现医院专科优势,从单一的学科中细分二级学科。目前,耳鼻喉科下设耳科、鼻科、咽喉科等14个二级学科和专业学组,口腔科下设正畸科、修复科、牙周病科等10个二级学科和专业学组。医院以专科化为发展方向,努力提高专科水平,既克服了专科医院学科较为单一的劣势,又充分发挥了学科"专而精"的优势,为百姓提供优质、高效、便捷的就医服务。

## 案例五 北京中医药大学深圳医院:打造新时代中医医院服务体系建设新模式

## 一、项目背景

北京中医药大学深圳医院(龙岗)(深圳市龙岗区中医院)创办于2012年12月,是龙岗区委、区政府根据《深圳市卫生事业"十一五"发展规划》,结合区域卫生规划需求,投资兴建的集医疗、教学、科研、预防保健、康复、社区服务于一体的三级甲等综合性公立中医院。目前开放床位数500床,现有职工941人,2018年总诊疗人次超过百万人次,住院量约2万人次。

医院坚持"以患者为中心,以质量为核心"的宗旨,坚持以人为本,发挥中医优势,实施科技兴院、人才强院、依德治院的基本战略,继承和发扬国医精髓,推进"名院、名科、名医"工程，完善学科体系、基层中医药服务体系建设，实施治未病工程。通过系列改革创新，逐步实现共享中医治未病大健康服务、共享简便验廉的优质中医药服务、共享慢性疑难疾病中医特色服务，使居民对中医药服务有更多获得感、医务人员从事中医药工作有更多获得感，让人民群众满意的"三共享、两获得、一满意"的总目标。

## 二、主要做法与成效

### （一）创新理念，完善学科体系建设

通过"三名工程"和柔性引才项目的植入和带动，加快补齐建院时间短、人才队伍建设相对薄弱的短板，使医疗业务得到快速发展。医院建院之初仅有门诊内科、门诊外科和急诊科，现发展成为拥有临床科室 33 个，医技科室 10 个，社康服务中心 7 个，门诊部 2 家，医务室 3 个，开放床位 500 张的三级甲等中医医院。成功引进了 10 个国家、省级优秀团队专家，2016 年获评深圳市中医重点专科 3 个，龙岗区医学重点培育学科 1 个。

### （二）学术为本，引领医教研协同发展

医院坚持医疗、教学和科研同步协调发展，学科影响力不断提高，相续成为广东省中西医结合学会传染病专业委员会等一批省市级专业委员会的挂靠单位，几年来共获批国家、省、市等各级科研课题 71 项。目前接收北京中医药大学等多所高校实习生，已完成 400 名本科生实习，培养 6 名硕士生、1 名博士生。

### （三）巧借东风，搭建国际中医药学术文化交流平台

发挥"中华中医药学会海峡两岸暨港澳地区中医药国际交流中心"及"中华中医药学会珠三角中医药创新联盟"落户龙岗优势，举办"世界医药日""中德传统医学科普学术论坛"等多场国际交流活动。

### （四）信息升级，打造高度智慧化医疗服务

研发患者满意度测评系统，上线病房互动系统，提供中医健康咨询、国际远程视频聊天等便民服务，实现全程诊疗无纸化；在全市首推智能化"先诊疗后付费"，移动 PDA 功能贯穿全院全流程闭环管理；全面上线区域版本 HIS 系统，开通医保在线支付及异地医保，医疗服务逐步向现代化服务型、智慧型医院转变。

### （五）推动重心下移，提升基层中医药服务能力

广泛开展中医药下社区活动，组建"志愿者救护知识普及讲师团"，做实做优基层中医药工作，带动社区发展。建设国医馆，采取每年 1 元租金的租赁政策，吸引各地中医流派、名中医落户，为居民提供慢性疑难病中医特色服务。打造集中医特色社康中心、国医馆于一体的名中医诊疗中心，社区健康服务中心 2018 年中医处方量为 2014 年的 6 倍。

（六）联横合纵，推广治未病服务

在全区 126 家社康中心建立"治未病"服务站，形成全覆盖的治未病服务网络。制定全生命周期的中医治未病服务标准，把中医治未病服务纳入基本公共卫生服务项目。创新搭建中医体质辨识与治未病网络平台，定期对社康中心"治未病"服务站进行中医药服务督导并时时监测。

（七）传承中医，加强中医药文化宣传

开展中医药文化进社区、校园、机关、企业、医院、社区的健康教育活动。编制龙岗特色的中医药科普绘本、丛书，在全区大、中、小学开设中医药科普选修课。

# 三、主要创新点与社会影响

（一）文化立业，五年创三甲创造中医发展"深圳速度"

从 2013 年元月不足 50 人的团队，发展至中医专家云集、拥有职工 900 余人、医疗质量过硬、中医特色突出的现代化中医院。完成三级中医医院晋级，成功搭建起深圳东部地区以北京中医药大学深圳医院（龙岗）为龙头、以各医院中医科和中医诊所为两翼、以社康服务中心为网底的中医药服务网络。

（二）借势借力，携手京穗名院引进名医团队

"借力"名院名医，借势发展，带动医院学科飞速提升，借助柔性引才、"三名工程"政策，成功引进了 10 个国家、省级优秀团队专家。还通过引进专家团队，迅速建立起传承团队，通过查房带教、手术示范、门诊抄方、病例讨论、学术讲座等形式，强化基层中医药人才队伍建设。

（三）依托高校，牵手最高学府建设临床医学院

龙岗中医院成为北京中医药大学深圳医院（龙岗）、第五临床医学院，借助优势资源，选派管理干部进修培训，选派优秀青年骨干进修学习。通过融合北京中医药大学的"传承"和深圳医院的"创新"，实现医疗业务、科研教学、综合管理、中医药传承创新等方面的快速发展。

（四）特色先行，中医非药物治疗率近30%

倡导"医生人人成为中医治疗师，患者个个享受中医特色服务"，全院中医非药物治疗率近 30%。将中医理念充分融入护理管理和急救中，组建了中医护理操作示范队，普及中医适宜技术，为患者提供更优质的护理服务。发挥中医药在急危重症救治中的重要作用，成功救治重度感染、休克、脓毒血症等多例急危重症患者。

**（五）聚焦大健康，实现全方位中医治未病健康管理**

医院建立北京中医药大学中医体质与治未病研究院（深圳）、中华中医药学会中医体质分会中医体质与治未病基地、北京中医药大学深圳医院（龙岗）治未病中心、龙岗区中医治未病健康指导中心、龙岗区中医体质辨识与治未病网络平台等 5 个平台，对居民提供中医治未病健康管理服务。

**（六）领航发展，"互联网+"打造智慧医院**

依托互联网、物联网及云计算等新兴技术，医院致力于"以人为本，智慧便捷"的服务理念，打造具有高度智慧化医疗服务的智慧医院。从智慧服务、智慧诊疗、智慧运营着手，信息系统贯穿于就诊全流程服务。

**（七）加强党建工作，建立"五权"管理模式**

围绕医院重点工作抓好党建，创新打造"十大红色系列工程"，建设了极具特色的核心价值观体验馆"红色阵地"，研发了党建小程序"红色创新"。建立"五权"监督管理平台，实现医院"决策""基建""采购""财务""人事"等工作环节权力的全面监督与管理。

**（八）搭建平台，促进国际中医药文化交流**

搭建"中华中医药学会海峡两岸暨粤港澳地区中医药国际交流中心""中华中医药学会珠三角中医药创新联盟"等国家省市中医药文化交流平台，接轨国际。在龙岗区乃至深圳市建成了一个集学术交流、国际合作、人才培养于一体的中医药文化交流中心。

**（九）高瞻远瞩，谋划区域中医药事业发展**

积极谋划全区乃至深圳东部中医药事业发展，推动中医药发展南北融合；制定龙岗区中医药事业发展规划，组织编撰并发行《社区中医药文化推广丛书》，成功搭建起以区中医院为龙头、以各医院中医科和中医诊所为两翼、以社康服务中心为网底的中医药服务网络。

**（十）服务社会，建设有温度、有情怀的公益性中医院**

医院始终坚持"大医精诚"理念，不忘初心，办好人民满意的中医院。承接救助站、看守所、强制戒毒所、拘留所医疗业务，精心为特殊人群提供中医药健康服务。将中医药健康服务送进学校、政府，大力推广中医药文化知识，让群众信中医、爱中医。

## 四、主要困难和存在的不足

一是医疗、医保、医药三医联动不够紧密，公立医院综合改革还停留在取消药品加成阶段，医疗服务价格改革动态调整机制还未建立。二是医疗资源配置不充分不平衡的现象依然存在，基层人才资源短缺问题比较突出。三是建院时间较短，发展速度较快，各科室业务快速发展与医院硬件建设、思想理念、管理能力之间存在矛盾。